こちら臨床倫理相談室

ナースの"困った！"にこたえる

Clinical Ethics Consultation to Respond to "Needed" in Nurse

患者さんが納得できる最善とは

編集 稲葉　一人 / 板井孝壱郎 / 濱口　恵子

南江堂

執筆者一覧

〈編　集〉

稲葉　一人	中京大学法科大学院
板井孝壱郎	宮崎大学医学部社会医学講座生命・医療倫理学分野
濱口　恵子	がん研究会有明病院緩和ケアセンター

〈執　筆〉(執筆順)

稲葉　一人	中京大学法科大学院
板井孝壱郎	宮崎大学医学部社会医学講座生命・医療倫理学分野
荻野美恵子	国際医療福祉大学医学部医学教育統括センター
馬場　葉子	関東労災病院看護部
瀧本　禎之	東京大学大学院医学研究科医療倫理学分野
佐藤仁和子	ぴあサポート リエゾン相談室 つなぐ
濱口　恵子	がん研究会有明病院緩和ケアセンター

はじめに

本書のねらい

　本書のねらいを説明するためには，編集会議での議論を紹介することが適切と思います．企画に当たった3名（稲葉，板井，濱口）は，いずれも，雑誌『がん看護』において，特集「困ったときの倫理コンサルテーション　〜SPIKESに沿って」（2012年），特集「困ったときの倫理コンサルテーションⅡ　〜終末期に焦点を当てて」（2015年）の共同執筆者で，この成果を活かして出版を企画しました．当初の企画は，成果をいかに活かすかが中心でしたが，この際，がんを中心としながらも，がんにとどまらず，臨床での倫理的対話を援助できるような新しい単行本を世に出したいという考えにいたりました．しかも，看護師だけでなく，多くの医療関係者に手に取ってもらいたいと期待は膨らみました．

　しかし，その後の編集会議では，やはり，「比較的若手（5〜10年）」の看護師を倫理的な対話の担い手に位置づけ，患者・家族とのやりとりや倫理的調整（発案，場の設定，調整，まとめや，現場への還元）の役割を持つ人を中心として本書をささげたいという現実的な考えに「変遷」していきました．

　このような編集方針は，現実の臨床についての次のような事実認識と期待に由来します．

1. 臨床では，倫理的な問題に困りながら，これを声に出せていないし，対話もできていない．その原因としては，倫理問題の気づきができていない，できても問題を的確に表現できない，倫理的な対話が成立しにくいという，いくつかのレベルが考えられる．
2. 倫理問題について対話の場を設定することが難しい．時に看護師だけでの対話の場は設定できても，医師を巻き込んでの場の設定や倫理的対話の進行が難しい．医師からの倫理問題についての話題提供はほとんどない．
3. 臨床では多くの大小のカンファレンスがあるが，倫理的なカンファレンスとそれ以外のカンファレンスが，どう違いどう同じかがわからない．答えを求める圧力がかかるなか，あれでもないこれでもないとカンファレンスができない．
4. なによりも，「倫理コンサルテーション」チームや，臨床倫理委員会は現実にはすべての病院には存在しないし，それがあったとしても，高みの存在で，現場を支えるというには程遠い．
5. 以上の現状を打開するためには，当面，やはり，倫理問題に直面し気づくことの多い，臨床で少しばかり経験を持った看護師［CNS（certified nurse specialist：専門看護師）はもちろん，ジェネラリストも］にぜひ活躍してもらう必要がある．

　そのうえで，次のような表を示しましょう（次頁）．
　米国では，3階の倫理コンサルテーションチーム（この内容の詳細は本文中で明確となります

	倫理的活動のレベル		
	レベル	概要	能力
3階	病院レベル	倫理コンサルテーション	1階＋2階＋倫理的「分析・対処・アドバイス」の論理的な思考など
2階	チーム（医療）レベル	病棟などのチームによる倫理カンファレンスや共同行為	1階＋カンファレンス，多職種での対話調整
1階	個人レベル	個人または単職種チームの力量による倫理的配慮	倫理的気づき 倫理的配慮の手法 （4原則・4分割など）

が，臨床の医療チームではないが，病院のなかでのチームからの倫理的な問いに応えるしくみのことを指します）の創設や活動が先行しました．そのため，日本でも倫理コンサルテーションを推し進めようという動きがありました（2000～2010年ころ）．しかし，臨床での倫理的活動の実態を考えると，そのような病院レベルでの倫理的な活動だけではなく，それ以外，たとえば，1階の，各医療者や看護師チームだけでできる倫理的な配慮もあるし，また，2階の，医師を含めたカンファレンスを開き，チームとして倫理的な対処を考えるというレベルもあり，これらはいずれも大切であり，むしろこれらが有機的・重畳的に行われることが望ましいと考えられます．3階が強過ぎると，どうしても現場での「粘り」「配慮」が疎かになる傾向が出ますし，3階が確保されていることで，臨床が「支えられる」ことにもなるのです．したがって，私たちは，2階こそが本丸と考えています．

　そのうえで，本書の構成を示します．

　第1部は，本書を制作するにあたり，新しく執筆されたところです．

　執筆者は，いずれも医師，看護師，倫理学者，法律家と，立場や職種は異なりますが，現実に臨床倫理的対話を実践している面々です．編集者からは，これらの方々に書いていただきたい項目や方向（無理難題）をお示ししました．第1部を縦横に読むことで，倫理的対話とはどういうことで，院内外の人の役割，医師・看護師などそれぞれの職種の役割や分担，考え方の違い，さらに，それを踏まえての倫理カンファレンスの設営上の注意点やヒントがわかります．医師の立場からの執筆項目では，「このようなことに注意すると，医師と対話ができる」といったほかの場面でも使えるコツが示されています．

　現実の臨床は，リソースや病院の機能・文化が異なるなかで多様であって，そのなかで，できることはなにか，優先順位などを考えるにあたり，失敗したこと，成功したことが語られています．

　第2部は，倫理的対話の大きな目的は，患者（家族）を中心に置き本人の意思決定を支援することでもあることから，本書の重要な部分です．意思決定の支援は，情報の提供や医療者-患者間の対話の量と質に依存していますので，この観点から，がん患者の支援モデルであるSPIKESに沿って倫理的な支援方法が説明されています．

　第3部は，終末期という場面に焦点を置いて記述されています．総論では，法的・倫理的な視点が整理して記述されており，各論では，臨床で現実にしばしば起こる論点に絞って，記述が進められています．

本書の射程　がんと非がん，慢性期と急性期

　本書は，雑誌『がん看護』の特集をベースとしているという経緯からも，がんの患者さんを念頭に置いています．一口でがんの患者さんといっても，実は疾患部位，ステージによって極めて多様な病態を示しますが，おおむね「患者さんの意思決定能力が保たれている場合」が多く，「治療などの選択肢がある場合」が多い，「予後予測が可能である場合」が多いということ（これだけではない）を特色としています．だからこそ，このような特色を踏まえて，SPIKESという意思決定支援のステップ・アプローチが考案され，がん患者の意思決定支援が他の分野に先駆けて検討されてきたのだと推測されます．

　しかし，がん患者というカテゴリーでも，初期・治療期と，終末期・臨死期では，予後に対する配慮の違いもあり，本人の意思決定能力の程度などには，グラデーションがあり，選択肢の少ないがん患者の事例や，予後予測が簡単でない事例もあります．

　また，現実の臨床では，非がん患者においても数多くの，定型的・非定型的な倫理問題が提起されています．

　特に，意思決定能力に疑義がある，認知症患者さんへの意思決定支援ないし自律尊重原則を踏まえた倫理的なかかわりは，典型的ながんとは異なった問題が伏在しています．

　当然，がん患者さんで認知症の患者という方々も多くなり，がんの治療が，本人に告知→本人が決定というパターンではない場合，すなわち，本人の意思決定能力が減弱→家族に説明→家族が決定というコースがより多くなり（家族すらいらっしゃらない方もいます），家族の権限や本人の意思の推定がクローズアップされる事例も数多くあります．

　また，がんの大半は急性期ではありませんが，急性期医療では，本人の意思が不明であり，さらに家族の意思を確認することができない場面など，上記のがんに特徴的と考えられてきた場合と違いが目立ちます．

　では，がんと非がん，慢性期と急性期では，倫理的な対応に違いがあるのでしょうか．あるいは，参照される倫理原則に違いがあるのでしょうか．

　それは，「YES」であり，「NO」と答えることになります．

　まず，参照される倫理原則には違いはないということです．倫理原則はユニバーサルということです．しかし，倫理的な具体的な対応には違いはあるということです．倫理的配慮の表れは，ローカルです．

　そのために，本書は典型的には，がん患者さんの対応を念頭に置いて書かれていますが，少なくとも，倫理的な分析ないし法的な指摘は，がんと非がん，慢性期と急性期で違いはありません．ただ，個々の倫理的対応は，がんと非がんとでは，あるいは，慢性期と急性期とでは違いが出ると思われるので，この点は各質問の後に違いがある場合にはそこで言及されます．

　ということで，本書は，がんだけではなく，非がんにも，慢性期だけではなく，急性期にも，個々の臨床で出てくるどのような倫理的な問題にも，適切な示唆を持つと考えています．

2017年12月

編集者を代表して　**稲葉一人**

目　次

はじめに ……………………………………………………………………… 稲葉一人 ……… iii

第1部　倫理カンファレンスのしかた
　　　　～現場レベルで臨床倫理を構築する～

1．倫理カンファレンス開催時のコツ　～院外から見た立場から～ …………… 稲葉一人 ……… 2
2．倫理カンファレンス開催時のコツ　～院内から見た立場から～ ………… 板井孝壱郎 ……… 9
3．現場のカンファレンスのコツと工夫　～医師の立場から～ ……………… 荻野美恵子 ……… 19
4．現場のカンファレンスのコツと工夫　～看護師の立場から～ …………… 馬場葉子 ……… 24
5．どのようにコンサルタントに入ってもらい，どのようにカンファレンスを
　　コーディネートするのか　～院内コンサルタントの場合～ ……………… 瀧本禎之 ……… 29
6．どのようにコンサルタントに入ってもらい，どのようにカンファレンスを
　　コーディネートするのか　～外部（院外）コンサルタントの場合～ …… 佐藤仁和子 ……… 34

第2部　情報提供・意思決定支援に焦点を当てて
　　　　～SPIKESに沿った確定診断・病名・病状説明の考え方～

1．SPIKESに沿った意思決定支援のプロセス ……………………………………… 濱口恵子 ……… 40
2．情報を誰に知らせるのか　～患者さんが家族への説明を拒否した場合～
　　……………………………………………………… 濱口恵子，板井孝壱郎，稲葉一人 ……… 42
　　Q1．患者さんから「家族に言わないで」と言われた場合，どのようにかかわればよい
　　　　のでしょうか ……………………………………………………………………………… 43
　　Q2．患者さんから「身寄りはないのでほかに連絡する必要はない」と言われた場合，
　　　　どのようにかかわればよいのでしょうか ……………………………………………… 52
3．情報を誰に知らせるのか　～家族が患者さんへの説明を拒否した場合～
　　……………………………………………………… 濱口恵子，板井孝壱郎，稲葉一人 ……… 60
　　Q1．病状説明の日程を調整していたら，家族から「本人には，言わないで欲しい」
　　　　または「本人に情報の"一部"だけを伝えて"一部"は伝えないで欲しい」と言われた
　　　　場合は，どうすればよいのでしょうか ………………………………………………… 60
4．患者さんの現状認識の把握が難しい場合の対応，および知りたい気持ち，知りたくない気持
　　ちへの対応　～患者さんの病気の理解と情報に対する気持ちへの対応～
　　……………………………………………………… 濱口恵子，板井孝壱郎，稲葉一人 ……… 68

Q1. 患者さんが自分の状況をどのように理解しているのかを把握するにはどうすればよいのでしょうか……69

Q2. 患者さんから「自分は知りたくない」と言われた場合，どうすればよいのでしょうか……76

Q3. 患者さんから「自分はすべてのことを知りたい」と言われた場合，どうすればよいのでしょうか……83

Q4. 患者さんから「わからない」と言われた場合，どうすればよいのでしょうか……91

5. 患者さんの意向に沿った説明内容と方法，説明義務の範囲　〜看護師・薬剤師らとして患者さんに説明する場合〜 ……濱口恵子，板井孝壱郎，稲葉一人……94

Q1. 患者さんの心情に配慮しつつ，看護師らがどのようにかかわればよいのでしょうか……95

6. 患者さんからの要望に対してどこまで配慮するか　〜患者さんから無謀ともいえるような要望が出てきた場合〜 ……濱口恵子，板井孝壱郎，稲葉一人……106

Q1. 患者さんから，治療拒否や過剰治療・根拠のない治療，希望を求められた場合にはどうすればよいのでしょうか……107

7. 診療拒否・辞退　〜今後の診療が困難な場合〜 ……濱口恵子，板井孝壱郎，稲葉一人……116

Q1. 診療拒否・辞退をすること（診療契約を結ばないこと）は病院として，医療者として可能ですか……116

8. 認知症の人への倫理的な対応　〜意思決定能力の程度にかかわらず，認知症の人は，診療が困難と判断されやすい．そこで認知症の人への倫理的対応について考えてみよう〜
……稲葉一人……122

第3部　終末期に焦点を当てて

[総論]

1. 【法的観点からのレクチャー①】終末期における法・判例・ガイドライン
～まず知ったほうがよいこと～ ……稲葉一人……128

2. 【法的観点からのレクチャー②】終末期を考えるうえで重要な基本概念 ……稲葉一人……141

3. 【倫理的観点からのレクチャー】終末期を考えるうえで大切な「事前指示」の概念
～よりよいアドバンス・ケア・プランニングのために～ ……板井孝壱郎……149

[各論]

● 終末期のがん患者における倫理的問題 ……濱口恵子……155

4. 事前意思の確認 ……濱口恵子，稲葉一人，板井孝壱郎……156

Q1. 患者の事前意思の確認・今後の見通し（予後も含めて）について話し合う……157

Q2. 事前指示の確認事項……165

Q3. 身辺整理ができないことでの不利益：法的根拠……166

Q4. 事前指示の法的根拠……167

Q5. 意思決定能力・対応能力の判定基準 …………………………………………169
5. 代理人 ………………………………………………濱口恵子, 稲葉一人, 板井孝壱郎……173
　　Q1. 代理人について患者と話し合う ……………………………………………174
　　Q2. 代理人の役割 ……………………………………………………………………177
　　Q3. 代理人が決められておらず, 家族間の意見が異なるときの対応 …………187
6. 苦痛緩和のためのセデーション（鎮静）…………濱口恵子, 稲葉一人, 板井孝壱郎……190
　　Q1. セデーションに関して話し合う ……………………………………………194
　　Q2. セデーション開始の判断（セデーションの適応・開始時期）………………197
　　Q3. セデーションに関する意向が患者と家族と異なるとき …………………200
　　Q4. セデーション中止の判断：苦痛が再燃するのではないかというおそれ …202
7. DNAR（Do Not Attempt Resuscitation）……濱口恵子, 稲葉一人, 板井孝壱郎……207
　　Q1. 患者・家族とDNARについて話し合う ……………………………………208
　　Q2. DNAR患者の看取りのケア …………………………………………………215
8. 死亡時の対応 ………………………………………………………濱口恵子, 稲葉一人……221
　　Q1. DNAR患者の家族がいないときの対応 ……………………………………221
　　Q2. DNARではない患者の看取りのケア ………………………………………225

資料：終末期における倫理的問題の概要 ………………………………濱口恵子……226

索引 ………………………………………………………………………………………………232

第1部

倫理カンファレンスのしかた
～現場レベルで臨床倫理を構築する～

1 倫理カンファレンス開催時のコツ ～院外から見た立場から～

　私の所属する中京大学には，「スケート場」はありますが，「病院」はありません．そのため，私が，病院にかかわる場合には，常に病院にとっては「外部（院外）」となります（外部コンサルタント）．また，私は，医療のトレーニング・教育を受けたほか，倫理の専門家で，元裁判官でロースクールの民事訴訟法の教員であり（法・倫理の専門家），他方，国内外で，メディエーション^{注1)}を実施し，また，メディエーションのトレーナーでもあります（対話促進者）．

注1) メディエーション：対立する当事者に第三者（メディエーター）がかかわり話し合いで紛争を解決する手法

　以上の条件のもとで，私は，主として倫理問題について，多くの病院（地域でも）で，倫理コンサルテーションを行っています．そうすると，医療チームには見えないことが見えたり，コンサルテーションチームにはわからないことが，「第三者」として見えることがあります．のちに比較しますように，米国に比して，日本では，臨床の現場で倫理問題を話し合うという機会が極端に少なく，「医師」を巻き込んで「継続的」に「倫理的対話」（カンファレンス）を行うことが難しい状態です．しかし，ようやく，私が入る数十の病院では，少しずつですが，「医師」も含めた「継続的」な「倫理的対話」が成立しつつあります．そのなかから，「コツ」「工夫」といわれることを抽出しようとするのが，本稿の役割であって，本稿は実証的というより，私という役割を有したものの経験的な報告です．まず，ここでは，倫理コンサルテーションとは，全米生命倫理学会（American Society for Bioethics and Humanities：ASBH）のいう，「患者，家族，代理人，医療従事者，他の関係者が，ヘルスケアのなかで生じた倫理・価値問題に関する不確実性や対立を解消するのを助ける，個人やグループによるサービス（"A service provided by an individual or a group to help patients, families, surrogates, healthcare providers, or other involved parties address uncertainty or conflict regarding value-laden issues that emerge in healthcare"）という定義を前提に進めることにしたいと思います．

A 現実

1) 米国の歴史と実情

　1970年代から1980年代にかけて，臨床において倫理問題を解決する必要（カレン・クインラン事件やベビードゥ事件）が高まり，1970年代後半から1980年代にかけて倫理委員会は出現しましたが，当初は，医師スタッフによる亜急性期治療において困難な終末期症例の診断委員会として機能し，1983年の調査でも，米国の病院の約1%しか倫理委員会を持っていませんでした．しかし，1987年となると，調査では，全米の病院の60%を超え，1998年と1999年の調査では，約93%に，倫理委員会があることが報告され，特に倫理コンサルテーションにつ

いては，2007年の調査では，全米の病院の約81％がある種の倫理コンサルテーションサービスを有しており，400病床を超える病院，連邦病院，臨床研修病院では，100％に倫理コンサルテーションサービスが存在し，1年間に約35,000人がかかわり，15,000件を超える倫理コンサルテーションを行っていると推定されているのです．また，倫理コンサルテーションを行う主要なモデルは，公式の（臨床）倫理委員会（23％）や個人のコンサルタント（9％）で行うものではなく，小規模グループで扱うアプローチ（68％）が多くて，倫理コンサルテーションを行っている人は，36％が医師，30％が看護師，11％がソーシャルワーカー，10％が聖職者，10％が病院管理担当者（病院事務系職員と思われる），1％以下が哲学者，弁護士，神学者であり，倫理コンサルテーションを行っている人のわずか5％が，生命倫理のフェローシップや学位プログラムを修了しているに過ぎないと報告されています．もっとも，倫理委員会の機能のうち，倫理コンサルテーションの機能は，2001年の調査では，活動の約20％を占めるに過ぎず，一委員会の平均相談件数は1年に12～23件であるとされています．

2）日本の歴史と実情

他方，日本では，知る限り3度にわたって全国調査がされていますが，1997年調査に比べて2005年調査，2005年調査に比べて2016年調査と，日本でも，倫理委員会，さらに，臨床倫理に特化した倫理委員会・チームが増えていることが数字の上からは見て取れます．しかし，このような委員会などが増えていることは，われわれに現実の臨床での倫理的対話が支援されている，臨床の事例が倫理委員会や倫理コンサルテーション，さらにはチーム医療者での倫理カンファレンスによって対処されているという実感を伴うこと，もっと突っ込んでいえば，臨床の医療者が，倫理委員会などに相談したいと考えているかというと，否と言わざるを得ないと思います．このところ，先進的に事例を開拓している病院の報告が増えてはいますが，多くの病院に足を運んで見聞きしたところでは，ようやく「臨床倫理委員会・チーム」ができたが「開店休業」という状態，というのが偽らざる実感と思います．肝いりで立ち上げても，年間に数件申請されるに過ぎず，仮に事例は多くとも，そのほとんどが薬剤の適用外申請や，「院内は喫煙のはずなのに，煙草を吸いに敷地外に出ている職員がいる．検討して欲しい」「能力が十分でない看護師を対応の難しい患者の担当として割り振ることはおかしい」「患者や職員へ威圧的な医師がいるがなんとかして欲しい」という，臨床倫理以前の問題で占められています．

もっとも，米国においても，先に指摘したように，「倫理コンサルテーション活動は倫理委員会活動の約20％で，一委員会の平均相談件数は1年に12～23件である」と報告されているように，多くの事案を処理し，臨床の支援を果たしているというASBHのいう倫理コンサルテーションの定義に沿った理想的な病院は少なく，それを日本で要求するのは，少し難しいのかもしれないとも考えられます．

B なぜ難しいのかを分析します

これをいくつかの視点から分析します．以下は厳密な実証的な研究に基づくのではありませんが，研修の際にアンケートをした結果に基づくものです．

1）医師や医師を包む文化の問題である

- 医学的適応が優先され，結果ありきになっている．倫理コンサルテーションチームができたが，チームがつくられただけで医師の参加が少なく，議論にまでいたらない状況である．また，医療安全・クレームとの関連も多く，検討の内容が倫理の視点に定まらない．
- カンファレンスを持ちたいと思うが，医師が忙しいことを理由に参加しないことが多いため，カンファレンスが成立しない．
- 医師のパターナリズムが強く，話を聞く前に医師自身の話で押し切られる．
- 医師は治療し，回復すれば終了するが，看護師は患者が生活を送ることができるか，どんな生活となるのかを中心に考える．その視点の違いからズレが生じている．
- 医師の治療や診療に疑問を感じても，看護師が意見を言うのはタブーのように感じる．
- 医師は自分の治療が最も正しいと考えている．治療を優先して患者の想い，意向を重視していないので，倫理を討議することは困難である．
- 看護師が気づいたこと，「おや？」と思ったことを医師合同カンファレンスなどで話題に出すが，医師は自分の治療方針を否定されたようにとられ，話合いがうまくいかない．
- 医師は，医療安全的なことが優先され，倫理的なことは後回しになっているのではないかと思う．看護師は，安全も大切だが，常に患者中心，「家族」の視点で取り組んでいる．ここに両者の違いがある．
- 倫理的な問題の多くは，治療内容や医師の態度に対する不満である．このことを話題にしても医師が取り合ってくれない．

2）医師間の問題を原因とする

- 同じ科の医師同士の横のつながりが薄く，患者家族に対して何かリスクがあったことも知らぬ顔をする．
- 新しい医師を入職させるが，病院の理念などまったく説明しない．患者・家族からクレームがあっても，そのことに対して院長が医師を注意することができない．医師に対する指導・マネジメントに欠けている．
- 医師は，会議やコンサルテーションに積極的に参加しないことについて許されている．

3）医師と看護師の間の問題である

- 医師は自分が指示するのだから，看護師に指示されたくないと言って，カンファレンスで倫理的な内容になると話ができない．臨床倫理についても考えていないように感じる．
- 倫理的な問題に気づいている看護師側はジレンマと闘っているが，医師や他職種といっしょだという雰囲気がない．医師はいつも忙しいと言い，カンファレンスがなかなか進まない．
- 医師や薬剤師，チームでのコミュニケーションがとれていない．現場で判断している．
- 医師と看護師，メディカルスタッフとの倫理に対する捉え方，考え方が違う．医療の中心が医師の医療行為にあり，医師が行った医療行為を医師が肯定的に捉えているため倫理的に捉えにくい

4）看護師の問題がある
- 看護師だけではなく，准看護師も多く，（高齢の）介護・療育にかかわるスタッフとの考え方の違いが大きい．長い間の習慣や文化で仕事をしている．
- 看護師においても転倒・転落のリスクがある患者が動けるようになったら困るからとリハビリを中止した事例があった．
- 知識不足や自信のなさのために，治療に関して医師と議論することは難しい．おかしいと感じても，言葉にすることは難しい．
- 臨床の場面ではジレンマを持つことは多くあるが，それを言葉にすることが少ない．また，その場がないため，ついつい流されてしまう．ジレンマを感じているのは自分だけではないかと自信がないために発言することができない．
- 看護師のなかにあっても感受性が異なる．

5）病院組織上の問題がある
- 医師の指示のわからないところを電話で聞いたりするが，その患者の治療方針などについて膝をつき合わせて話すという場，時間がとれていない．
- 医師は年齢・経験が長い（50歳以上）．一方，看護師は比較的若い（平均30歳）．医師の考えに看護師が意見を言うことができない．医師不足も背景にあるからなのか，医師のパワハラがうやむやにされていることが多い（話し合ったこともあったが……）．
- 目の前の多忙に追われ，立ち止まることができない．

6）その他
- 自分の病院では臨床倫理の知識が乏しいのではないかと感じる．倫理について議論をするには，そのレベルになっていないと感じる．基本的知識を多職種（事務も含めて）で底上げすることが必要だと感じる．
- 医師は，倫理問題に気づくことができない．看護師は，倫理問題に気づいても，医師を含め多職種間で解決していく方法を知らず，また機会もなく，倫理問題に関心が低い．
- 倫理委員会はあるが，研究の倫理審査のみで事例カンファレンスになっていない．
- リーダーシップをとってチームを引っ張っていく担当者がいない．
- 問題に感じたことがあっても，少人数で井戸端会議的に話はしても，職場全体で討議することはできていない．
- 「これはおかしい」と気づく人が少ない．

7）方向性

　以上を踏まえると，「医師」を巻き込んで「継続的」に「倫理的対話」（カンファレンス）を行うことを難しくする要因は，ひとつではなく，複数の問題が複雑に絡まった構造的なもので，同時に，この状況要因は，病院・臨床ごとに違うとも考えられるのです．したがって，特効薬はないということであきらめるのではなく，それなりできている病院には，隠れたコツや工夫もあると考えられるので，比較的うまくいっている病院を振り返って考えられるコツ・工夫を探

し出してみたいと思います．

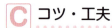 **コツ・工夫**

　これを考えるにあたっては，①臨床で倫理的な問題がある事例が気づかれ，倫理カンファレンスにたどり着く，②カンファレンスが開かれる，③カンファレンスで議論される，④カンファレンスと議論が臨床現場に役立てられるというステージごとで考えてみます．

1）臨床での倫理事案の気づきを促すためには，いくつかの工夫が可能です
　①気づきのトレーニングと，事例を示して，事例の多様性を理解することです．たとえば，「患者が「水を飲みたい」というが，誤嚥のリスクがあるため飲ませられない．本人は，せん妄があり，不穏状態．家族は水を飲ませたいと希望しているが，医師からの指示は「水分は点滴のみ」の方針」という事例は倫理の事例と気づくでしょうか．これを分析すると，「医療の方針（水分は点滴のみ）」と「患者の意向（水を飲みたい）」が対立するので，典型的な倫理的価値が対立（ジレンマ）がある事案です．このような事例にあなたが出会うとどう感じるかが，いわゆる「感受性」の問題と表現することも可能です．つまり，「患者を見ていると「辛い」と感じないか，家族と対応していると「大変」と感じないか．そして，医学的な（医師）方針だけで進めることに「違和感」を持たないか」と，これが，「直感」による「気づき」のサインであることをまず知ってもらうことです．気づきで立ち止まる，これを Voice として出す，これがすべての第一歩です．しかし，これを Voice として出すことは，形のうえでは，医師の診療方針（指示）に立てつくことになり，なかなか医療の現場で提起することは難しいことも事実です．そのためには，医師が嫌な思いをしないように，細かい配慮も必要となると思います．
　②逆説的ですが，カンファレンスの対象を，厳密な臨床倫理的な点が含まれることが明らかな事例に限らないことも大事です．現実に事例は，それが，患者家族対応として扱うべき事例や，医療事故がらみのもの，高齢者の権利擁護で扱うものなどが含まれますが，最初は，「どの事例も」受け止めることが必要です．ただし，「ど真ん中」の事例と違っていて，いわゆる4原則や4分割表で分析することは難しい場合がありますが．

2）カンファレンスを開く際のコツ
　①カンファレンスは，臨床の現場で，医療チームとして開く場合と，院内で倫理委員会や倫理コンサルテーションチームとして開く場合があります．
　②両者に共通する点は，カンファレンスは早ければ早いほうがよいということです．特に後者のカンファレンスは，医療チームが閾値を間違って，相談が相当ずれ込み，手垢がついてからの場合がまま見られます．結果論的ではありますが，医療チームで検討したとしても，悩みがあれば，倫理コンサルテーションチームには早い段階で一報を入れておくことが必要です．
　③後者の場合，注意しなければならないのは，「医療チーム」が倫理コンサルテーションチー

ムに相談することです．看護師の独断で，臨床上の事例をコンサルテーションに出すと，医師の診断などを他者の手を借りて変更させる企てと誤解する医師もおられるので，「先生この事例はいくつかの問題があって，倫理コンサルテーションチームの協力を仰ぐと皆が楽になりますので，出しますね」との一声が必要と思います．

④カンファレンスでは，まずは，医師の「見立て」を確認することから始まります．患者の「医学・医療上の状態」の判断が不明なままでは，倫理的な判断もできません．判断ができないでも，不確実性を見積もりながら考える必要があります（時には，慢性期の患者について，医師が診断（最善の治療）をしていない場合があります）．倫理的には，4原則のなかでは，善行・無危害の原則であり，4分割表では，左上の「医学的適応」に該当します．

3）カンファレンス中の協議の進め方

①できれば，医師が「自分の意見」を最初に言わないことが必要です．医師は結論を急ぎます，また，多職種カンファレンスに慣れておらず，医師の専門性と，これまでの経験からすぐに結論を言ってしまいがちです．私は，外部コンサルタントですから，そのような場合は，やんわりと（さえぎらないというなかで）「先生の意見は大事です．ただ，ここでは多様な意見を聴いてみんなで考えるプロセスですから，皆さんの意見をそれぞれ述べるまで，断定的には考えないでおきたいと思います」と入れることが多いです．

②事実を確認することです．医学的な事実は医師が知ることが多いのですが，患者家族関係や，患者家族の思いとなれば，それを知る看護職からの発信による情報共有が行われることが必要です．事実と，判断（自分がどう思うのか）と，推論，さらに（想像を伴う）推測は可能な限り区別すべきです．「ご家族さんの間には意見の違いはないと思う」というような推測がよく行われますが，これがのちにトラブルの元になったりするのです．

③意見を必ず言うことです．時に結論を出すには事実などが判明していないことがあり躊躇しますが，その場合でも，「いまわかっている事実のもとでは」として意見を述べることが必要です．医療は意見を述べなければ，その段階での（患者の）状態が続くこと，つまり，意見を述べないのは，現状を肯定する意見を意味します．そして，大事なことは，意見だけではなく，「理由」を述べることが必要です．倫理問題の気づきの段階では「直感」でよいのですが，ここでは，問題の対処であり，その正しさが問われるのです．「俺が入っているのだから正しい」「専門家の言うことがわからないのか」というのは，おごりであって，自らの意見の理由を述べることは，対話する際の「倫理義務」と考えましょう．

④カンファレンスは，最初から関係者が全員揃うわけではありませんし，途中PHSで呼び出されて出入りがあることは日常茶飯事です．しかし，主治医がカンファレンスを離れると議論の深まりが期待できません．したがって，可能な限り，医師ファーストで医師の都合を踏まえて設営すべきです．

4）カンファレンスを活かす

①トレーニングや研修を受けると，4原則に則り，4分割表を駆使すると結論が出るように思いがちですが，実は4分割表は患者を巡る医学的・生活的・社会的情報を共有するツール

に過ぎず，4分割表が埋まったからといって，結論が自ずと出てくるものではありません．しかし，そうだからといって，4分割表を「いい加減に」書くと，医療チームとして共通する基盤が築けないので，結局不正確な倫理問題の分析にとどまってしまいます．

②カンファレンスの結論はまとめるべきです．いろいろ話して，問題の所在がわからないまま，「様子を見てみましょう」という「曖昧な」まとめ方をせず，「家族の意見を看護師Aさんにお願いして聞いてみる．そのうえで，再度カンファレンスを開く」とか，「透析を外した経緯について，臨床で聞き取りをする」とか，次の一歩は明らかにする必要があります．外部コンサルタントは実は「専門的な意見」を言うという存在よりも，多職種協議を円滑にし，お互いのその時点でのコンセンサスづくりをする，メディエーター的役割を果たします．

③他方，可能なら結論を急がないことです．できれば，長いカンファレンスを1回より，15分ないし30分のカンファレンスを数回開くことが必要です．現場のカンファレンスであれば，ホワイトボードに書いた4分割表を写真などで残すことや，倫理コンサルテーションチームの会議などでは，(担当者を決めて)会議録として4分割表を残し，次回始めるところの「立地点」を共有することが必要です．

④そのうえで，臨床に戻すのですが，この戻し方は，「個別性」と「抽象性」を行ったり来たりする微妙なもので，たとえば，「家族の意見を傾聴する」はあまりにも抽象度が高く臨床の指針とするには遠く，逆に「一挙手一投足」を指示するようなやり方は臨床の判断を尊重しないと言われてしまいます．

D 臨床倫理コンサルテーションの問い

現在米国では次のような問いが出されています．これを最後に共有しておきたいと思います．

> ◎倫理コンサルテーションでは，どのような課題を扱うか？
> ◎倫理コンサルテーションは，個人，チーム，または委員会という，どの方式で行われるのが最も効果的か？
> ◎倫理コンサルテーションへの適切なアプローチは何か？
> ◎倫理コンサルテーションを行うにはどのようなスキルと知識が重要か？
> ◎倫理コンサルテーションを行っている人は，何らかのかたちで，認定されるか，資格化するかが求められるか？
> ◎倫理コンサルテーションはどのように評価されるのか？

これらの問いの一部はすでに日本でも出されています．そして，将来の日本の倫理コンサルテーション活動も必ず洗礼を受ける問いでもあります．本稿の「コツ・工夫」がこれらの問いに向き合う一助となればと考えています．倫理コンサルテーションは発展しているのです．

【稲葉一人】

倫理カンファレンス開催時のコツ 〜院内から見た立場から〜

 倫理カンファレンスはいつものカンファレンス

　「倫理カンファレンス」というと，何か"特別なもの"という印象があるかもしれません．
　けれども，実際には，日々皆さんが現場で行っているカンファレンスは，すべて「倫理カンファレンス」だと言っても言い過ぎではないのです．なぜなら，皆さんはすべての患者さんに対し，「最善の医療・ケア」を提供しようと，必死で勤務していると思いますが，その際常に「最善」ということを意識しているのですから，まさに「何が善くて，何が善くない（悪い）のか」という善悪の判断，すなわち"倫理的判断"を迫られていることになります．患者の「最善」のためにカンファレンスを開いているということを思い起こせば，「すべてのカンファレンスは，倫理カンファレンスである」という意味も，自ずと理解していただけるかと思います．
　たとえば，公益財団法人日本医療機能評価機構による「病院機能評価 機能種別版評価項目 3rdG：Ver.1.1」においても，「第1領域 患者中心の医療の推進」「1.1 患者の意思を尊重した医療」のなかで，最も重要な「評価の視点」として，「臨床倫理に関する課題を病院として検討する仕組みがあり，主要な倫理的課題について方針・考え方を定めていることを評価する」と書かれています．さらにその「解説」には，「臨床において，たとえ認識していなくても，大小さまざまな倫理的な課題が発生している」とありますが，そこにも「たとえ認識していなくても」と記載されていたように，「まさかあのことが"倫理"問題だなんて，思わなかった」というのが現場の実情かもしれません．
　けれども，「第2領域 良質な医療の実践1」「2.1.11 患者・家族の倫理的課題等を把握し，誠実に対応している」か否かを評価する項目の「解説」でも，「ともすると倫理の問題は特殊なケースと考えがちであるが，医療行為が基本的に侵襲のあるものであることを考えれば，ことごとく倫理的な側面を持っているともいえるものであり，意識的にその問題を考える組織風土が期待される．……中略……数多くの患者がいれば，何らかの倫理的課題は存在するはず，ひとたびその課題に気づいたのであれば，解決に向けた努力が求められる」と明記されています．
　その意味では，「倫理カンファレンスを開く」となった場合には，「あまり過剰に構えずに，特別視せずにやればよい」ということになります．そうはいっても，ではいったい，どうすれば臨床の現場における倫理の問題を「特殊なケース」と見なさずに，「意識的にその問題を考える組織風土」が醸成され，「ひとたび倫理的課題に気づいたなら，解決に向けた努力」ができるのでしょうか？

B 臨床倫理部の設置

　私が所属する宮崎大学医学部にも1993年から臨床研究プロトコールを審査する「研究倫理委員会（Research Ethics Committee：REC）」は設置されていました．ですが，2007年，

Ver.5にて機能評価を受審した際の「審査結果報告書」において,「臨床倫理が組織的に検討され,明文化され,周知されているとはいえない」という指摘を受けたことを踏まえて,Ver.6にて更新受審するにあたり,「院内における臨床倫理の課題を積極的に収集・分析・検討する組織的な場」として,2012年4月「臨床倫理委員会(Clinical Ethics Committee:CEC)」を新設しました.「第2条 所掌事項」において,「1. 委員会は,病院で行う医療行為について生じる,または生じる可能性の高い倫理的な課題に関し,本院の医師をはじめとする医療従事者および事務職員(以下「病院職員」という)から申請された事項について,病院長の諮問に基づいて審議し,その結果を答申するものとする.ただし,ヒトを対象とする臨床研究などの『医学研究』にかかわる事案は審議対象としない」と明記することにより,「研究倫理委員会(REC)」の役割と明確に区別しました(図1).

また,「2. 委員会は,本院の臨床倫理問題に関する指針や基本方針などの作成及び提言を行う」ことを踏まえ,厚生労働省や日本医師会,日本救急医学会,日本集中治療医学会,日本老年医学会などのガイドラインを参考にし,ドクター・ヘリ,ドクター・カーなどにより緊急搬送されてきた救急患者の「延命治療の差し控え・中止に関する倫理指針」などを作成しています.

さらに「3. 委員会は,現場実践における臨床倫理問題に関する事例の相談に対応する」ことを目的に,「第9条 委員会に,極めて迅速な判断を要する事案の審議をするため,臨床倫理コンサルテーション・チームを置く」こととしました.「委員会」形式では,どうしても委員の招集に時間を要してしまうため,迅速に対応できない欠点があります.この「臨床倫理コンサルテーション」の業務を統括する部局として,2012年9月,附属病院中央診療部門「臨床倫理部」を設置しました.

治験審査委員会	研究倫理委員会	臨床倫理委員会
臨床試験	臨床研究	診療行為
IRB Institutional Review Board	REC Research Ethics Committee	CEC Clinical Ethics Committee
医薬品医療機器安全確保法	臨床研究法・人を対象とする医学系研究に関する倫理指針 等	※「特定機能病院承認要件見直し」に関連して「医療法施行規則の一部改正省令」の対象
担当:臨床研究支援センター 治験部門	担当:臨床研究支援センター 研究倫理支援部門ほか	担当:臨床倫理部
研究倫理		臨床における倫理

図1 「3つの委員会」の違いについて

C 臨床倫理部の活動

　宮崎大学医学部附属病院中央診療部門「臨床倫理部 (Division of Clinical Ethics)」は, 医療現場において病院職員 (医師だけでなく, 看護師, 薬剤師などのメディカルスタッフや, 事務職員も含む) が, 終末期医療における延命治療の差し控え・中止などのいわゆる「尊厳死」の問題や, 出生前診断, 遺伝子診断などをめぐる問題など倫理的なジレンマに遭遇した際, 独りで抱え込まないように相談支援する「臨床倫理コンサルテーション」業務を担い, 「臨床倫理委員会」を統括する部局として設置されました. 職員から相談依頼を受けた「臨床倫理コンサルテーション・チーム」は, 部長であるチームリーダーの指揮のもと事案ごとにフローチャートに基づき活動しています (図2).

　各現場で倫理的な問題が生じた際には, まずは, ①可能な限り現場の医療ケア・チームで多職種による検討を行うことを推奨しています. けれど, チームで検討しても解決の方向性が見

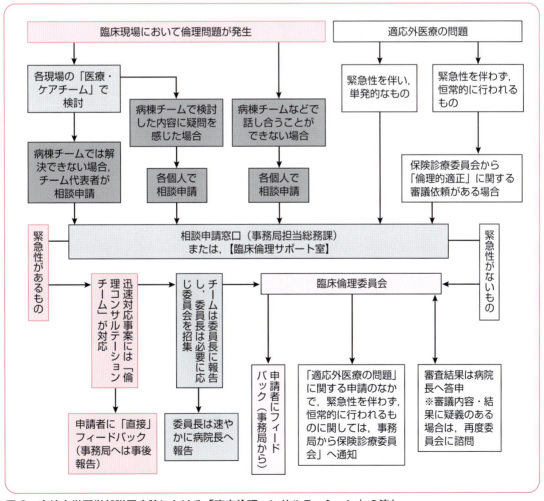

図2　宮崎大学医学部附属病院における「臨床倫理コンサルテーション」の流れ

えない場合には，臨床倫理コンサルテーションを依頼することになっています．コンサルテーションを依頼するにあたっては，相談申請窓口となっている臨床倫理部へ「臨床倫理コンサルテーションシート」を提出する方法と，直接「臨床倫理部」（直通内線あるいはPHS）へ連絡する方法の2通りがあり，緊急性が高い場合はシートの提出は求めていません．シートの提出を義務化してしまうと，記入に手間取り時間を要するだけでなく，現場からは「面倒である」などの理由でコンサルトを躊躇してしまうなどの障壁となってしまうリスクがあるので，シートの記入は臨床倫理部職員が対応するなかで，情報収集をしながら代筆することもしています．

次に，②チームで検討して一定の結論を見出した場合でも，その結論にどうしても違和感を覚え，納得ができないスタッフが疑問を感じた際には，その個人が臨床倫理コンサルテーションを依頼することも可能ですし，③チームを招集し，検討する時間的猶予さえない場合には，すぐさま個人で依頼することもできるようにしています．可能な限り24時間対応とするため，極めて緊急性が高く重大事象に関連するケースでは，医療安全の観点からも専従ジェネラル・リスク・マネージャー（GRM）の業務専用携帯電話に連絡され，GRMから臨床倫理部長へ緊急対応の電話連絡が入るようにもしています（**図3**）．

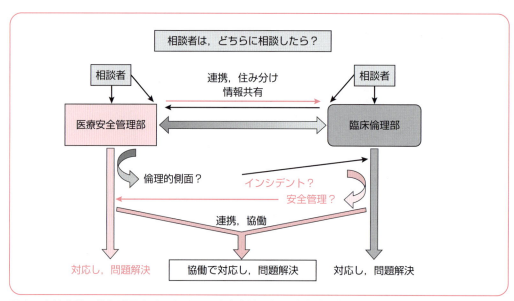

図3　宮崎大学医学部附属病院における医療安全管理部と臨床倫理部との連絡・連携体制

D 相談内容

　本院での臨床倫理コンサルテーションの相談内容は，多岐にわたっています（**表1**，**図4**）．医師は患者の治療方針に関する迷い，特に倫理的・法的妥当性に関する不安から倫理コンサルテーションを依頼することが多く，また，自分たち医師の考え方が社会で通用する「常識」なのかについて疑問を持つケースも見られます．その一方で，看護師は，医師と患者またはその家族との板ばさみになって，自分の立場でどのような役割を果たすべきかというジレンマに陥り，医師の見解と患者・家族の考え方の双方に説得力がある場合，医師の指示のもとで活動する立場にある看護スタッフの苦悩は，よりいっそう深いものとなる傾向にあります．

表1　宮崎大学医学部附属病院 臨床倫理部 臨床倫理コンサルテーション相談内容カテゴリ

1. 医療行為の妥当性
　⇒エビデンスに基づいた医科学的妥当性と患者の権利を重視する倫理性の審議検討
　　＊「未承認・保険適応外医療（薬剤・手術手技など）」の医科学的・倫理的妥当性含む．
2. 真実の開示 (I. C)
　⇒がん告知などを含む「インフォームド・コンセント」のあり方の審議検討
3. 胎児診断，人工授精，妊娠中絶
　⇒「母体保護法」などの法律，産科婦人科学会などのガイドライン適合の審議検証
4. 終末期医療，心肺蘇生法（CPR），DNR 指示，法的判断能力のある患者の治療拒否，リビング・ウィル
　⇒厚生労働省・日本医師会などの指針を踏まえた附属病院「救命救急・終末期医療ガイドライン」適合の審議検討
5. 宗教に関する問題
　⇒「宗教的理由に基づく輸血拒否に関する指針」など，適合の審議検討
6. 脳死判定，臓器移植
　⇒「脳死・臓器移植法」に基づく脳死判定員会による指針適合の審議検討
7. その他の倫理的相談
　⇒現場の医師，看護師の患者さんへの対応に苦慮したとき，患者さんの家族に関すること，治療の拒否など，あらゆる現場の問題について相談

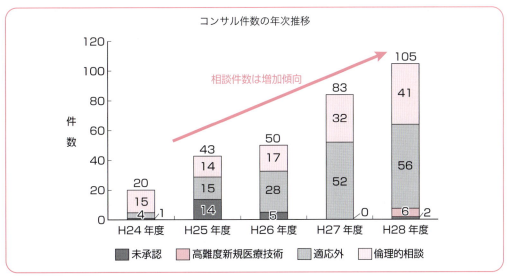

図4　宮崎大学医学部附属病院における臨床倫理部　臨床倫理コンサルテーション対応件数

E 倫理カンファレンスの進めかた

　以下，どのように「倫理カンファレンス」を進めていくか，私の対応した事例を紹介しつつ，そのポイント（≒私なりに気をつけているコツ）をお話ししたいと思います．
　ある日，ある病棟の看護師から，私のPHS（4533……「しごさんざん，よごさんざん」と語呂は縁起悪いですけど，実際に患者さんやご家族にとって「死後散々，予後散々」にならないようにと願ってつけられた覚えやすい番号と思ってます）にコールがありました．

> **看護師**：「板井先生ですか？　間質性肺炎の70歳代男性患者さんのことで，ちょっと相談があるんですけど．かなり呼吸困難も増悪してきてて，呼吸苦に対してはオピオイドの使用も含めて検討するために，緩和ケアチームにコンサルトしたほうがいいんじゃないでしょうか？って，ドクターに伝えても，肺がんじゃないんだから塩酸モルヒネなんて使えないっていうんです．それに，緩和ケアなんて，まだ早いし，患者さんや家族に『緩和ケアチームが介入することになりました』なんて言ったら，医者から見捨てられたって感じてしまうから，そんなことできないよって言うんです．できれば病棟まで来て欲しいんですけど．」
> **わたし**：「もちろん，いいですよ．」

　病棟に着くと，スタッフステーション内には，担当医のほかに，数名の看護師がおり，そこでカンファレンスを開くことになりました．事例の共有をチームで進める際には，以下のことに留意するとよいでしょう．

> ◎司会は可能な限り医師以外の職種（看護師，臨床心理士，MSWなど）が行う．
> ※できるだけ医師が司会をすることは避けたほうがよいです．医師が司会をすると，どうしても他の職種が発言しにくい（決して，その医師に悪意がなくても）「空気（非言語的メッセージ）」が出てしまうので可能な限り避けましょう．
> ◎話し合いは客観的事実の確認から開始する．
> ※様々な職種が持っている情報をチームで共有しましょう．
> ◎家族構成など，周囲の状況に関する情報も収集する．
> ◎医療者の考えや想いも表出し合い，お互いに否定せずに傾聴する．

　司会者が「倫理的なポイントをあげてみてください」と問いかけても，おそらくほとんどのメンバーは「そんなこと言われても……"倫理"がよくわからないから困ってるのに……」という反応が返ってくると思います．なので，「"モヤモヤするところ"でいいからあげてみてください」と言い換えてみるとよいでしょう．「倫理問題は？」と問われても，倫理という言葉のイメージがあまりにも"高尚"過ぎてピンとこない，ということが起こりやすいと思いますが，実際には「なんかモヤモヤするんだけど……」であるとか，あるいは「なんだか気になるなぁ……」といっ

た感じで"引っかかるもの"を胸に抱いていることが多いはず．それこそが「倫理的な気づき」，すなわち「倫理的感性」そのものだったりするのです．

　司会者やチームのメンバーは，まずは「どんなことでもいい」という姿勢で聴いてあげる必要があります．「モヤモヤする」なり，「気になる」ということは，何か理由があるはずだからです．モヤモヤをモヤモヤのままにしておいては，いつまでたってもモヤモヤのままですから，ここが大事な"踏ん張りどころ"です．「モヤモヤを言語化する努力」が求められる場面です．

　そして最後に，その倫理的なポイントに対し，自分ならどう行動するかを考えてもらいます．このときも「どう行動することが正解か？」という考え方はしないでよいこと，とにかく「自分なりに」でよいということを強調してあげることが大切です．そうしないと「正解」を探そうとするあまりに，「間違ったことを言ってはいけない」という意識になってしまって，「何かコトバにして言いあらわそう」としている姿勢が消極的になってしまうからです．

F　4分割表を用いた情報の整理

　以上のプロセスをたどるためにも「情報の整理」が必要になってきますが，その方法論として「4分割表」を使っていくことにします．

　ただし，4分割表を使用して倫理カンファレンスを進めていく際に忘れてはいけないことは，4分割表が唯一の正しい方法ではなく，他にも様々なアプローチ法があるのであって，決して万能なツールではない，ということです．また，4分割表はあくまでも「ツール（道具）」なので，「道具に使われる」のではなく，「道具を使うこと」，その「使い方」を意識してカンファレンスを進めることが重要です．

　4分割表を用いて「情報の整理」を行う場合に最も大切なことのひとつは，4つの項目ごとに「すでに入手されている情報」と「まだ不足している情報」を確認しながら，特に「足りない情報は，いかにして入手するか」を考え，実際に行動に移すことです．ですので，たとえば「モヤモヤすることは？」と問題提起した際に，「まだ患者さんの想いの背景に関する情報が不足しているんじゃないかと，モヤモヤするというか，気になるんですが．」という発言があったなら，その不足している情報は，どのようにすれば獲得できるのか？をメンバーで考え，実際に行動に移すことが大切です．決して「情報が不足しているので判断できません」という方向に持っていくのではなく，「では，その不足している情報は，どうすれば入手できるのか？」をチーム全員で考え，知恵を絞り出すことが倫理カンファレンスの役割です．

　とりわけ，倫理カンファレンスの方法として4分割表を用いる際に，よく陥ってしまう「誤解」として以下の点をあげておきます．「4つのボックス」を埋めれば自動的に「答え」が見つかるかも……という期待をお持ちの方もいらっしゃるかもしれませんが，残念ですがそんなことはありません．こういう「使い方」をしてしまうと，まさに道具に「使われて」しまって，①「埋める」ことに意識が奪われ，②「埋めて」力尽きる……，という結末になってしまうだけです．大切なのは「目的意識」を持つこと，です．どのような「目的意識」を持つのかについて，これまでのこともまとめながら明確にすると，以下のようになります．

1) 日常の臨床現場で起きている倫理問題に気づくこと
    ○「モヤモヤした感じ」に注意.
    ○「何かおかしいのでは？」という気持ちを大切に.
   これが「倫理的感性」につながります．でも，「倫理的に感じる」はあくまでも「スタート」であって，大切なことは，その「感性（≒感情）」のレベルにあるものを，論理的に整理し，「考える力」＝「倫理的推論(ethical reasoning)」へ高めていくことです．したがって，「倫理的である」ためには，「論理的である」ことが必要なのです．「かわいそうだ」とか「気の毒だ」といった「感情」のレベルで「感じる」ことだけでは，「倫理的であること」としては不十分なのです．

2) ジレンマについて臨床倫理の方法（4分割シート）を用いて具体的な問題点を整理する
    ○「モヤモヤ」を分析して，具体化しましょう.

3) 情報として，何が「足りていて」，何が「足りないか」を確認すること
    ○わからないことや，はっきりしないことについては，いろんな手段を用いて調べること.
    ①「医学的適応」＝エビデンスに関すること？→医中誌，PubMed，MEDLINE，UpToDate など
    ②「患者の意向」＝患者さんって，どんな想い，どんな考えを持っている人なの？
    ③「QOL」＝患者さんのADL，「生き甲斐」など
    ⇒②と③を総じていうなら，患者さんの「人生という物語(narrative)」を紡ぎ出すこと.
    ④「周囲の状況」＝家族の状況や経済的背景，法律・ガイドラインなど……．

4) 問題の解決法については，倫理原則を「押しつける」のではなく，患者さんを中心にいろいろな人と話し合いながら自分がチーム・スタッフの一員として，どうするべきなのかを悩みながら判断していくこと
    ○特に自分の「価値観」が独善的なものになっていないかどうか，お互いに倫理的推論のプロセスをしっかりとたどれるように，できるだけ他職種とともに行うこと．決して「独り」で抱え込まないこと.

5)「4つの項目間の相関関係」を考察し，具体的な解決の方向性を見出すこと
   今回も，「医師の考え（≒「緩和ケア」なんてまだ早いし，肺がんじゃないからオピオイドは使えない）」と，「看護師の想い（≒患者さんは「呼吸苦が辛い，なんとかして欲しい」ってこれだけ訴えてるのに，どうして医師はわかってくれないの!?）」とが，一見すると「対立」しているように見えていました.
   けれども，実際，医師や看護師らと4分割表を使いながら情報を整理していくと，以下のようなことがチームのなかで「共有」されていきました.
    ①確かに患者さんご自身も「呼吸の苦しさは取って欲しい」と望んでいること，

②しかし「決して死にたいわけではない」のだから,

③「緩和ケア」というコトバを使うと,ご本人やご家族もまだまだ「誤解したイメージ」があって「もう死んでしまう段階なんだ」と思ってしまうリスクが確かにあること,

④だからこそ医師としては「緩和ケアチームにコンサルトする」ことは,かえって患者さんやご家族の「不安を煽るのではないか」と心配していたこと,

⑤けれど,「緩和ケアチームにコンサルトする＝病室に緩和ケアのメンバーがやってくる」ということではなく,

⑥いまは非がんであっても,呼吸苦に対しては塩酸モルヒネなどのオピオイドを使用することは,日本緩和医療学会などの専門家集団のなかでもガイドライン作成が鋭意,検討されていること,

⑦とはいえ,だからこそ非がんの呼吸系疾患の呼吸苦に対する緩和目的でオピオイドを使用する際には,疼痛コントロールに詳しい専門家にコンサルトする必要があること,

⑧でも,緩和ケアチームにコンサルトしたからといって,ただちに病室訪問をするわけでなく,

⑨病態に応じてオピオイド使用の適応や,どのような処方をすればよいかなどの助言を得ることもできること,

以上のことを,医療ケアチーム全員でカンファレンスを通じて相互理解を深めた結果,緩和ケアチームへコンサルトすることになりました.

以下に,今回のケースに関して「4分割表」を使った場合の一例を示しておきます.

事例

○70歳代,男性

[医学的適応]

♯間質性肺炎,♯慢性過敏性肺炎疑い

○主訴：発熱,呼吸困難

○現病歴：某年3月初旬より労作時呼吸困難増悪.胸部CTすりガラス影の範囲拡張,食事も摂れなくなり在宅酸素を使用したが改善なく,慢性過敏性肺炎急性増悪が疑われ,3月下旬緊急入院.4月中旬現在,ネーザルハイフロー(NHF)使用,酸素40L/分,FiO_2 0.4%でSpO_2 90～94%,食事や労作時FiO_2 0.6～0.8%でSpO_2 94%

[患者の意向]

○基本的に判断能力は＋

※「うつとはいえない」という精神科コンサルト

○「呼吸苦がきつい,辛い」と繰り返す.

※頓用でオプソ®使用すると,落ち着いて入眠するが,覚醒すると呼吸困難感を強く訴え,不穏傾向.→呼吸苦の緩和目的で塩酸モルヒネを使用するにあたり,緩和ケアチームへオーダーすると,本人・家族はショックを受ける？

[QOL]

○覚醒時,不穏増悪した場合,身体抑制する？ →安全管理上必要？ しかし,患者の人権侵害か？

※咳嗽，体動などの軽度労作時でも SpO₂ 低下を認めるようにもなっている．
※しかし，塩酸モルヒネによる呼吸抑制のリスクや，傾眠傾向となることで QOL は低下しないか？

[周囲の状況]
○職歴：建築業を経営後（粉塵曝露はなし），農業従事（5～6 年前まで），現在は無職．奥さんが農業従事継続中であるが高齢のため，次男夫婦が近所に在住し，経済的に支援している．奥さんも，次男夫婦も「呼吸の苦しさを軽減できるのなら，眠っていても構わない」との希望．

　上記に提示している 4 分割例は，「キレイな書き出し」をしなくてはいけない，という誤解を与えてしまうかもしれませんが，決してそんなことはありません．「4 分割シート」は，書くこと（記録すること）自体が目的ではなく，4 つの項目間の相関関係を考察しつつ，「頭のなかを整理するためのツール（道具）」なのだということを意識してください．

　また，倫理カンファレンスを進めていくなかで，司会役は「ひとりで考えているときと，チームで話し合っているときと比べて，明らかに違うと感じたことないですか？」とメンバーに意識的に問いかけてみてください．「ひとりで考えているときよりも，『視野が広がった』という感じはないですか？」と確認してみるとよいでしょう．ひとりで考えているときも，当然「この患者さんのためには，どうしてあげるのがいいのだろう……」と，「患者さんのためを想って善意から一生懸命」だったはずです．ところがチームで話し合うと，たとえ短時間であったとしても，他のメンバーが発言した内容を聞いて「なるほど！　そういう考え方もできるな……」とか「そういう視点もありうるな」と，聞いてみれば「もっともだ」と思う意見が必ずあるはずです．「なぜ自分ひとりで考えているときには思いつかなかったのだろう」ということを実感してもらう必要があるからです．

　「善意」であっても，「これこそが患者さんにとって善いことだ！」という「思いやり」が「思い込み」に変貌してしまうということ，そこに「独善のワナ」が仕掛けられています．それは誰にでも起こることで，むしろ患者想いで一生懸命なスタッフほどはまりやすいワナなのだ，ということを自覚してもらうことが，倫理カンファレンスを進めるうえで最も大切なことのひとつなのです．

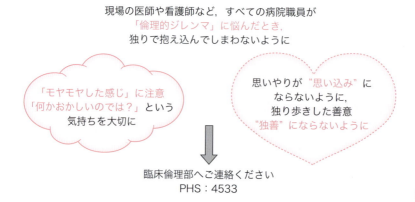

【板井孝壱郎】

3　現場のカンファレンスのコツと工夫　～医師の立場から～

　臨床現場では日々様々な内容，レベルの倫理問題に直面しますね．単なる医学的判断が患者さんの最善の利益にならない場合にジレンマを生じます．多くの場合，複数のステークホルダー（利害関係者）が関与しているため，医療者個人で対応できるような場面はむしろ少なく，少しでもよい解決方法を探る方法として関係する複数の職種で行うカンファレンスがあります．しかし，どうやって始めたらよいのでしょう？

A　困ったこと（……．ありますよね）

　カンファレンスをしようと思っても，こんな困りごとありませんか？

1）臨床倫理問題の気づきに温度差がある！

　同じ状況をみても，疑問を抱く人と抱かない人がいて，抱いたとしても温度差があったりします．問題だと思っているのが，私だけかもと思ったとき，どうしたらよいでしょう？

a. まず仲間をつくりましょう

　多くの同僚のなかにはあなたと同じような感性の人が必ずいるはずです．特定の患者さんの問題でなくとも，過去の話や一般的な倫理問題についてなどの話題を共有できる同僚を普段から見つけておきましょう．できれば同じ部署のなかでそのような味方がいるとよいですね．自分と同じ職種で難しければ他職種の方でもよいです．できれば医師のなかでそのような味方ができると心強いです．そして，まず，あなたの疑問を投げかけてみましょう．「いや，それは問題だよ，検討が必要だよね」と応援してもらえるかもしれません．

b. 普段から患者さんの倫理問題に取り組む場をつくっちゃいましょ！

　なかなか改めて皆さんの時間をとって集まってもらうのって，段取りが大変ですよね．

　あなたの経験のなかでも，倫理問題に困ったことがあるはずです．そのことを振り返り，前もってそのような事態に備えておく体制をつくりたい，ということを上司に相談するというのはどうでしょう．たとえば定期開催しているカンファレンスに臨床倫理コーナーをつくってもらって，少しでも気になることがあったら，そこに持ち出してよい，というシステムをつくってしまうとか．

　特に医師との関係が難しいのではないかと想像します．そして多くの問題が医師がらみだったりします．医師はおそらく患者さんの治療方針などにかかわる症例検討会のようなカンファレンスを行っていると思います．そこに，看護師さんも必ず出席し，単に医学的検討のみならず，患者さんの生活背景や倫理問題について発言し，検討するような会にしてもらうとよいのではないかと思います．最初は倫理問題の検討に興味のない職員も，その場にいて，臨床倫理的検討の経験を積み重ねていくと問題点を共有できるようになると思います．

c. 病院全体で倫理問題に取り組む意識を醸成するっていうのはどうですか？

　特定の患者さんのカンファレンスとは別に，臨床倫理問題を語り合うような定期開催をする勉強会のようなものを企画したらどうでしょう？　私も平成 15 年頃自分自身もいろいろな臨床倫理問題に直面していたので，当時勤務していた大学病院内で有志とともに「臨床倫理を考える会」を立ち上げて，月に 1 回程度の勉強会を始めました．ポスターを貼って誰でもウエルカムで始めたところ多くの方が参加され，「同じ思いの方がこんなにいるんだ」と思った覚えがあります．そこでは匿名化した悩みも共有して話し合うようにしたので，いま思えば臨床倫理カンファレンス，倫理コンサルテーションのような役割も果たしていたなと思います．そのような会の開催ポスターが目を引くところに貼ってあるだけでも，「臨床倫理」が刷り込まれるように思います．

2）抵抗勢力あり！

　せっかく，カンファレンスをすることを提案しても，なかなか賛同してくれそうにない，というときにどうしますか？　まずはその理由の推測です．

a. そもそも必要性を共有できない

　残念ながら医師が抵抗勢力になることも多いような……．なかなか関心のない方に理解してもらうには，権威を使ったほうがよい場合があります．院内の講演会を利用して，臨床倫理の世界で権威のある立場の方に講演を依頼して，病院長以下職位の高い人たちに聞いてもらうように企画してみてください．たとえば，ご挨拶や紹介，座長を職位の高い方にお願いすることで，他の職位の高い方々も出席せざるを得なくなります．臨床倫理問題は医療安全の問題につながることもあるので，そのあたりの話題から入るのもとっつきやすいかもしれません．臨床倫理的検討の必要性をまずは認識してもらう努力から始めるようでしょうか．

b. 時間がない！

　多くの多忙な医療者は「これ以上カンファレンス増やさないで」と思っているし，現状では医師は日中に時間をとることが難しい場合もあります．一方，看護師さんの夜勤帯は人数も少なく忙しいので，どうしても時間外の設定になることが多いです．十分な時間が取れないときには，どうしたらよいでしょう？

　まずは，時間を有効に使ったカンファレンスを心がけることが必要です．たとえば，事前資料を作成し，患者さんの情報や検討したい問題点，それに対する各関係職種からの状況報告や意見までを前もって見ておくようにして，実際に集まって検討するときには，事前資料の質問から入り，すぐに検討に入れるようにする．時間を（たとえば）30 分と区切って，必ず時間で終わる．というようにすると，参加しやすくなると思います．このやり方であればお昼にランチを持ち込みながらの検討会でもできるかもしれません．

3）臨床倫理問題解決に理解がない

　気づきの問題ともからみますが，医学的正当性や医療安全や組織論理，家族の意向のほうがプライオリティー（優先順位）が高く，患者本人の意思が尊重されないことはいろいろな場面でありますね．特に患者本人の意思決定能力が低下している場合に，より顕著になりやすいです．

それでも患者さん側に立った考え方を誰かが表明しないと，患者さんの意思を守れません．

そこに気がついた人は頑張ってください．

a. 理論武装する

感情論になると理解されにくいので，臨床倫理的に問題点を分析し，なぜ疑問に思うのかを明確に伝える必要があります．それには倫理原則に立ち返って当該事象を捉えてみる，問題の中心を抽象化して（たとえば，本人の判断能力の問題，代理意思決定プロセスの問題，など）再認識してみる，などを行うとよいと思います．

b. 自ら気づいてもらう仕かけ

できれば相手に自ら気がついてもらう仕かけができれば，問題点を共有できるかもしれません．ツールとしては臨床倫理の4分割表を用いるのがよいと思います．単純なものですが，疑問点や問題点を明確にことができます．まず各自で埋めてもらい，グループワークのようにして，この分析を進めるなかで，各自が自らの視点の狭さ/視点を複数持つことの意味に気がつくことができれば，その後の展開は早いように思います．

c. 職位の高い人を味方につける

きちんと説明や反論できる人を味方につけて，自分ではうまく表現できないことや，立場上強く言えないことを代弁してもらう人がいるとよいですね．根回しが必要になりますが．

B 気をつけたいこと！ ～うまく運ぶコツ～

1）多職種を巻き込む

臨床倫理問題は明確な答えがないから悩むことになります．そのなかで最善の選択・解決を目指すわけですが，そのためには多様な価値観，立場の方で検討するほうがよりよい結論に結び付くと思います．ひとつの職種だけでなく，できれば医療専門職以外も含めた多職種での検討が望ましいです．そして，強制は難しいものの，すべての参加者が意見を言う機会を持つようにすることも重要です．意見の強い人ばかりが話すと偏ったものになりやすいです．自分からはいう勇気がなくても，とても大事な感性を持っている方もいます．そのような様々な意見を出すことが，価値観の多様性を加味した検討になるので，司会者はそれを意識して進めるようにしましょう．

また，K-J法（川喜田二郎教授が考案した手法で，データをカードに記述し，カードをグループごとにまとめる方法）のように紙に書いて意見を集めてから集約していくような方法も多くの意見を吸い上げるきっかけになります．グループワークでするときにも，必ず司会，書記，発表者を前もって決めてから開始するようにして，司会者には全員に意見を言う機会を持つことを徹底してもらうように指示しておくと，なかなか言いづらかった方も話すチャンスができます．

2）プライドを傷つけないように！

該当の患者を担当しているスタッフが，傷つかないように配慮が必要です．担当スタッフの対応が不十分だから，問題を大きくしてカンファレンスになった，などという雰囲気（糾弾する会のような）になると最悪です．現在の対応も十分に認めながら，さらによい医療を目指すため

の話し合いという認識を持つためには，当事者自身から，自分たちの検討だけでは解決つかない部分を提示してもらって，問題点を共有するというプロセスがあるとよいと思います．

3）普段のコミュニケーション

なんといっても普段からのコミュニケーションを風通しよくしておくことが大切ですね．看護師も当然違う視点をもって対等に意見交換するということが，当たり前にできる関係性に普段からないと，この問題だけ上手くいくということにはならないですね．そのためにはそれぞれの職種が自分の仕事に誇りを持っていること，医師とは違う（もちろん医師も持つべきですが）生活者の視点を大切にすることが重要だと思います．とかく，医学的治療効果に目が行きやすい医師に対しては，具体的にその医療介入を行う/行わない後に起こる生活上の変化を予測し，説明することで理解が得られるかもしれません．ミニ医者になるのではなく，それぞれの職種の視点からの意見は医師には持てないはずのものだからです．

4）問題があってもなくても定期開催にする

臨床倫理問題があってもなくても，検討する場を何らかのかたちで定期開催し，そこに多職種が参加する土壌をつくる努力をしましょう．なかなか改めて集まる場をつくることは大変なことが多いですが，医療安全や感染症などの対策の勉強会の合間に臨床倫理の問題も入れてもらうなど，工夫できるとよいですね．

5）倫理コンサルテーションを立ち上げる！

臨床倫理問題の検討には，できればある程度ガイドラインなどの倫理問題に対する知識があったほうが整理がしやすいです．しかし，すべての職員がそのような知識を持つことは難しいので，このような問題に興味のある職員が倫理問題の検討方法などを研修して，困ったときに相談にのれる体制があるとよいと思います．そのようなものが倫理コンサルテーションです．やり方は施設にあったものを考えればよいと思いますが，すでに実行している施設も増えてきているので，参考にするとよいと思います．立ち上げるときには米国の状況を具体的に書いた本や，学会などで行われている倫理コンサルテーションについて紹介なども参考になります[1]．

6）カンファレンスなどの臨床倫理問題の検討記録はどうする？

純粋に医学的な問題と異なり，臨床倫理問題は必ずしも一人の患者さんに特化した問題とも限らず，診療録に記載すべき内容でないことも含まれます．また，非常に個人情報に抵触するような内容や，職員間の問題などもでてきますので，その検討範囲の置き方や，記録のしかたには注意が必要です．一方で，共有したほうが当該患者のためにも，職員の教育上も好ましい場合もあります．どのような場合にどのように記録をするかについては前もっての検討が必要です．

7）臨床倫理的検討を行う正の効果を"見える化"する

臨床倫理問題を安心して検討できる素地ができると，職員は働きやすくなるはずですし，こ

れまで以上に医療職であることが楽しくなるはずです．もちろん，その成果は患者さんの満足度にも表れることになります．少し長期的な視点で，それらを評価してみてもよいかもしれません．たとえば，そのような活動を開始するときとある程度活動が定着してからではどのように患者満足度が変化したか，とか，医療安全の面やクレーム対応の面での変化があるかなど，データを示し見える化できると説得力ができます．

　また，ケースの検討事例や介入前後のデータなどを学会報告し，そこに複数の職種を巻き込むことで，また仲間の輪が広がってきたり，新たなやりがいを見出したりするかもしれません．成功体験を示すことで，さらに注目が集まり，拡大していくかもしれません．

文献
1) D・ミカ・ヘスター（著・編）．病院倫理委員会と倫理コンサルテーション，前田正一．児玉　聡（訳），勁草書房，東京，2009

【荻野美恵子】

第1部　倫理カンファレンスのしかた　～現場レベルで臨床倫理を構築する～

4　現場のカンファレンスのコツと工夫　～看護師の立場から～

　看護師が働く現場では，"看護カンファレンス，退院調整カンファレンス，リハビリテーションカンファレンスなど" いろんな題名がついたカンファレンスが繰り広げられています．時には「今日，〇〇さんのケアについてカンファレンスできなかったな」と残念な気持ちになったり，「とりあえず患者さんの対応とケアを優先して，カンファレンスは夕方にしよう」といった状況になることもありますね．そんな日常のなかで，倫理カンファレンスを意識して行うことは，患者さんや医療職にとってよいことではありますが，一方で内容がとても複雑かつ繊細で，取り扱いに気を遣うことが多く，臨床経験が豊富な方でも骨の折れる取り組みだと思います．そこで，本項では，現場で働く私たち看護師が，倫理問題の解決において，個人・集団でどの状況（レベル）にいるかを知り，対処すること（**図1**），また，倫理問題に気づいたとき，他職種と話し合う場についたときに，倫理カンファレンスが "骨の折れる取り組み" から "わりとそうでもないか" に変化できるよう解説したいと思います．

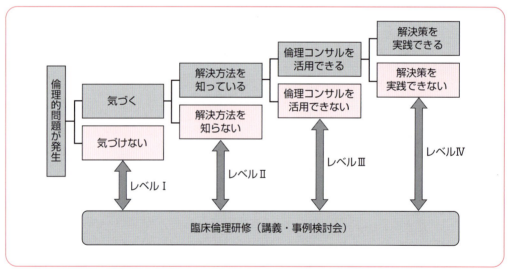

図1　臨床倫理問題解決と臨床倫理研修
（稲葉と馬場のスケール）

 まずは自分たちで倫理カンファレンスを行う現場をつくろう

　現場で倫理問題に対して主体的に動けるようになるには，倫理問題（何が問題かはっきりしないという段階も含みます）を関係者で共有し，カンファレンスが必要だと動機づけする必要があります．みなさんは，「先生は家族に説明しているけど，患者さんに説明しなくていいのかな．簡単な言葉なら理解できると思うけど，治療を受けるのは患者さんだし，大変な治療だから説

明したほうがいいんじゃないかな」というような倫理問題に気づいたとき，思っているのは私だけかもしれない，共感してくれるスタッフはいるけど解決方法が見つからない，誰に相談していいのかわからないなど，困ったことはありませんか？ また，まるで自分一人が異論を唱えているようで，間違っているのは私かもしれない，と感じた経験はありませんか？ これは，主に価値観の相違や組織の文化から起こる現象で，チーム活動を効率的にまわすことを優先したり，多数決で決めたり，声が大きくて押しが強い人の意見が採用される文化が根づいていると，はまりやすい落とし穴です．肝心なことは，誰が言っているのかより，何を言っているのかをニュートラルな気持ちで聴くということ，倫理問題を関係者で共有することです．共有すると自然にカンファレンスのテーマが明確になり，現場で話し合う動機につながります．

B 多職種と同じ場を共有するときに気をつけたいこと

　医療現場は，役割を持った専門家の集合体，それぞれの役割や判断を尊重する姿勢を持ち，表現してもらうよう働きかけることが，多職種カンファレンスで気をつけたい姿勢・態度になります．たとえば，患者さんの治療のときに，心電図モニターをつける・つけないという議論が起こったとします．つけるほうを主張し慎重になっているのが看護師で，これくらいなら必要ないとさらりと判断しているのが医師という立場が表面化しているとき，よくよく事情を聴いてみると，医師は，診察所見や検査データから必要なことを判断し，つけない選択をとり，一方，看護師は，患者さんの生活活動を見て身体状況から治療による負荷を推し測り，つけたほうがよいと感じていることがわかりました．お互い見ているところが違ったことがわかると，肩の力がすっと抜け，"そんな心配することでもないか，看護師さんの言うことも一利あるな"など歩み寄りの姿勢ができて，さらにアセスメントを深めるきっかけになり，患者さんにとって何が必要か真の判断につなげることができます．いろんな判断には隠された背景・プロセスがあり，専門家としての役割がそうさせていることを理解し，お互いの意見を知ろうという姿勢・態度を持って話し合いの場にいることが大切です．私も倫理カンファレンスをいくつか経験し，無口な印象を持っていた医師や結論だけを伝える医師と話し合いの機会をいただいたことで，「先生もいろいろ考えて悩んでいるのだ」と実感させられ，関係者にどのような考えがあるのかを知り共有しようという姿勢が身につきました．

C カンファレンスで，臨床の理屈，組織の理屈，他職種の理屈を味方にするということ

　理屈の壁を越えるには，理屈を味方につけることが重要です．医療現場は，専門家の集合体ですので，患者さんを取り巻く専門職の役割を把握し，その道のことは専門家に意見を聞くに限ります．カンファレンスをコーディネートする役割だから何でも知っていないといけないと気負わないこと，わからないことは探究心を持って教えてもらう・聴くということ，意見が出るのを待つということが大切です．まずは話し合いのテーマを決めること，どんな人に参加してもらうかをコーディネートすることが肝心です．他職種の立場から意見をいただくことが，新たな情報の共有になり，倫理問題解決の糸口にもなります．また，医療現場は専門家の集合

体ですから組織を大切にすることも重要です．病棟単位でカンファレンスを行うときには，師長・主任や診療科部長にカンファレンスを行うことや参加者やテーマについて事前に相談しておくことは，アドバイスや支援を受けるのにとても効果的です．

D 「もやもや感（倫理的感受性）」を意識化し，抱え込まないコツ

「もやもや感（倫理的感受性）」は，わりと無意識に口にしていることが多いのです．みなさんは，日々の実践のなかで何かに対して"不平不満を感じる，だけど言えない"と思ったとき，どんな対処をしていますか？ ぐっとこらえて，あとで誰かに聞いてもらったり，別のことで発散したり，自分の記憶からなかったことにしようなど，何らかのかたちで解消しようとしますね．この"誰かに聞いてもらう"ことが，無意識のなかに潜んでいる「もやもや感（倫理的感受性）」を意識化させるチャンスです．カンファレンスや何気ない会話のなかで，患者さんの治療やケアについて感じる負の感情（不平不満など）に，「もやもや感（倫理的感受性）」が潜んでいることがありますので，そのことをオープンに話せるような雰囲気をつくることが大切です．ひとつ気をつけたいことは，負の感情を表出するときに，場の雰囲気を壊さないように感情的になるのを避け，"こんなことがあって辛かった，一方で自分はこういう意見を持っている"などできるだけ私を主語とした平坦な言葉で表し，同時に，他者を責めることばで表さないように心がけましょう．

E カンファレンスを活性化するためのコツ

カンファレンスを活性化するには，"鳥の目・虫の目・魚の目"で，だいたい大まかに段取りをつけ，なぜそうなっているのかをそれぞれの立場から意見を出し合い，変化や流れを見極めて着地点を決めることが大切です．倫理問題について議論するとき，話し合いの時間が長引く，話が脱線する，収拾がつかない状況になるなど，困った状況になったことがありませんか？ こういった経験は，倫理問題を解決することが苦手になる原因になりますので，避けたいところです．カンファレンスを活性化させるには，趣旨を最初に伝え，ディスカッションの時間を告げること，限られた時間のなかで，一人の人がずっと話し込まないように，その人の意見を簡潔にまとめ，参加者全員から意見を引き出すこと，最後には必ず話し合った内容（結果）をまとめて合意形成することです．まとめることがちょっと苦手な方は，まとめ上手な看護師長や診療科部長に"まとめるとこんな感じでしょうか"と振ってみるとよいでしょう．補足してもらえると思います．また"鳥の目"には俯瞰するという意味もありますので，参加者全員が発言できるよう気を配ること，医療安全や生死にかかわるデリケートな事例などについては，決して犯人捜しや批判などの場ではないことをあらかじめ伝えるなど，場の雰囲気をよくする努力が必要です．

カンファレンスのなかで，もやもや感を一人で抱え込まないようにするには，倫理コンサルテーションチームやその他のリソースなど，自部署以外からの協力を得て，もやもや感を解消するためのヒントを得ることが役に立ちます．倫理コンサルテーションを受ける立場からお話

ししますと，相談を受けて現場にうかがったときに結論が出ない場合は，期間を設けて結論を出すために，どんなことができるかを話し合い，部署全体で対応するようお勧めしています．これにより医師や看護師などの当事者がもやもや感を抱え込んで孤立することを解消できます．

F 限られた時間で，患者・家族ケアを話し合う時間をつくるということ

限られた時間を有効活用するには，関係者が主体的にこれから話し合う内容について，事前に情報収集することです．"看護必要度，転倒リスク，褥瘡リスクアセスメント"など日常業務でやることはいっぱい，患者・家族ケアを話し合う時間の確保が難しいと感じることがありますね．カンファレンスを効率的に運用するには，時間の設定や内容について，事前に告知し，関係者が仕事中に意識して情報を集めるなど工夫が必要です．

G 現場で患者・家族ケアを医師などの他職種とカンファレンスで話し合うコツ

他職種をカンファレンスに巻き込むには，話し合いの趣旨を明らかにして，都合を確認し，場を設けることが重要です．カンファレンスをしたくても，十分な情報がカルテからはつかめない，他職種の参加が必要だけど忙しそうで声をかけられないなど手詰まりになることがありますね．カンファレンスを開くよいところは，病院・施設を利用される患者さんにとって利益となり，現場の質の向上につながることですから，関係者に対しては，目的意識を持ってカンファレンスにお誘いしましょう．その際に，話し合いの趣旨とその方の立場からどのような意見を知りたいのかをわかりやすく簡潔に伝え，相手の都合を確認しましょう．万が一，なんらかの事情で参加できない場合も想定し，その際は代理を立ててもらう，いっしょにカルテ上にある情報源を確認する，紙面などの情報提供を依頼しておくとよいでしょう．

H 医師と看護師がそれぞれの立場から話し合うときのコツ

医師と看護師の目のつけどころは，似ているようで異なります．まずは異なる価値観があることを共有することから始めましょう．私の個人的な経験ですが，医師と看護師の違いにはっとさせられたことについてお話します．私は，ビールがとても大好きなので，毎晩缶ビールを1本飲むことに幸せを感じています．ところがある日，胃痛で体調を崩し3日ほどビールを自粛，今夜こそと思った矢先に，いままでに経験したことがない頭痛が起きました．夕方には改善したのですが，ビール好きな私のことを知っている神経内科医師から，一方的に禁酒命令が出ました．胃痛もおさまった頭痛もないから今夜こそ飲みたいと食い下がる私，そんなやりとりを見かねた主任から"飲みたかったんですよね"の一言があり，医師の言いつけに従うことにしました．そうです私はビールを飲みたかったのです．「ビールを飲みたいという気持ち」を理解してもらえると，ビールを飲むなという医師の意見も受け入れることができますが，用件だけを突きつけられる状況は納得いかなかったのです．頭ではわかっていることでも，気持ちがついていかない，そんなとき，誰かが代弁してくれることで腑に落ちることがありますね．医

師は，科学的根拠に基づいて論理的に諭し，看護師は起こったプロセスに目を向けて寄り添い，これからのことを考え心配する傾向にあるので，この違いがディスカッションを難しくさせる原因になります．一方でどちらも患者さんのことを考えた意見で，問題解決に必要な集合体の意見なのです．みなさんも医師などの事情をよく聴いたときに，"先生はいろいろと患者さんのことを考えているのだ"と心を打たれた経験がありますね．そういったところを見逃さないで，相手を"ほめる，クローズアップする"ことが他職種と難しいことを継続して話し合うコツになります．

部署カンファレンスで解決できない場合，他専門職や病院倫理委員会などに相談する風土やしくみについて

部署で解決できない倫理問題が起こったとき，他部門や倫理コンサルテーションチームによる介入，専門看護師や臨床倫理の専門家に相談するしくみがつくられるようになり，その数は増えています．当院にも倫理コンサルテーションチームが設置されており，倫理アドバイザーとして倫理専門家がいます．"倫理相談はちょっと敷居が高い，こんなことを相談したら怒られるかも，なんだか緊張する"など，まだまだマイナスイメージがついているのも現実です．マイナスイメージを克服して，相談してよかったと感じてもらうには，臨床倫理教育研修の企画や電子カルテで依頼するシステムの構築，倫理コンサルテーションチームの規定の作成と活動に関するアナウンスが大切です．特に臨床倫理教育研修は，現場力を高めるよい機会になりますので参考にしてください（**表1**）．

表1 臨床倫理教育・研修活動のねらい

- テーマを選定することで，倫理問題の具体的解決に向けて共有のビジョンを持つ
- 「倫理に答えはない，だからやってもしかたない」という固定概念を取り外し，肝心なことは何かを知る
- 実際の事例を活用することで，現場で困っていることを解消し，類似事例に対応できるよう発展させる
- 倫理問題解決に関する実践能力を身につける人材を育成する
- 多職種で事例を検討することにより，チームで対話し，多様な価値観を認め合いながら倫理問題を解決するスキルを高める

【馬場葉子】

5 どのようにコンサルタントに入ってもらい，どのようにカンファレンスをコーディネートするのか ～院内コンサルタントの場合～

> **事例**
>
> ○ 消化器内科に入院中の80歳代の患者の倫理問題について話し合いたいので，カンファレンスに参加して欲しいと臨床倫理コンサルタントへ連絡がありました．カンファレンスには，担当主治医，看護師，緩和ケア医が参加して，病棟のカンファレンスルームで行われました．症例は以下のとおりです．
>
> ○ 食欲不振で入院してきた88歳の患者．入院後の検査の結果，胃噴門部にかけて進行性の胃がんが見つかりました．すでに手術によって切除はできない状況で，進行は緩徐であることが予想されるものの，放置すればこの先，食事摂取が完全に不能になることが予想されました．現時点では，抗がん剤による化学療法によって，腫瘍の縮小を図ることが考えられますが，生命予後にどれほど寄与するかは明らかではありません．一方で，患者には高度の認知症があり，現状をしっかり理解して単独で意思決定することは難しい状況です．また，認知症によって，化学療法を行っている間，患者はじっとしていることが難しいかもしれないので，ミトンなどを利用した拘束が必要になる可能性があります．患者には，いっしょに住んでいる娘夫婦と孫がいます．
>
> ○ 今回のカンファレンスでは，患者に化学療法を行うことが倫理的に問題はないかという看護師の疑問から開催されたものでした．臨床倫理コンサルタントは，関係者の現時点の思いと考えを確認していきました．主治医は生命予後が延長する可能性と症状が改善する可能性があることから，家族に化学療法を提案していて，家族が希望するようであれば医療を提供するのが医師の義務であると考えていました．看護師は，拘束までして化学療法を行うことが患者にとっていちばんよいかことか悩んでいました．緩和ケア医は，これまでの経験から，患者の年齢を考慮しても化学療法を行わず，今後の症状管理をしながら自宅へ戻ることがよいのではと考えていました．
>
> ○ 臨床倫理コンサルタントは，全員の思い考えを支持しつつ，何が患者にとっての最善であるかということが現時点の問題点であることを指摘しました．そして，最善の利益の概念の説明と，誰かが患者の意見・権利を代弁することが必要であると述べました．ここで，看護師から，日々のケアのなかで患者が家に戻りたいとこぼしたことがあるという情報が提供されました．このことは家族も知らないようでした．まず，患者にいまどうしたいかを確認すること，それを踏まえて家族に患者にとって何がよいかを代弁してもらうことが，必要ではないかということが，臨床倫理コンサルタントから提案され，参加者も同意し，その手はずをつけるための具体的な話し合いがなされました．

A 臨床倫理における看護師の役割

　事例からもわかるように，臨床倫理の問題に取り組む際に，看護師に期待される役割のひとつは，患者の考えや想いを知るための情報の収集です．看護師には，その業務内容から患者と会話をする機会が多くあります．家族がいっしょのときもありますし，患者だけのときもあり，様々な状況での患者の話や家族との関係性を知ることができます．また，看護中の何気ない会話のなかで，病状説明時などの改まった場面では話されなかった本音や想いを耳にすることがあります．また，患者の行動を観察することによって，言葉にされない考えや想いなどを推測することも可能です．事例のような判断能力が障害された患者では，患者は話し合いや意思決定において取り残されてしまうことが多いものです．しかし，どのような状態でも，可能な範囲かつ本人が望む範囲で，話し合いや意思決定の場面に参加できることが望ましいです．もし，それが不可能であれば，たとえ直接的に医療行為に関する考えや意見でなくても，患者の価値観や想いが意思決定に反映されることが望ましいです．そのために，上記のように，看護師が日常診療から知りうる患者のナラティブが重要になるのです．つまり，看護師には，患者のナラティブを理解するための情報の収集が役割として期待されるのです．

　看護師から，特に倫理問題において他職種とのコミュニケーションを円滑に取りにくいという相談を受けることがあります．多くは，主治医が話を聞いてくれない，というものが多いですが，このような場合コミュニケーションを円滑にするためにどのような工夫が可能であるのでしょうか．まず，気をつけなければならないのは，看護師は患者のナラティブに近い考えを持っているが，医師は科学的原因論に近いナラティブ[注1]を持っているということです．倫理問題においては，患者のナラティブが重要であり，つい医師のナラティブの持ち方に違和感を持ってしまいがちですが，立場が違えばナラティブが違うのは当然のことであり，相手に理解してもらうというよりは，うまく融合させることを試みるのがよいのです．また，どうしても，医師は自らが責任を取らなくてはいけないという意識がベースにあるため，患者のナラティブに寄り添うというのが難しい立場です．その点にも，心情的に理解を示すというのもコミュニケーションを円滑にするためには有効です．科学的原因論に基づくナラティブによって看護師から見て医師が冷たく映ってしまったり，医師が責任を取りたくないために及び腰であると感じてしまったりすると，つい医師を非難したい心情になりがちです．そういうときにこそ，医師が何を大切にしているのかという医師の価値観を確認し，医師の価値観と患者の価値観を刷り合わせられるように話し合うことが大切です．

　　[注1] ☞医師は，原因があって結果があるといった科学的な因果関係を前提にした見方で疾患や患者を理解している

B 患者相談・臨床倫理センターのメリット・デメリット

　筆者の施設では，患者相談窓口と臨床倫理支援室が統一され，患者相談・臨床倫理センター (Center for Patients Relations and Clinical Ethics：C-PRACE)として組織されていま

す．患者相談と臨床倫理の支援組織が統一されるメリットは何でしょうか．患者相談や苦情と，臨床倫理問題は，両方とも価値観にまつわる問題を含んでいるという共通点があります．感情のしこりなどトラブルの要素が大きいのが患者相談・苦情であり，規範的要素や意思決定要素が大きいのが臨床倫理問題です．患者相談や苦情のなかには，倫理的観点からも検討しなければならない問題が存在し，臨床倫理問題のなかには，倫理的な観点からの検討だけではなく，どのようにトラブル要素を収束させるかを検討しなければ，机上の空論になってしまうものが存在しています．

患者相談・臨床倫理センターは，患者相談と臨床倫理の支援が統一されることによりこれらの入り組んだ問題に対処しうるという大きなメリットが存在しています．また，日頃単なる苦情や相談として見過ごされがちな倫理問題をすくい上げることが可能です．さらには，窓口が統一されているため相談者が抱えている問題をどこに相談してよいか迷うことがなく，相談までのハードルが低くなるというメリットも存在します．一方で，デメリットとしては，相談者が丸投げしてしまうのではという点が指摘されます．しかしながら，高機能なサービスを提供した場合には，ある程度相談者が頼る気になるのは致し方のないことであり，相談者への教育も含めてかかわり方で回避することが可能です．むしろ，デメリットとしては高機能が求められるため，それを担う人員の質や量の確保が困難であり，組織の維持にかかる労力が大きいことがあげられます．

C 医師の立場でコンサルテーションを担っている特有の問題

医師の立場で倫理コンサルテーションを担う場合のメリットとデメリットを考えてみましょう．メリットを考えた場合，医療現場の医師を中心としたヒラエラルキー構造に由来したものが中心となります．まず，医師であるため，ケースの主治医に話を聞いてもらいやすく，コミュニケーションがスムーズに取れることがあげられます．次に，ケースの医学的な内容を比較的理解しやすいことがあげられます．また，医師であることから，患者や患者の家族に患者の診療にあたっている医療チームの一員として認識されやすく，直接会う際のハードルが下がりやすいことも大きなメリットのひとつとしてあげられます．要約すれば，臨床現場に入っていきやすさ，バックグラウンドが医師であることのメリットといえます．一方で，デメリットとして，医師であるがゆえに医学的背景を重視してしまう点がまずあげられます．これは，ケースを科学的原因論に基づいたナラティブで捉えてしまう傾向が強いことを示しています．また，医師は，普段の診療現場で物事を常に判断・決断・処理することを要求されているため，倫理問題においても解決を重視してしまうところがあると思われます．

D 院内コンサルテーションの仕組み

C-PRACEの倫理コンサルテーションの仕組みは，診療科が通常受け付けている臨床上のコンサルテーションとほぼ変わりません．倫理コンサルテーションも通常の臨床におけるコンサルテーションと同様依頼を受けるところから始まります．院内のコンサルテーションの依頼者

は，医療従事者に限定されている．患者やその家族は，相談や苦情といったかたちでC-PRACEにアクセスし，相談員が内容を吟味し，倫理問題や法的問題が含まれていると判断した場合に，臨床倫理コンサルテーションチームに連絡をとります．チームは，臨床倫理に精通した2名の医師と1名の看護師から構成されます．必要時に倫理学者や法実務家にコンタクトをとり助言をもらうことが可能です．依頼を受けた臨床倫理コンサルタントは，単独で対応するかチームで対応するかを判断して，コンサルテーションを行います．

コンサルタントは，依頼を受けたケースに関して情報を収集し，一定の手順に従って得られた情報の整理を行います．情報収集は，診療録や医療チームからの聴取，場合によっては患者や患者家族との面談によって行われます．そして，整理された情報をもとに，ケースを分析して倫理問題を同定し，倫理的特徴を中心にケースの詳述を行います．そのうえで，倫理問題をどのように扱うべきかについて検討を行う．単独で行っている場合は，自らの結論に対して他のコンサルタントに意見を求めることもあります．チームで行っている場合は，議論を重ね最終的な結論を導き出します．

倫理カンファレンスの依頼の場合は，この時点で病棟に出向き，関係者を集めてカンファレンスを開催します．カンファレンスでは，ケースにおける問題点を同定し，それが倫理的にどのような問題であるかを関係者に共有してもらい，今後の方針決定を推進します．

通常のコンサルテーションの場合は，結論が導き出されたら，依頼者に助言・推奨を行います．推奨・助言は，2つのプロセスを使用して行われます．ひとつは文章によるものです．依頼者に直接診療録に記載するほうが望ましいかどうかを確認し，依頼者から希望があれば診療録に直接記載します．その際には，カルテ開示になることを前提としてどこまで記載すべきかを意識しながら記載することが必要です．推奨・助言を採用するかは，主治医を中心とした医療チームの判断次第であるため，診療録の記載内容によって余計な負荷をかけるのは望ましくありません．直接の記載を希望しない場合は，メールによって推奨・助言内容を送付し，主治医自ら診療録にペーストしてもらいます．ふたつ目は，電話もしくは対面です．多くは電話の場合が多いです．上記のように，文章にはすべてを記載することができません．文章の裏にある意図や倫理的な考え方などを，直接会話をすることによって説明・理解をしてもらいます．また，文章での回答はどうしても冷たいものになりがちです．そのため，直接コミュニケーションをとることによって，関係者への労いの気持ちや倫理コンサルタントの感情や葛藤も含めて伝えることが大切です．推奨・助言を行ったあとは経過を追跡し，状況の変化に応じて必要があればさらに推奨・助言を行っていきます．

筆者の施設における，C-PRACEの臨床倫理コンサルテーションと，臨床倫理委員会との関係性について述べておきます．日本では，多くの医療機関において臨床倫理問題に対応するために臨床倫理委員会，病院倫理委員会がつくられています．これは，病院機能評価などと関連して，まずは体裁を整える必要があったことが理由のひとつとして考えられます．そのため，組織された臨床倫理委員会は，開店休業状態になっているところも少なくはなかったのです．そこで，昨今では，院内の倫理問題に対応するために，臨床倫理委員会内の小委員会というかたちで，臨床倫理コンサルテーションが行われるようになってきています．すなわち，臨床倫理コンサルテーションチームは，臨床倫理委員会に属しているという形式が非常に多くなってい

ます．一方で，筆者の組織では，従来より C-PRACE が組織として臨床倫理コンサルテーションサービスを提供していたため，臨床倫理委員会とは独立した存在となっています．臨床倫理コンサルテーションチームが，委員会での検討が必要と判断した際に開催要請がなされ，そこではじめて委員会形式での検討が行われる．すなわち，筆者の組織では，臨床倫理コンサルテーションをそのケースの内容に合わせて，単独・チーム・委員会形式を使い分けていますが，委員会形式を行うために臨床倫理委員会が存在しているといえます．

E 倫理コンサルテーションにおける工夫

院内コンサルテーションを増やすためには，依頼することが関係者にとって気軽なものであることが重要です．そのためにいくつかの工夫が考えられます．

ひとつ目は，依頼形式です．臨床倫理委員会などでは依頼用紙の記載が必要な場合が多いですが，その手間が依頼を躊躇させてしまうおそれがあります．ましてや，依頼用紙に倫理問題について記載する欄などがあると，倫理的な素養のない依頼者にとってはとてもハードルが高いものになります．われわれの組織では，電話もしくは e-mail によって依頼を受け付けています．電話は C-PRACE にかけてもよいし，倫理コンサルタント全員の PHS を掲載しているため，どのコンサルタントにも直接依頼することを可能にしています．

次に，機動性です．倫理委員会の場合は，依頼者が決められた日時に出向く必要がありますが，これもやはりハードルを上げてしまいます．臨床倫理コンサルテーションでは，依頼を受けたら，すぐに依頼者と連絡をとり，簡単なものなら PHS 越しに対応し，少し複雑なものであれば病棟に出向くアポを取り直接出向きます．そして，現場の医療チームの一員として加わるのです．このことによって，依頼者がコンサルタントとコミュニケーションをとるのが容易になります．これもまた，コンサルテーションのハードルを下げるためには有効です．

医療従事者の倫理的意識を高めるため，コンサルテーション時に行うべき工夫もあります．倫理問題の学習というのは，興味のない医療従事者にとっては非常に退屈なものです．医療従事者は日常の業務のために，様々なことを日々学習せねばならず，医療従事者として大切なことだからといって，すぐに役立ちそうもないことに興味を持てというのはそもそも無理な話なのです．そのため，講習会や勉強会などは，気づけばいつも参加者が同じになるなどうまく機能しないことが多いのです．そこで大切なのは，依頼があった際に，関係者を教育していくことです．当事者である医療従事者は，倫理問題への対処に必要性を感じているがゆえに，コンサルテーションを依頼してきたのであり，倫理問題に対しての学習効果が非常に高い状態です．依頼時の教育を円滑に実現するためにも，直接医療チームに参加しカンファレンスを行い，そのなかで教育を行っていくことが必要です．

【瀧本禎之】

第1部　倫理カンファレンスのしかた　〜現場レベルで臨床倫理を構築する〜

 どのようにコンサルタントに入ってもらい，どのようにカンファレンスをコーディネートするのか　〜外部（院外）コンサルタントの場合〜

 臨床倫理カンファレンスとは

　私は，総合病院で，臨床倫理コンサルテーションチームの立ち上げと実際の活動に携わってきました．特にリエゾンナースとして，場の設営・運営をしてきました．その経験を踏まえて，臨床倫理カンファレンスについてお話をします．

　臨床現場で医療者が日々抱える葛藤には，医療安全・クレーム・システムの問題など，多岐にわたる問題が内包します．このような，日頃対応に困っており，どこに相談してよいのか悩む事案を，個人や一部署の問題とせず，気軽に相談してもらえるようなシステムづくりの必要性を感じました．そして，医療者が抱える葛藤を組織の問題と捉え，倫理的視点を切り口として依頼者と対話を重ねることで，依頼者による問題解決の一助とし，必要時に他の医療チームや部署につなげ，病院としてスタッフを支援することで，よりよい治療やケアの提供を行うことを，臨床倫理コンサルテーションチームの役割と考えました．

　チーム医療が浸透してきたものの，実際の臨床の現場では，様々な専門家や多職種がそれぞれかかわってはいても，実はお互いのコミュニケーションが十分図られているとは言いがたい現状があります．その結果，お互いが何に価値を置き，どのように考えているのかを理解していないことや，目標を共有できていないため，価値の対立が生じます．

　臨床倫理コンサルテーションチームは，このような医療者が，同じ目線で対等に話し合う組織文化を醸成するための，「場」を提供することも大きな役割であると考えます．

　そして，その「場」となるのが臨床倫理カンファレンスなのです．

　臨床倫理コンサルテーションチームに依頼があると，チームの担当者が依頼者に聞き取りをして必要な情報を収集して整理します．その後，①担当者と複数のチームメンバーで討議してアドバイスを依頼者にフィードバックする，②依頼者と事例にかかわる医療者，チームメンバーでカンファレンスを開催し討議する，③複雑な問題については，外部コンサルタントも交えて依頼者，チームメンバー，外部委員を交えたカンファレンスで討議する，など，必要性に応じて様々な話し合いの機会を持ちます．

　このような話し合いの際に大事にしているのは，職種や職位が異なっていても，参加している医療者が，患者さんによりよい治療やケアを提供したいという共通した目標を実現するために，率直に意見を交換し，対等に話し合うということです．

　臨床倫理の基本は，患者さんや家族の尊厳を守ることだと思いますが，その実現のために必要なのは，医療者同士がお互いを尊重し，お互いの尊厳を守ることであると考えます．よくいわれる，リスペクト・フォア・パーソン（患者の尊重）の前に，リスペクト・フォア・他職種なのです．

　臨床倫理コンサルテーションチームが開催するカンファレンスには，依頼者や事例にかかわ

る医療スタッフにも参加していただくことがあります．その際，臨床倫理に関する知識や問題解決の方法を共有するだけではなく，依頼者自身が臨床現場でカンファレンスを実際に開催する際の参考になればと思っています．そしてこのような活動を通して，多職種が同じ目線で対等に話し合える文化を広めたいと考えています．

B 臨床倫理カンファレンスの実際

　臨床で倫理的意思決定について困難を感じていることのひとつとして，家族のいない患者さんが，手術や侵襲性の高い検査や治療を行う際の意思決定支援があります．

　患者さん本人に同意（意思決定）能力があれば，手術や治療を受けることは倫理的に問題とはなりません．しかし，医療者からすると，何かあったときのためにもご本人以外の家族に同意を得たり，連絡をとりたいと思うのは当然のことであると思います．このような事例の依頼を受けた際，倫理コンサルテーションチームがどのように対応し，外部コンサルタントのアドバイスを得ているのか，事例に沿ってお話したいと思います．

事例

- 50歳代女性．左TIA（一過性脳虚血発作）があり，右下肢の脱力発作が見られています．
- 血行再建術の適応ではありますが，数年前に家族が手術に反対し，家族から手術の中止を要請する文書が病院に提出されており，これまで手術を行っていませんでした．
- 主治医が交替したことがきっかけとなり，本人が家族に連絡をしないで，本人の同意のみで行う手術の是非について相談依頼がありました．
- 倫理コンサルテーションチームの担当者が依頼者へ聞き取りを行い，情報を4分割に沿って整理し，倫理コンサルテーションチームのメンバーで協議をしました．

[医学的適応] 左TIA，右下肢の脱力があり，手術を行わなかった場合，近い将来ほぼ100%の確率で脳梗塞または脳出血を起こすため，手術の適応がある．過去にうつ状態になり精神科を受診され，現在も内服治療を受けている．

[患者の意向] 本人は家族に連絡をしないで手術を受けたい．

[QOL] 脳梗塞を起こした際にはQOLは著しく低下する可能性がある．

[周囲の状況] 家族とは数年前から音信不通となっており，現在の家族の意向は不明．本人は生活保護を受給している．

チームでは以下のことを話し合い，外部コンサルタントにも相談をしました．
- 医学的には手術を受けることが妥当であること．
- 本人の判断能力はあると思われるが，精神疾患の既往があり，確認する必要があること．
- 生活保護を受給されており，本人の家族や生活について，生活保護の担当者から情報を得ることや，今後の生活のサポートについても相談の必要があること．

外部コンサルタントからは，以下のアドバイスを得ました．
1. 手術の適応があり，意思決定能力があり，家族に連絡をしないで手術を受けたいという本人の意思は，法的・倫理問題はないと考えられ，医療者は家族への連絡・告知義務はない．

2. 法的・倫理的に正しいことで，関係者が納得・満足するとは限らず，家族がなんらかの方法で手術をしたことを知った場合，結果の良，不良の双方において，家族，患者に不利益が生じることが考えられる．
3. コンサルテーションチームとしては，家族と本人の関係性や，家族が拒否していた理由を丁寧に追い，手術の適応や体制について十分検討し，病院管理者にもこの事例について情報を共有する．
4. 本人の治療同意能力については，同意能力判定ツールを参考に，患者本人に確認して査定する必要がある．
5. 可能であれば，前主治医から経緯を聞き取ること，患者さんが受診している精神科の主治医に情報提供を依頼する．
6. 家族への告知義務に関する判例を参考にすること．

臨床倫理の視点で検討する際には，治療やケアの倫理的妥当性について検討することが主な目的となりますが，それだけでは，患者さんの最善の利益を考えるという点において，十分とは言えません．実施する医療やケアの倫理的妥当性だけではなく，法的視点からの検討，患者さんが治療やケアを受けたことによって生じる，長期的な心理社会的な視点からの利益や不利益についても検討し，対応を考えていくことが重要だと思います．

本事例であれば，家族が，手術を受けたことを知り得た場合のことや，病院としての対処について，あらかじめ想定したうえで，対応を考えていく必要があるということです．

なぜなら，臨床倫理に基づいて検討する際，基本的には患者さんの最善の利益に価値を置きますが，同時に患者さんを取り巻く家族や医療者，時には病院を守ること，つまり，患者・家族・医療者双方にとって WIN-WIN となることが目標であると考えるからです．

このような事例について検討する際，院内のスタッフだけでは捉え方に偏りが生じたり，必要な知識が不十分なことがあります．そのようなときに，専門的な知識を有し，倫理的に検討することについて訓練されている外部コンサルタントから，組織文化や組織の課題を踏まえたうえでのアドバイスを得ることの重要性を感じました．

その後，外部コンサルタントからのアドバイスに沿って以下のプロセスを，現場のスタッフをサポートしながら段階的に開催し，話し合いを重ねていきました．

①MSWから生活保護の担当者へ連絡し，生活保護担当者を交えたカンファレンスを行い，生活状況についての情報を得るとともに，手術後のサポートを打診．
②患者さんは外来受診をされているため，外来スタッフを交えたカンファレンスを行い，外来での対応やサポートについて検討．
③主治医が前医師から得た情報を共有し，患者さんの意向を再確認し，判断能力を査定したうえで，インフォームド・コンセントを行うことについて主治医と検討．

上記のプロセスを踏まえたうえで，主治医と看護師が同席して患者さんと面談し，患者さんの判断能力に問題はないこと，治療のリスク・ベネフィットを十分に理解したうえで，家族に連絡をしないで手術を受けたいというご本人の意向を確認しました．

そのうえで，下記について患者さんの同意をいただき，手術の準備を進めていきました．
①通院している精神科の主治医から情報を得る．

②頼れる家族や友人がいないため，手術時やその後に行政のサポートを得る．
③今後病院としての対応が必要な場合も考慮して，医療安全の部門と病院の顧問弁護士とも情報を共有する．

その結果，患者さんは無事手術を受けられ，合併症もなく，元気に生活されています．

C 事例を振り返って

病院の立場からすると，家族のいない患者さんに侵襲性の高い検査や治療を提供することに慎重にならざるを得ないこともあります．しかし，家族の形態が大きく変化した今日，多くの医療現場で遭遇する課題ではないでしょうか．その場合，一人の医療者やチームだけで解決するのではなく，組織の問題として捉え，多職種あるいは地域を巻き込みながらいっしょに問題解決をしていくことで，患者さんの最善の利益を守りつつ，医療者側も守ることができることを痛感しました．そのためには，私たち医療者が多職種で，常に臨床倫理の視点に立ち返りながら，職種や職位を超えて，対等な立場で率直に意見を交換し，対話や協議を重ねながら実践していくことが重要だと考えます．

D 多職種による臨床倫理カンファレンスで得られること

倫理的課題とは，価値の対立（ジレンマ）です．医療の現場では様々な多職種がかかわりますので，当然職種により価値を置く視点が異なります．一般的に医師は「医学的適応」に看護師は「患者の意向」「QOL」に価値を置く傾向があるといわれています．このこと自体に問題があるのではなく，職種間の対話が十分なされていないことで，価値の対立（ジレンマ）が生じ，問題として認識されるのです．

多職種による臨床倫理カンファレンスによって看護師がどのような効果や変化を感じているのかをお話します．

1）それぞれの思いや価値の違いと，その理由が明らかになる

多職種で話し合うことで，医療者それぞれの意見や思いにずれがあることがわかり，改めて価値の違いを実感します．違いを認識するだけではなく，対話を重ねるなかで，なぜ意見が異なるのかというその理由を知ることになります．

また，普段のコミュニケーションや記録ではわからなかった，たとえば医師は医師なりに患者さんのことを考え，悩んでいたということも明らかになることもあります．

2）自己の傾向に気づく

看護師が自分の考え方の傾向に気づき，何に価値を置いているかについても明確になります．たとえば，透析導入を前提とする医療のなかで，透析に抵抗を示す患者さんの発言に対してもやもやはしていたが，しかたないと思ってもいた．臨床倫理カンファレンスで話し合うことで，もっと患者さんの気持ちを受け止め，医師とも患者さんの揺れる気持ちを共有しながら，寄り

添うことを大事にしたいという，自身の価値が明確になります．

3）多角的な視点で患者さんを捉えることができる

一職種からの視点だけではわからないことが，4分割表に沿って，多職種で情報共有することで，多角的な視点から捉えることができます．また，医師や看護師など，話す対象によって，患者さんの発する思いや表現が異なることに異なることに気づきます．それぞれの患者像を多職種で共有し，統合する過程を経て，患者さんの思いや考えも，揺れたり変化することがわかり，より深い理解ができるのだと思います．

4）役割を見出す

多角的な視点で患者を捉え，患者の意思決定を支援するうえで，様々な医療者が，それぞれの役割を見出していきます．

たとえば，医学的には透析が必要ではありますが，抵抗や拒否をする患者さんの思いを，医師へと伝え，そのうえで意思決定を支援する，医師と患者をつなぐ「アドボカシー」などのように，自分の役割がより明確になります．

【佐藤仁和子】

第2部

情報提供・意思決定支援に焦点を当てて
～SPIKESに沿った確定診断・病名・病状説明の考え方～

1 SPIKESに沿った意思決定支援のプロセス

　医療・ケアの質を上げるためには，科学性と倫理性の両方に配慮することが求められます．臨床現場で直面する倫理問題としては，たとえば，インフォームド・コンセントに関すること，治療の開始・変更・中止に関すること，終末期の輸液やセデーションに関すること，DNAR (Do Not Attempt Resuscitation) に関すること，意思決定できない患者さんの治療方針の決定や代理人 (proxy) に関すること，療養場所の選択に関すること，経済的な問題，組織や医療チームのあり方に関することなどがあげられます．

　インフォームド・コンセントへのかかわり (意思決定支援) は，医療者が病状や治療法などに関する説明をして，患者さんが選択・同意をするという一方向・一場面だけではありません．医療者が病状説明をする前からのかかわり，つまり，患者さん–ご家族–医療者間のコミュニケーション (対話)，医療者が患者さんの心身の状態や生活状況，意向や価値観，家族ダイナミックスなどを理解すること，医療チームが患者さんの状況に合わせて説明内容や方法を配慮できるように調整すること，説明前・中・後の心理的支援などのすべてのプロセスを含みます．

　バッドニュースを伝えられた患者さんの通常の心理反応は，①初期には衝撃 (ショック・否認・絶望など) を受け，②その後，不安や抑うつ気分，食欲低下や不眠などを経験して日常生活に支障をきたしやすくなり，③2〜4週間くらい以降で現実的な問題に直面できるようになったり，いままでの活動が再開できるようになったりするといわれています．考えてみると，患者さんが心身ともに不安定でつらい時期に，自分の人生の質と長さに大きな影響を及ぼす様々な意思決定をすることが求められます．しかもこれらの多くは外来で行われています．そこで，外来看護師による支援はもとより，電話相談・対面相談などのシステム整備，外来-治療室-病棟との連携を整備し強化することが同時に求められます．

　医療者が情報を患者さん・ご家族に提供するときのポイントになる6つの段階の頭文字を集めた造語，SPIKES (表1) を意識して，看護師は，患者さんの意向を尊重しつつ，患者さんが揺らいだり，ためらったり，迷ったりすることに寄り添いながら意思決定を支援をしていきたいと思います．その際，看護師は患者さんが自分の生活がどのようになっていくかについて，患者さん自身の感覚でイメージできるように，生活の視点と患者さんの個別性を重視した全人的視点を大切にしたいと思います．そのためには，意思決定を支援をする看護師として，患者さんの状況を見抜く力，患者さんが自分の置かれている状況を患者さん自身の言葉や感覚で理解できるように医学的知識をもって患者さんに説明する力，病気や治療に伴い患者さんの生活がどのような影響を受けるのか，またどのように対処すればよいのかを説明する力とセルフケア支援，患者さんの反応を見極める力，患者さんの状況に合わせて伝えるコミュニケーション技術を高めていきたいと思います．

　さらに，患者さんが選択した治療が安全に確実にできるだけ苦痛が少なく完遂できるように，看護師が治療看護 (副作用対策を含む)，緩和ケアなどに最善を尽くし，「食べる」「睡眠」「清潔」「排泄」「楽しむ」「安全」「安心」などの細やかな日常生活支援やセルフケア支援をすること，つ

表1　SPIKES	
Setting（設定）	話す内容にふさわしい場所や時間を用意する
Perception（認識）	病状などのいまの状態の患者の理解，心配を知る
Invitation（確認）	患者が望む情報の範囲・程度・目的を知る
Knowledge（情報提供）	患者が理解できる方法で情報を提示する
Empathy & Exploration（共感と探索）	相手の感情に気づき共感的態度で対応する
Summary & Strategy（要約と対策）	話し合ったことを要約し，戦略を示す

まり看護の基本をきちんと提供することも，広くいえば意思決定支援につながります．患者さんが選択した治療を，予防・対処できるはずの副作用や苦痛・苦悩などで中断・中止することがないようにしていきましょう．

　以上のように看護師は日々意思決定支援として細やかなケアを行っていますが，患者さん-ご家族-医療チーム内での意見の相違に直面したり，患者さんの意向を尊重したいと思いつつ具体的に患者さんにどのように声をかければよいのかに戸惑ったり，本当にこれでよいのかという戸惑いやジレンマ，何もできない・できていないという無力感を持ったり，看護師として何をすべきかに悩むことが多々あります．

　意思決定支援は病気の初期・急性期から慢性期・終末期・臨死期のすべての時期に，またすべての治療・ケアに関連しますので，第2部では，SPIKESを意識して意思決定支援を行う際の倫理的な配慮を取り上げ，法的な視点も踏まえてより一歩踏み込んだケアができるようにしたいと思います．

　第2部ではSPIKESと相談の記述を濱口が担当し，臨床現場で実際に倫理的視点を意識した倫理コンサルテーションをしている立場から板井孝壱郎先生に，また法的視点を意識した倫理コンサルテーションをしている立場から稲葉一人先生に，具体的な解説をしていただくことにしました．

【濱口恵子】

2 情報を誰に知らせるのか
~患者さんが家族への説明を拒否した場合~

　意思決定支援における看護師の役割はとても重要です．それは，その意思決定により，患者さんの人生の質も長さも影響され，生活が大きく変化することが多いからです．意思決定支援をする場面は，患者さん・ご家族がはじめて確定診断・病名・病状を説明されて治療法や治療場所を選択するとき，合併症や再発・転移が発覚したり行われている治療の効果がないと判断され，いままでの治療を変更または新たな治療法を選択するとき，そして標準治療が終了するとき（治療法の変更・中止），臨死期，などです．医療者はそのときどきの状況に合わせて，他の医療チームメンバーとともに患者さん・ご家族と対話を通して寄り添いながら，患者さんがよりよい選択ができるように，支援していきたいと思います．

SPIKES

Setting（設定）：話す内容にふさわしい場所や時間を用意する

　平日の外来・病棟で家族が患者さんに付き添うことが難しいことがあります．しかし，確定診断について病名・病状や考えられる治療法に関する説明がなされる際には，患者さんがそばにいて欲しい人といっしょに説明が受けられるように，また，プライバシーが保たれる環境で説明が受けられるように，調整したいと思います．

【濱口恵子】

Q1 患者さんから「家族に言わないで」と言われた場合，どのようにかかわればよいのでしょうか

　患者さんから「家族に説明する必要はない．自分ひとりで説明を受ける」と言われた場合は，患者さんのその気持ちとその背景にあるものを理解しようと努めながら，"今後のことも考えて家族と状況を共有することは患者さんにとっても大切なことではないか"，"知らされない家族がどう思うかなど家族の気持ちを考えることはできないか" などの声をかけて調整しようと思います．しかし，それでも家族への説明を拒否された場合はどうすればよいのでしょうか．個人情報保護の観点から家族への説明はできないのでしょうか．

　特に，患者さんが重篤な場合や予後が限られている場合は，家族が患者さんの状況を知らないでいると後悔や悲しみでいっぱいになることが予測され，医療者は家族から非難され説明責任を追及される可能性があると思います．

　医療における説明義務と個人情報保護・守秘義務について，教えてください．

　また，守秘義務を解除できる場合，つまり，もし患者さんが拒否しても家族に話してもいい場合があるならば，どのような場合ですか．これにはどのような手順を踏めばよいのでしょうか．たとえば，家族性腫瘍のような遺伝に関連することや感染に関することなど家族にも影響することがある場合はいかがでしょうか．

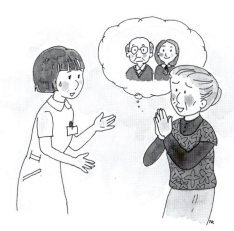

【濱口恵子】

A1 倫理的視点を意識したコンサルテーションの立場からお答えします

> ●●●POINT●●● ～倫理的視点から～
> ① まずは患者さんの希望どおり，患者さん本人にだけ説明する．
> ② 説明を進めるなかで，患者さん自身の気持ちも変化することがある．
> ③ すべてを話さない，すべて話す，といった"all or nothing"の視点にとらわれないように，「いまお話したなかで，どのことをいちばんご家族にはお聴かせしたくないですか？」「どのことなら，ご家族にお話してみたいですか？」など，医療者としてのコミュニケーションをとるように留意する．

　患者さんが「家族に話したくない」とおっしゃられる背景には，きっといろんな思いがあるのでしょう．だからこそ，患者さん自身から，「家族に説明する必要はない．自分ひとりで説明を受ける」と言われた場合，相談者も言っているように，まずは「患者さんのその気持ちとその背景にあるものを確認」することはとても大切ですね．
　では，その際に，皆さんはどのような言葉をかけながら「確認」していますか？

> **患者さん**：家族に説明する必要はない．自分ひとりで説明を受ける
> **あなた**：ど，どうしてですか？　どうしてご家族にはお伝えしたくないのですか？

　直接すぐにこうした「質問」を投げかけてはいませんか？　もちろん，この問いかけ方そのものが間違っているというわけではありません．でも，そのとき，「何を言ってるの？　家族に言わないなんて，どういうこと？　まあ，とにかくその理由を聞くしかないわね……」といった「空気」は出ていませんか？
　コミュニケーションにおいて，最も大切なのは「言語的」レベルではなく，「非言語的」レベルだ，なんてことは，もう十分おわかりのことと思いますので，ここで繰り返すことは失礼かもしれませんが，上記の問いかけ方は，言語的レベルでも，患者さんの立場からすると，まるで「尋問」を受けているような感じになりやすいのです．
　だから，これが唯一の正解！といった表現というのは，なかなかないのですけれど，その意味では，いきなり「質問（≒尋問）」するよりも，まずは，たとえば次のような言葉のかけ方をしてみてはいかがでしょうか？

> **患者さん**：家族に説明する必要はない．自分ひとりで説明を受ける
> **あなた**：いろんなお気持ちがおありなんですよね……．ご家族にもご心配をおかけしたくないとか……．もし差し支えなければ，どうしてご家族にはお伝えしたくないのか，お話いただけませんか？

月並みなことですが，まずは，患者さん自身が「家族には話したくない」という気持ちを「否定」せずに，「肯定」しながら，その背後に「いろんなお気持ちや思いがあるのだろう」ということを推察，共感し，そのうえで，「差し支えなければ，お話していただけませんか？」と，発話を促すようにしてみるといいかもしれません．

　それでも，患者さんが「……いや，話したくない」とおっしゃるのであれば，ひとまずは，「わかりました．では，まずはご説明を始めさせていただきますね」とします．そこで「話したくない」ということの「原因究明をするんだ！」「それが明らかにならない限り，説明はできない！」というように，医療者のほうが，頑なな態度や，「尋問を続けますよ！」といったような姿勢で接すると，ますます患者さんも心を閉ざすことになる可能性が高いでしょう．

　「話したくない」というそのご意向を，医療者がまず「わかりました」と受け止めることにより，患者さんは，「……あ，この人は，ワシの思いを否定する人ではないんだな……」と，信頼を寄せ始めるきっかけ（つまり，ラポールの形成）を可能にすることにもつながり，ひいては，「ワシの気持ちを否定せんという人なら，本心を話してもいいかな……」と，「話したくない」といった心理状態から，「この人になら話してもいいかな……」と変化していくことも期待できます．

> 人間は，初対面の人にはなかなか「本心」を話さないものです．

　まずは，"探り合い"．「この人はどういう人なのだろうか……」「"本心"を打ち明けてもいい人なのだろうか……」と探索されている段階にあるので，「家族には言わんでいい」と言われたら，「なんでやねん！」とすぐに疑問を患者さんにぶつけるのではなく，「ご家族にはお伝えしたくないというお気持ちなのですね……」と，一言だけもよいので，「肯定する」ということを心がけるとよいでしょう．

　そのうえでたとえば，患者さんから，「家族には心配かけたくないから」と，「話したくない理由」を語ってもらえたとしたら，次にどのようなコミュニケーションをするべきでしょうか？

　この点についても，まさに相談者が指摘しているように，"今後のことも考えて家族と状況を共有することは大切であること"，"知らされない家族がどう思うかなど家族の気持ちを考慮すること"は，とても重要なことですね．

　しかし，ここで，たとえば次のような会話をすることは，あまりお勧めできません．

患者さん：家族に説明する必要はない．自分ひとりで説明を受ける
あなた：いろんなお気持ちがおありなんですよね……．ご家族にもご心配をおかけしたくないとか……．もし差し支えなければ，どうしてご家族にはお伝えしたくないのか，お話しいただけませんか？
患者さん：……あのな，やっぱり家族には心配かけたくないからな
あなた：でも，今後のことをきちんとご家族にも知っておいていただくことは大切ですよ．知らされないご家族の気持ちも，お考えになってみてください

　この場合にも，先にも触れましたが，「でも」という言葉自体に「否定」が入ってしまい，ま

た「家族に知っておいていただくことは大切なこと」と伝えることが，「なぜ，このことが大切だということが，あなたにはわからないのですか？」と"責められている"かのように患者さんには受け止められてしまうからです．

「そんなことはわかっている！」「馬鹿にするのか！」と患者さんは感じてしまう可能性が高く，むしろ「ワシは，家族に話さないことのほうが"大切だ"と思ってるんじゃ．"心配かけまい"と思ってるワシが間違ってるというのか！」と，患者さん自身が「大切に思っている」価値観を否定してしまうことになるのです．

だから，ましてや「知らされない家族がどんな思いになるか，ご家族の気持ちはお考えになれないのですか？」といったような表現は，できるだけ使わないほうがよいでしょう．なぜかというと，こう言われた患者さんは，「あなたは，自分さえよければいいと思ってるんですか？　事実を知らされない家族の気持ちを，考えることもできない思いやりのない人ですね！」と責められているようにさえ感じてしまうからなのです．もちろん，医療者側としては，そんなことはまったく考えてもいないのに，です．

ここでも，どう言えばよいか，たとえを見てみましょう．

> **患者さん**：……あのな，やっぱり家族には心配かけたくないからな
> **あなた**：そうだったんですね……ご家族には，ご心配をおかけしたくないんですね．もしご家族がこのことを知ったら，とても驚かれたり，ショックを受けるのではないかということがご心配なんですね？
> **患者さん**：そうなんよ
> **あなた**：それではまずは，○○さん（患者さん）ご自身にだけお話をさせていただきますね．でも，今後もし，ご自宅に帰られて，ご家族から，最近どうしたの？とか，病院に行ってきてどうだったの？と聞かれたりして，どうお答えになっていいかわからないときなどは，ぜひご相談ください
> さしあたって，いま，もしできれば教えていただきたいのですけど，○○さんご自身としては，いちばんご家族に知られたくないこと，というのは何かありますか？　あるいは，このことだったらご家族にお伝えしていい，あるいはお伝えしておきたいこと，というのはございますか？

基本的には，患者さんの「大切にしたい」と思っていることを，医療者である私たちが，可能な限り尊重しようとしているのだ，というメッセージを伝えることがポイントになってきます．

家族との関係についても，もし同居している場合には，患者さんの最近の変化などを感じていれば，家族のほうから患者さんに「何かあったの？　どうしたの？」と，尋ねてきていることも多いでしょう．そうした場合，患者さん自身としても，どう対応してよいのか困っていたり，言うべきかどうか，迷っていたりもするのです．

> **こういうときは，チャンスです！**

私たちがいくら「知らされない家族の気持ちがわからないのですか．きっと家族は知りたいと思っているはずです」と言ったとしても，「家族は知りたいと思ってなんかいない！」と患者さん自身が頑なに思っていると，医療者の「独善」になってしまいます．でも，実際に患者さん自身が，家族も「心配している」というサインやメッセージを受け取っていれば，患者さん自身も「話したほうがいいのかもしれない」と迷いを感じていることがあるからです．

＊　　＊　　＊

　こうした対応をしても，どうしても「家族には話したくない」といい続けるようであれば，重篤な疾患状態で，このことを家族に伝えなければ，患者さん自身の「生命，身体，財産の保護のためであって，患者さん自身の同意を得ることが困難な場合」には，最後の手段として，患者さん本人の同意なく，家族に伝えることも倫理的にも許容できるといえます．

　確かに個人情報保護法では，「家族は第三者」と定義されています．したがって原則的には，たとえば「がんである」という情報は，患者さん自身の「個人情報」ですから，患者さん本人の同意なく「第三者」に告げることはできません．ですが，個人情報保護法第23条第1項第2号に，「人の生命，身体又は財産の保護のために必要がある場合」で，「本人の同意を得ることが困難であるとき」には，本人同意を得ずに第三者提供が可能であると規定されています．また，厚生労働省『医療・介護関係事業者における個人情報の適切な取扱いのためのガイダンス』に関するQ＆A（事例集）（平成29年5月30日改訂版）の「各論Q4-2」に対する回答においても，「症状や予後，治療経過などについて患者に対して十分な説明をしたとしても，患者本人に重大な心理的影響を与え，その後の治療効果などに悪影響を及ぼす場合などで，医師が必要と認めるときには，本人に説明する前に（本人の同意なく）家族へ説明することが可能です」とあります．

　でも，可能な限り，この方法は避けたいものです．

【板井孝壱郎】

A1 法的視点を意識したコンサルテーションの立場からお答えします

回答するに際して,法的に必要な考え方をまず示しましょう.

1) 患者さん本人の知る権利と,家族の知る権利

この場面では,患者さん本人には,情報が伝えられていますので,患者さん本人の知る権利は満たされています.では,本人が家族に知らせて欲しくないと言った場合に,本人の同意なくて,家族に知らせることができるか,あるいは,家族に知らせるべきなのかという問いはどうでしょうか.

患者さんの家族には,患者さんの情報を知るないし説明を受ける権利があるのかという問題として考えることになります(医療者が家族に説明する義務があるかという問いとして考えてもよいでしょう).仮に知らせるという選択肢を考えた際は,患者さんの情報を本人の同意なく知らせることが個人情報保護の観点からどのように評価されるのかも合わせて問題となります.

2) 個人情報の観点から

個人情報保護法(正確には個人情報の保護に関する法律)(2017年5月30日に改正法が完全施行されました)は,情報の本人帰属性を保護の単位としていますので,本人に対して,家族といえども「第三者」というくくりとなります.

個人情報保護法では,第三者提供は原則として禁止されますが,あらかじめ本人の同意を得たり,法が認めた要件(これを除外事由といいます)がある場合は,これが許容されます.

したがって,まずは,本人の同意を得ることが原則となります.この相談では,本人に説明して,家族に知らせて欲しくないということとなったのですが,大事な説明は本人と家族が同席の場面で説明する,あるいは家族に説明する場合は,あらかじめ本人にこの内容は家族に説明することの了解を得てから説明をすることが適切です.

では,現実に本相談のような事態に陥った場合に,本人の了解を得られないまま,家族に説明することができるでしょうか.個人情報保護法第23条は以下のように規定しています.

第23条 個人情報取扱事業者は,次に掲げる場合を除くほか,あらかじめ本人の同意を得ないで,個人データを第三者に提供してはならない.
一 法令に基づく場合.
二 <u>人の生命,身体又は財産の保護のために必要がある場合であって,本人の同意を得ることが困難であるとき</u>.
三 公衆衛生の向上又は児童の健全な育成の推進のために特に必要がある場合であって,本人の同意を得ることが困難であるとき.
四 国の機関若しくは地方公共団体又はその委託を受けた者が法令の定める事務を遂行することに対して協力する必要がある場合であって,本人の同意を得ることにより当該事務の遂行に支障を及ぼすおそれがあるとき.

本文で当てはめの対象となる要件は,「二」の場合です．除外事由の当てはめは難しいのですが,この点については,「医療・介護関係事業者における個人情報の適切な取扱いのためのガイダンス」平成29年5月30日個人情報保護委員会事務局・厚生労働省に以下の記載があります．

　家族等への病状説明

> 　法においては,個人データを第三者提供する場合には,あらかじめ本人の同意を得ることを原則としている．一方,病態によっては,治療などを進めるに当たり,本人だけでなく家族などの同意を得る必要がある場合もある．家族等への病状説明については,「患者(利用者)への医療(介護)の提供に必要な利用目的と考えられるが,<u>本人以外の者に病状説明を行う場合は,本人に対し,あらかじめ病状説明を行う家族などの対象者を確認し,同意を得ることが望ましい．</u>この際,本人から申出がある場合には,治療の実施などに支障の生じない範囲において,現実に患者(利用者)の世話をしている親族及びこれに準ずる者を説明を行う対象に加えたり,家族の特定の人を限定するなどの取扱いとすることができる．
> 　一方,意識不明の患者の病状や重度の認知症の高齢者の状況を家族などに説明する場合は,本人の同意を得ずに第三者提供できる場合と考えられる．この場合,医療・介護関係事業者において,本人の家族などであることを確認したうえで,治療などを行うに当たり必要な範囲で,情報提供を行うとともに,本人の過去の病歴,治療歴などについて情報の取得を行う．本人の意識が回復した際には,速やかに,提供及び取得した個人情報の内容とその相手について本人に説明するとともに,本人からの申出があった場合,取得した個人情報の内容の訂正など,病状の説明を行う家族などの対象者の変更などを行う．
> 　なお,患者の判断能力に疑義がある場合は,意識不明の患者と同様の対応を行うとともに,判断能力の回復に合わせて,速やかに本人への説明を行い本人の同意を得るものとする．

　ところで,この相談とは違い,患者さんからは家族に説明をして欲しくないと言われたわけではないですが,本人に説明し,家族に説明しなかったことから,患者死亡後に,遺族として家族が,医師は家族に説明すべき義務があるといって,損害賠償を求めた事件の事案(名古屋地方裁判所平成19年6月14日判決)がありますので,これを見ておきましょう．
　なお,個人情報保護と守秘義務との関係ですが,原則として重なると考えてよいと思います．厳密には「個人情報」と「秘密」とは異なりますが,通常の診療情報は(匿名にしていない限り)個人情報であり秘密でもあります．
　したがって,診療情報を本人の同意なく第三者に提供することは,個人情報保護法違反になりますし,守秘義務違反になります．
　ただし,個人情報保護法に除外事由があるように,守秘義務も「正当な理由」がなく漏らすと違反となります(刑法134条,保助看法42条の2).

どんな場合に正当な理由があるかは，緊急性・必要性を考えて判断することになりますが，ここでも通常「除外事由」があれば，「正当な理由」も充足することが多いと思います．

事案❶

> 患者Aは，入院当時72歳で，妻とは死別して，原告である娘さんがいる．患者Aは，平成10年9月11日の医師Bのクリニック初診時，すでに進行性の前立腺がんに罹患していた．医師Bは，平成10年10～12月にかけて，複数回，患者Aに対し，PSA値や直腸診などからAの前立腺がんが進行性のものであり，予後がよくないこと，生検などのさらなる検査および専門医による検査および治療を受けるべきであることなどを説明した．
>
> また，医師Bは患者Aに前立腺がんであるので，治療方法として内分泌療法があること，その際に使用されるプロスタール®錠25などの薬剤については勃起障害などの副作用がみられること，本来であればさらなる検査および治療のために泌尿器科専門医のいる総合病院に転院すべきであることを説明した．
>
> しかし，患者Aは，転院に同意しなかった．医師Bが，家人に説明をするため家人を連れて来院するよう求めても，患者Aが応じなかった．患者Aは，平成13年6月，Bクリニックに入院し，一時期別病院に転院していたが，再度8月18日再入院し，入院中，医師Bは，Aを進行性の前立腺がんおよび骨転移と診断し，前立腺がんに対する手術は行わなかったが，Aは同年9月19日死亡した．

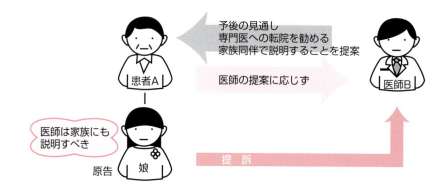

この事案で遺族（娘さん）から，医師は家族にも説明すべきだとして提訴されたのです．判決は次のように判断して，説明義務を否定しました．

判決❶

患者の疾患について，どのような治療を受けるかを決定するのは，患者本人である．医師が患者に対し治療法などの説明をしなければならないとされているのも，治療法の選択をする前提として患者が自己の病状などを理解する必要があるからである．そして，医師が患者本人に対する説明義務を果たし，その結果，患者が自己に対する治療法を選択したのであれば，医師はその選択を尊重すべきであり，かつそれに従って治療を行えば医師としての法的義務を果たしたといえる．このことは，仮にその治療法が疾患に対する最適な方法ではないとしても，変わりはないのである．そうだとすれば，医師は，患者本人に対し適切な説明をしたのであれば，さらに近親者へ告知する必要はないと考えるのが相当である．そして，本件についてみれば，Bは，Aに対し前立腺がんであることを告知し治療法などを説明していたのであるから，さらに遺族らに対し，Aががんであることを告知する法的義務はないと考える．疾患についての治療法などの選択は，最終的には患者自身の判断に委ねるべきであり，患者の家族に対してがんを告知したことにより，家族らが患者を説得した結果，患者の気持ちが変わることがないとはいえないとしても，そのことからただちに家族に対してがんを告知すべき法的な義務が生じるとまではいえない．

判決は，「法的な義務はない」としましたが，やはり，このような紛争を回避するためにも，適切な機会に家族への説明が求められると思います．

以上を踏まえると法的観点（や紛争を後に残さないという観点）からのポイントは次のようになります．

●●POINT●● ～法的視点から～

①この相談では，患者さんの知る権利は満たされているので，家族などに連絡をとり，告知すべき事例とまではいえない．
②患者さんの意向に反して，当然には，家族に患者さんの情報を知るないし説明を受ける権利はない．
③患者さん本人以外の者に病状説明を行う場合は，患者さん本人に対し，あらかじめ病状説明を行う家族などの対象者を確認し，同意を得ることが望ましい．
④同意を得られない場合でも，個人情報保護法や関連ガイドラインに沿って，家族に知らせることは，例外的にできる．
⑤紛争をあとに残さないためにも，家族と情報を共有するように患者さん本人に負担にならないように働きかけることが必要である．

【稲葉一人】

Q2 患者さんから「身寄りはないのでほかに連絡する必要はない」と言われた場合，どのようにかかわればよいのでしょうか

　もしも，①患者さんにまったく身寄りがない場合，②子どもや親兄弟などの身寄りはあるが音信不通の場合，③家族とは疎遠なため，患者さんから"家族に連絡する必要はない"，または，家族から"患者さんのことを連絡して欲しくない"と言われる場合，どうすればよいのでしょうか．患者さんにとってのキーパーソンは誰かを確認して，せめてその人が病状説明に同席できないかを調整しようと思いますが，医療者はどこまで家族にかかわるべきか迷います．

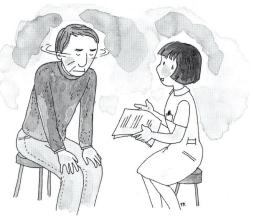

【濱口恵子】

A2 倫理的視点を意識したコンサルテーションの立場からお答えします

> ●●POINT●● ～倫理的視点から～
> ① まずは本当に身寄りがないのかを調べる．
> ② 「身寄り」がないことが確認できた場合には，患者さん本人に話す．
> ③ 「身寄り」があるのに「連絡するな」と言われた場合は，「連絡して欲しくない」という思いの背景を探る．
> ④ それでも「連絡するな」と言われた場合には，個人情報保護法第23条1項-2を適用する．
> ⑤ その適用に際しては，医師ひとりではなく看護師をはじめ多職種によるチームで判断する．

　まずは，できる限り，本当に身寄りがないのかどうか，あらゆる方法を駆使して，医療者サイドで調べることが必要でしょう．このとき，「それは患者さんの個人情報では？　患者さん自身の同意がないと調べられないのでは？」と疑問に思う人もいるかと思います．でも，先の相談【患者さんから「家族に言わないで」と言われた場合，どのようにかかわればよいのでしょうか】の終わりで，個人情報保護法の説明をしたところでも触れましたが，患者さんの生命・身体・財産を守るうえで，必要な情報という判断ができます．また，世界医師会による「患者の権利に関するリスボン宣言」「8．守秘義務に対する権利」などにおいて，「情報は，患者が明らかに同意を与えていない場合は，明記されている「知る必要性の原則(need to know principle)に基づいて，他の医療従事者に開示することができる」に照らしても，倫理的に許容できるといえます．

　では，相談にある①の場合から考えてみましょう．医療者サイドとしてもいろいろと手を尽くしてみたけれど，やはり「身寄り」と呼べる方がいなければ，これはもう連絡の取りようがありませんので，基本的には患者さん本人と話を進めていくしかないといえます．しかし，ここで皆さんが少し困惑されるのは，「身寄り」とは誰のことまでを指すのか，ということでしょう．「親戚・親族」といってもいったい何親等までをいうのか，はたまた血縁親族でも，婚姻親族でもないけれど，長く同居していた方という場合は，どう扱えばよいのか，などについては，「法的」観点からのアドバイス(56頁)を参考にしてください．

　次に，相談にある②の場合です．「身寄り」と呼べる方はいるけれど，長く「音信不通」の場合ですが，ただ単に「音信不通」なだけであるならば，まずは患者さん自身に，さりげなく以下のように尋ねてみることをお勧めします．

> **あなた**：お身内の方とは，しばらく連絡をお取りになられていないとうかがってますが，差し支えなければ，どうしてあまりご連絡をお取りにならないのか，話していただけるとありがたいんですが……

相談にある③の場合も，考え方は基本的には同じです．患者さん本人から「家族に連絡しなくていい」と言われたからといって，「はいはい，そうですか．じゃあしませんよ」というよりは，やはり先の相談【患者さんから「家族に言わないで」と言われた場合，どのようにかかわればよいのでしょうか】のときにも触れましたが，まずは患者さんの思いを否定しないよう，次のように語りかけてみてはどうでしょう．

> **あなた**：ご家族には連絡したくはないというお気持ちなんですね……．どうして連絡されたくないというお気持ちちなんですか？　差し支えなければ（よろしければ），お話くださいませんか？

それでもどうしても「とにかくしなくていい！」と頑なになられる場合には，これもまた先の相談【患者さんから「家族に言わないで」と言われた場合，どのようにかかわればよいのでしょうか】で触れた個人情報保護法第23条第1項-2を適用して，家族に連絡する，ということは倫理的にも許容はできます．ただ，その際には家族に対し，次のように話すとよいでしょう．

> **あなた**：ご本人からはご家族には連絡しないでよいと言われてはいるのですが，どうしてもご本人の容態が非常に厳しい状況にありますので，これはいくらご本人が言わないでおいて欲しいとおっしゃられても，重要な事柄ですので，ご家族にお伝えさせていただくという判断にいたりました

もちろん，その判断にあたっては，必ず医師ひとりではなく，看護スタッフをはじめ多職種の医療・ケアチームで「本人同意を得ずとも家族に伝える必要性がある」と医学的・倫理的観点から話し合ったことを，カルテや看護記録に残し，そのうえで実行するようにしてください．

*　　　*　　　*

最後にもうひとつ，家族に連絡はしたものの，その家族から「連絡してこないでください」と言われた場合です．このときは，まず「連絡してこないでくれ」と言われたことを，カルテ・看護記録などに残しておくことが必要です．

そのうえで，時機を見て（どれくらいか，というのは判断に苦しむところで，患者さんの病態・病状にもよると思いますが，緊急性を要する場合には，1日空けてでもすぐに，ということもあるかと思いますが），もう一度連絡を取ることを推奨します．忘れてはいけないのは，「ひとの気持ちは変わりうる」ということです．一度「連絡しないでくれ」と言われたからといって，それで「確定」とするのは望ましいとはいえません．では，何度ぐらい再チャレンジすればよいのかという点については，私にも答えるのは大変難しいのですが，3回ぐらいでしょうか．法律や倫理ガイドラインなどにも回数などは明記されていませんし，「もう一度しなさい」とも書かれてはいません．一度連絡して「連絡してくるな」と言われたら，それでいいじゃないか，というご意見もあろうかと思いますが，少なくとももう一度はアプローチされることを推奨します．

いずれにしても，この点については，できれば病院全体として，あるいは病棟レベルで一定の「ルール」を作成しておくとよいでしょう．たとえば，「家族から連絡しないで欲しい」と言われても，少なくとももう一度は連絡をし，その際にも「連絡はもうしないで欲しい」と言われたなら，そのことを記録として明記し，以後は基本的に連絡を行わない．しかし，できうるならば時機を見て，3度までは連絡を試みるように努力すること」など．こうした明文化したルールを「組織倫理」として確立しておかないと，個々のスタッフが，そのたびに困惑し，迷い，どうしたらよいのかわからなくなる，ということが繰り返されるので，病院・病棟レベルでの「スタッフの行動の手引き」などのような「ガイドライン」を整備しておくとよいでしょう．

【板井孝壱郎】

A2 法的視点を意識したコンサルテーションの立場からお答えします

先の第2部-2-Q1の【患者さんから「家族に言わないで」と言われた場合，どのようにかかわればよいのでしょうか】では，患者さんから，家族に伝えることを拒否された場合でした．次の相談は，これとよく似ていますが，「身寄りがないので，他に伝える必要がない」と言われた場合です．

このような事例では，患者さんと家族の告知についての問題は，次の2つの場面を区別して考えましょう．

（ア）すでに患者さんには伝えている場合
（イ）患者さんには告知することが不適当として伝えていない（告知していない）場合

ところで，相談では，身寄りがない，音信不通，家族とは疎遠としていますが，そもそも，本当に身寄りがないのか，音信は不通なのか，疎遠なのかという，事実認定が問題となり，患者さんのいうことを鵜呑みにするのではなく，身寄りが本当にないのかどうかをどの程度医療者が調査する義務があるのかという問いになります．

「（イ）患者さんには告知することが不適当として伝えていない場合」の家族への説明については，最高裁（平成14年9月24日）の判例があります．

事案❷

（1）平成2〜3年当時，亡Dは，秋田市内において，妻であるB1と2人暮らしであり，Dの成人した子であるB2，同B3および同B4は，Dと別居していた．B4は，Dの自宅の近所に居住し，同人と日常頻繁な行き来があり，B2もDと同じ秋田市内に居住しており，同人が末期がんである旨の後記告知を受けることにつき，B1〜B4らに格別障害となるべき事情はなかった．Dは，かつてから，A病院循環器外来に1〜2週間に一度の割合で通院し，虚血性心疾患，期外収縮および脳動脈硬化症などの治療を受けていた．

（2）A病院において，平成2年10月26日，Dに対する上記疾患などの治療効果を確認するため，同人の胸部X線撮影がされたところ，肺にコイン様陰影が認められた．このため，心臓病の担当医は，外来診察を担当していたF医師に，同X線写真の解読などを依頼し，F医師は，同X線写真などから，原発巣が別臓器にあるか肺内転移であるか不明であるが，肺臓における多発性転移巣あるいは転移性の病変があると診断した．なお，その後の各検査結果なども総合すると，Dは，すでに同年10月26日時点で，病期Ⅳに相当する進行性末期がんに罹患しており，救命，延命のための有効な治療方法はなく，疼痛などに対する対症療法を行うしかない状況にあった．

（3）F医師は，平成2年11月17日，はじめてDを診察し，転移性，多発性のがんであって，手術によって治療することは不可能で化学療法も有用とは考えられないと判断し，同人の余命は長くて1年程度と予測した．F医師は，その後数度の診察を経て，平

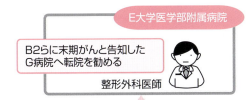
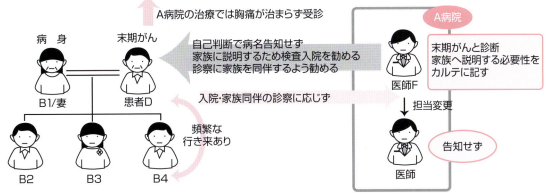

成2年12月29日のDのカルテに末期がんであろうと記載した．また，同医師は，平成3年1月19日の診察の際，Dから肺の病気はどうかとの質問を受けたが，D本人に末期がんであると告知するのは適当でないと考えていたことから，前からある胸部の病気が進行している旨を答えた．同医師は，Dの病状について家族に説明する必要があると考えていたが，A病院における診察の担当から外れる見込みがあったことから，同日のカルテに，転移病変につき患者の家族に何らかの説明が必要である旨の記載をした．

(4) F医師は，Dの家族へ同人の病状を説明するために，上記診察の期間中に，ひとりで通院していたDに対し，入院して内視鏡検査を受けるように一度勧めたことがあったが，同人は病身の妻と2人暮らしであることを理由にこれを拒んでいた．また，F医師は，Dに対し，診察に家族を同伴するように一度勧めたことがあったが，その家族関係について具体的に尋ねることはなかった．

(5) その後，F医師がA病院における診察の担当から外れたため，平成3年2月9日および同年3月2日，Dは，A病院で他の医師の診察を受けたが，同医師は，疼痛対策のための処方を施すだけであった．結果として，F医師を含む本件病院の医師らは，Dに対して同人が末期がんあるいは末期的疾患である旨の説明をすることはなく，また，同人の家族に対して連絡を取るなどして接触することもなかった．

(6) Dは，A病院に通院し，担当医に胸部の痛みを訴えて治療を受けても，胸部の痛みが治まらなかったため，平成3年3月，B1が付き添って，E大学医学部附属病院整形外科を受診した結果末期がんと診断された．同月19日，同科の担当医は，B2らを同病院に呼び，Dが末期がんである旨の説明をした．

(7) Dは，E大学医学部附属病院の紹介により，平成3年3月23日，G病院に入院し，その後，入退院を繰り返したが，同年10月4日，入院先の同病院において，左腎臓がん，骨転移を原因とする肺転移，肺炎により死亡した．Dは，死亡にいたるまで自己が末期がんである旨の説明を受けていなかった．

(8) A病院の医師らは，カルテに記載の範囲内でDの家族関係などを把握することができた（Dのカルテには，同人の自宅の電話番号や同人が利用していた健康保険の被保険者であるB2の氏名およびDが父であることなどが記載されていたことは記録上明らかである）．しかし，Dの家族関係の詳細や同人の治療に対する家族の協力の見込みは不明であった．もっとも，F医師も，前記(4)以上には，これらの事実を把握するための措置を講じなかった．

(9) Bらは，A病院の医師らからDが末期がんに罹患している旨の告知を受けることができていたならば，より多くの時間を同人と過ごすなど，同人の余命がより充実したものとなるように，できる限りの手厚い配慮をすることができたと考えている．

最高裁は，次のような判示をしました．

判決❷

医師は，診療契約上の義務として，患者に対し診断結果，治療方針などの説明義務を負担する．そして，患者が末期的疾患に罹患し，余命が限られている旨の診断をした医師が患者本人にはその旨を告知すべきではないと判断した場合には，患者本人やその家族にとっての診断結果の重大性に照らすと，当該医師は，診療契約に付随する義務として，少なくとも，患者の家族などのうち連絡が容易な者に対しては接触し，同人または同人を介してさらに接触できた家族などに対する告知の適否を検討し，告知が適当であると判断できたときには，その診断結果などを説明すべき義務を負うものと言わなければならない．なぜならば，このようにして告知を受けた家族などの側では，医師側の治療方針を理解したうえで，物心両面において患者の治療を支え，また，患者の余命がより安らかで充実したものとなるように家族等としてのできる限りの手厚い配慮をすることができることになり，適時の告知によって行われるであろうこのような家族などの協力と配慮は，患者本人にとって法的保護に値する利益であるというべきであるからである．これを本件についてみるに，Dの診察をしたF医師は，前記のとおり，一応はDの家族との接触を図るため，Dに対し，入院を一度勧め，家族を同伴しての来診を一度勧め，あるいはカルテに患者の家族に対する説明が必要である旨を記載したものの，カルテにおけるDの家族関係の記載を確認することや診察時に定期的に持参される保険証の内容を本件病院の受付担当者に確認させることなどによって判明するDの家族に容易に連絡を取ることができたにもかかわらず，その旨の措置を講ずることなどもせず，また，A病院の他の医師らは，F医師の残したカルテの記載にもかかわらず，Dの家族などに対する告知の適否を検討するためにDの家族らに連絡を取るなどして接触しようとはしなかったものである．このようにして，A病院の医師らは，Dの家族らと連絡を取らず，Dの家族らへの告知の適否を検討しなかったものであるところ，B2および同B4については告知を受けることにつき格別障害となるべき事情はなかったものであるから，A病院の医師らは，連絡の容易な家族として，または連絡の容易な家族を介して，少なくともB

> らと接触し，Ｂらに対する告知の適否を検討すれば，Ｂらが告知に適する者であることが判断でき，Ｂらに対してＤの病状などについて告知することができたものということができる．そうすると，Ａ病院の医師らの上記のような対応は，余命が限られていると診断された末期がんに罹患している患者に対するものとして不十分なものであり，同医師らには，患者の家族らと連絡を取るなどして接触を図り，告知するに適した家族などに対して患者の病状などを告知すべき義務の違反があったと言わざるを得ない．その結果，Ｂらは，平成３年３月19日にＥ大学医学部附属病院における告知がされるまでの間，Ｄが末期がんに罹患していることを知り得なかったために，Ｄがその希望に沿った生活を送れるようにし，また，Ｂらがより多くの時間をＤと過ごすなど，同人の余命がより充実したものとなるようにできる限りの手厚い配慮をすることができなかったものであり，Ｄは，Ａ病院に対して慰謝料請求権を有するものということができる．

この判決で特に注意して読んでいただきたいのは，家族を捜し説明する意味についての，下線部です．家族に説明するのは，患者本人の利益に結びつくということです．

なお，法律上，身寄りについての適切な定義はありません（家族も実は明確な定義はありません）

判決は医師の業務として論じていますが，これはチーム医療者と読み替えてよいと思います．告知を医師だけに任せず，告知後のサポート，その一員としての家族への連絡を考えてください．

以上を踏まえると法的観点（や紛争を後に残さないという観点）からのポイントは次のようになります．

●●●POINT●●●　〜法的視点から〜

①本人が十分に理解などを示していない場合は，カルテの記載などをもとに，家族などに対する告知の適否を検討するために家族らに連絡を取るなどして接触することが望ましい．

②家族に告知するのは，「家族などの側では，医師側の治療方針を理解したうえで，物心両面において患者の治療を支え，また，患者の余命がより安らかで充実したものとなるように家族としてのできる限りの手厚い配慮をすることができることになり，適時の告知によって行われるであろうこのような家族などの協力と配慮は，患者本人にとって法的保護に値する利益」であることを，再度確認しておきたい．

【稲葉一人】

第2部　情報提供・意思決定支援に焦点を当てて　〜SPIKESに沿った確定診断・病名・病状説明の考え方〜

3　情報を誰に知らせるのか
〜家族が患者さんへの説明を拒否した場合〜

Q1 病状説明の日程を調整していたら，家族から「本人には，言わないで欲しい」または「本人に情報の"一部"だけを伝えて"一部"は伝えないで欲しい」と言われた場合は，どうすればよいのでしょうか

　なぜ家族が患者本人への説明を拒否するのか，その気持ちとその背景にあるものを理解しようと努めながら，"患者さんが自分のことを知りたいと思っている気持ちを代弁"したり，"今後，患者さんが治療を継続しながらがんという病気とともに生きるためには，自分が置かれている状況を知ることはとても大切なこと"であること，"もし患者さんに説明されない場合，患者さん-ご家族間，患者さん-医療者間の信頼関係が損なわれる"ことが予測され，"患者さんは孤独になってしまう"ことなどを家族にお話したり，"家族の悲嘆や患者さんを大切に思っている気持ちに寄り添うようなケア"をしていこうと思います．

　しかし，それでも家族が「本人には話さないで」と強く医療者に求める場合は，どうしたらよいのでしょうか．

　診療契約は患者さんとの間に結んでいると考えてよいのでしょうか．家族の位置づけはどうなっていますか．

　患者さんとご家族の意向の違いを調整しきれない場合や，家族の意向が強過ぎて患者さんの意向を尊重しきれない場合の注意事項を教えてください．

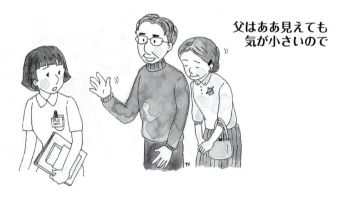

【濱口恵子】

A1 倫理的視点を意識したコンサルテーションの立場からお答えします

> ●●●POINT●●● 〜倫理的視点から〜
> ① 「本人に知る権利がある」と家族に対し頭から否定的なかかわり方をしないように留意する.
> ② 「本人は知りたいと思っているはず」と家族に伝える場合には,「思いやり」が「思い込み」にならないように注意して,そういえる根拠を明確にしておく.
> ③ 「同情(sympathy)」と「共感(empathy)」の違いをしっかり理解し,「独善」に陥らない.
> ④ 「どうして本人に伝えることが大切だということがわからないのか」といった非言語的レベルのメッセージを出さないように留意し,「知的腕力」でねじ伏せるようなアプローチは避ける.
> ⑤ 患者さん自身が「(1)いつ,(2)何を,(3)誰から,知りたいと思っているか」という〈段階的告知の3つのポイント〉を踏まえて本人に伝えることを,家族にしっかりと話す.

　まず,"家族さんの悲嘆や患者を大切に思っている気持ちに寄り添うようなケア"を目指していることは,とてもよい方針だと思います.ですが,そのためにあげている「3つの具体的な言葉かけ」は,あまり適切ではないですね.

> ① "患者さんが自分のことを知りたいと思っている気持ちを代弁" すること.
> ② "今後,患者さんががん治療を継続しながらがんという病気とともに生きるためには,自分が置かれている状況を知ることはとても大切なこと" であること.
> ③ "もし患者さんに説明されない場合,患者−家族間,患者−医療者間の信頼関係が損なわれる" ことが予測され,"患者さんは孤独になってしまう" こと.

　もちろん,上記のアプローチが「間違っている」ということではありません.「あまり適切ではない」と言ったのには理由があるからです.
　まず,①についてですが,「間違い」ではないけれども,「あまり適切ではない」と言ったのは,この言葉かけをする大前提として,「本当に患者さん自身が自分のことを知りたいと思っているかどうか」ということについて,しっかりとした根拠があることを確認していることが必要という意味なのです.
　たとえば,家族に対して「患者さんご自身は,ご自分の病気ことを知りたいと思っておられるはずですよ」とお伝えしたときに,家族から「本当に本人が『知りたい』っていったんですか?」と問い返されたなら,自信を持って医療者側が「はい,昨日,お部屋にうかがったとき

に，看護スタッフに『私，本当はがんなの？』って質問されていましたから」と明確に答えられるかどうかが大切です．

　反対に，看護師が「思いやり」からではあっても何の根拠もなく，「きっと知りたいと思っているはず」という推測だけで「知りたいと思っている気持ちを代弁しました」というのであれば，それは「思いやり」ではなく，「思い込み」になってしまうからです．

　そして，その「思い込み」は，倫理的には悪意など微塵もなく「善意」から発したものであっても，「私だったら知りたいから」という考えも混在していたとするなら，「独善（独り善がり）」にさえなってしまうからです．それは，「共感（＝患者さんの本当のお気持ちは何なのだろうかと，その根拠をきちんと探り出そうとし，患者さんの思いに「近づこう」とする姿勢）」ではなく，単なる「同情（＝悪意はないけれど，「私だったらこうして欲しい」という自己中心的な価値観に基づく独断的な姿勢）」なのだ，ということをしっかりと自覚しておかなくてはなりません．

＊　　　＊　　　＊

　②についても，確かに一般論としては，"今後，患者さんががん治療を継続しながらがんという病気とともに生きるためには，自分が置かれている状況を知ることはとても大切なこと"です．このことは「間違い」ではありません．でも，こうしたときにも重要なことは，目の前の患者さん自身が「知りたい」という気持ちになっていることを，家族に対し，きちんと根拠をもって伝えられるかどうか，という点です．

　できれば「言葉で医療者が伝える」だけでなく，家族もそのことを「感じているかどうか」ということが最も大切です．家族も病室に見舞いに訪れた際，病室のなかで患者に「何を言ってあげればいいのかわからない空気」や，患者さん自身の「何かいいたそうな，何か知りたそうな雰囲気」を感じていたりすることもあるものです．そうした際には，医療者側からは，次のような言葉をかけて差し上げてみてください．

> **あなた**：ご家族の皆さんも，○○さんのお部屋にいかれたとき，そういう雰囲気を感じたりしていませんか？
> ご家族の皆さんからも，なんと言ってあげればよいのか，わからなくて困ってしまったりすることはありませんか？

　もし最初から，「今後，患者さんががん治療を継続しながらがんという病気とともに生きるためには，自分が置かれている状況を知ることはとても大切なことですよ」とお伝えするばかりだと，家族の立場にたってみると，まるで医療者側から「ご家族は，素人だからおわかりにならないのでしょうけど，こうしたことはがん看護の専門的知識のある医療職からすれば常識なんですよ．どうしてこういう大切なことがわからないんですか」といったような，決してそんな言葉を使ってはいないのに，非言語的レベルでは，まるで"知的腕力"でねじ伏せられようとしている」という感覚になってしまう可能性が高いのです．

同じことが③についてもいえます．確かに，一般論としてがん看護の理論からするならば，"もし患者さん本人に説明しない場合，患者-家族間，患者-医療者間の信頼関係が損なわれる"ことが予測され，"患者さんは孤独になってしまう"ことは，とても重要な理論的根拠に基づいた将来予測です．
　でも，このことを何度も何度も家族に伝えれば伝えるほど（看護スタッフとしてはまったくそういう意図はないにしても），家族の立場にしてみれば，まるで「あなたたち家族が，本人にきちんと説明することに同意してくれないから，その結果，患者さん本人とご家族との信頼関係が壊れるばかりか，私たち医療者と患者さんとの信頼関係も損なわれてしまうのよ．それに，やがて患者さんは『なんだか私だけ，誰も本当のことを言ってくれなくて，のけ者にされてるみたいだ……』って，独り置き去りにされたみたいな寂しさを感じるようになるって，こんなに言ってるのに，どうしてわかってくれないのかしら．ほんとうにもう，やっかいな家族よね」といったように，非言語的レベルでは，自分たち家族のことを責められているように感じてしまうかもしれません．

　　　　　　　　　　　　＊　　　＊　　　＊

　では，どのような言葉かけで家族にアプローチすればよいのか？　ここが皆さんのいちばん知りたいところですよね．
　例にあげられた「3つの具体的な言葉かけ」のうち，①については，上述したように，「患者さん本人が知りたい，というメッセージを言語的，もしくは非言語的には発信されているかどうか」さえしっかり医療者が確認していれば，「適切」なアプローチといえます．
　②と③については，まさに相談者からの言葉にあるように，いちばん最初の「なぜ家族が本人への説明を拒否するのか，その気持ちとその背景にあるものを理解して」という視点に立脚して，たとえば次のように言ってみるとよいでしょう．

> あなた：今後，患者さんががん治療を継続しながらがんという病気とともに生きるためには，自分が置かれている状況を知ることはとても大切なことであると，一般的にはいわれているのですが，そういわれてもやはりご家族としては，ご本人には伝えて欲しくない，というお気持ちなんですね．

　まずは，家族が伝えたくないという気持ちであることは，何度も共感的に「そう思われるのは，無理もないことです」と受け止めて差し上げるほうがよいと思います．
　そのうえで，

> あなた：それでも伝えて欲しくないというお気持ちには，いろんな思いがおありかと思いますが，もし差し支えなければ，そのことについてお話しいただけませんか？
> あるいは，
> あなた：ご家族として，ご本人にいちばん伝えて欲しくないことというのはございますか？

と,「なぜ伝えたくないのか」に関するさらなる情報と, その根底にある思いを傾聴するように再度アプローチされることをお勧めします.

何度も繰り返しになりますが, 上記アプローチの大前提となるのは, 医療者や家族が「伝えたい」という思いや,「伝えなくてはならない」といった使命感から伝えると判断するのではなく, 何よりも患者さん自身が「いつ, 何を, 誰から, どのように知りたいと思っているか」というご本人の思いを判断軸に据えることです.

患者さん自身が「(1) いつ, (2) 何を, (3) 誰から, 知りたいと思っているか」という〈段階的告知の3つのポイント〉を, 以下に少し詳しく解説しておきます.

段階的告知の3つのポイント

(1) いつ

「いつ」という最初の点に関しては, 医療者のほうから「大事なお話があります」と呼び出したときではなく, 患者さん自身から「知りたい」という言語的・非言語的なメッセージが発せられたときとなります. たとえば「看護師さん, 私はあとどれくらい生きられるの?」などの問いかけがなされたり, あるいは「あの……」といいかけたりするなどの「サイン」が発せられることもあります.

(2) 何を

「何を」という点は,「あなたはがんの末期で, 全身に転移していて, 余命は数ヵ月もつかどうかです」といったことを, 一度に, しかも医師から一方的に (半ば無理やりに)「聞かされる」ことを望んでいるのではなく,「あとどれくらい生きられるのか」ということ「だけ」が「いま」知りたい, ということです. もちろん「あとどれくらい」ということに「答える」ことは, 間接的に「死が近い」という情報を伝えることになります. でも, ひとつひとつ噛み締めながら「段階を踏んでいく」プロセスが患者さんにとってはとても大切です. また,「答える」前に, 必ず「応えること」=「患者さんの思いに共感すること」が重要なのはいうまでもありません.「あと数ヵ月です」といきなり「答える」前に,「○○さん……, あとどれくらい生きられるのかが気になって, 不安なんですね」と, 患者さんの「感情のテーマ」に焦点を絞った「応え方」が望まれます. そのうえで, 患者さんから再度「どうしても知りたい」と言われたら, たとえば,「わかりました. それでは, 主治医の先生に, ○○さんがお知りになりたがっていらっしゃると伝えてもよろしいですか?」と尋ねるようにするとよいでしょう. また, 可能であれば「○○さん, ひとつおうかがいしてもよろしいですか……? ○○さんご自身はあとどれくらいだというふうにお感じですか?」と, 患者さんの「解釈モデル」を引き出すことも必要です.

(3) 誰から

「誰から」というのは, その場その場によって異なります. 患者さんが,「主治医」にではなく,「看護師」に尋ねてきている, ということには意味があります.「主治医」からの言葉は, まるで「最後通告」のようで「逃げ場がない」ことになりますが, でも, 患者さんには「知りたい」という気持ちもある, というアンビヴァレント (板挟み) な心理状態にあります.「主治医に聞くのは怖いけど, でも知りたい」という思いから,「看護

> 師さんに聞いてみよう」と決断した可能性も考えられます．「誰から」というのは，患者さん自身が決めることなので，場合によっては実習中の「学生さん」だったりもするのです．

　こうした，患者さん自身の「知りたい」というメッセージがきちんと確認されたうえでならば，先述の③のように"もし患者さんに説明されない場合，患者-家族間，患者-医療者間の信頼関係が損なわれる"ことが予測され，"患者さんは孤独になってしまう"ことは十分に根拠のあることです．だから，「何も答えてもらえない」状態や，言語的には「大丈夫ですよ」と言われても，病態の進行によって「おかしい」と感じ始めている状況では，周囲との非言語的な「溝」（家族をはじめ，周囲の人たちが「腫れ物を触る」ような雰囲気になってきているなど）が深まる一方で，それがかえって本人の精神的な不安感を強め，うつ状態を増悪させている可能性が高いことを，主治医はじめ医療ケア・チームで検討し，「聞かれたときに（いつ），聞かれたことを（何を），聞かれたひと（誰）から，お答えする」ことが大切であることを家族に話すことが望ましいでしょう．

　このときも，すべてを一度に話すのではなく，次のような言葉かけをすることによって，家族が不安に思われていたり，心配なさっていること（この場合は，「一度にすべて無理やり告げられて，本人がショックを受けているのではないか」という不安）に応えていくことが重要です．

> **あなた**：ひとつひとつ，患者さんがお知りになりたい，とおっしゃったことにだけお答えさせていただきますので，ご本人が知りたくなかったことまで，一度にすべて，無理やりお話しするようなことはいたしませんから，どうかその点はご安心ください．

　実際に家族の皆さんが，どのような不安や心配ごとを抱かれているかを探り出すためにも，先述したように，「それでも伝えて欲しくないお気持ちには，いろんな思いがおありかと思いますが，もし差し支えなければ，そのことについてお話しいただけませんか？」であるとか，あるいは「ご家族として，ご本人にいちばん伝えて欲しくないことというのはございますか？」と，「なぜ伝えたくないのか」に関するさらなる情報と，その根底にある思いを傾聴するようにアプローチしておくことが大切になってくるのです．

　それでも家族が「本人には話さないで」と強く医療者に求めてきた場合は，基本的には本人にお話しする方向を検討するほかないでしょう．ただし，その場合でも，まずは何よりその大前提となる「患者さん本人が知りたいと思っていらっしゃるかどうか」，この点をしっかり踏まえつつ，「何を，どこまで，どのように」お伝えするかは，しっかりと医療ケア・チームで話し合ってください．こうした判断を行ううえで必要な「診療契約」（101頁）のことや，法律的な「家族」の位置づけ（67頁）などについては，稲葉一人先生の法的観点からの助言を参考にしてください．

　最後に，「本人には情報の"一部"だけを伝えて"一部"は伝えないで欲しい」と言われた場合

です．このときにも，まずは家族に対し，次のように尋ねてみてください．

> **あなた**：ご家族としては，すべては一度に伝えないで欲しい，というお気持ちなのですね．よくわかりました．そのうえで，ひとつおうかがいしたいのですが，ご家族がご本人に伝えてもよいとお考えになっている"一部"とは，具体的にはどういうことでしょう．教えていただけませんか？

　その"一部"の内容が，どのようなものであるかに応じて，対応していくことが大切になってきます．たとえば，それが患者さん自身も知りたいと言っていることに近いものであれば，問題なくお伝えできるでしょう．もし，そうではない場合には，上述した「段階的告知」の方法について，家族に話し，患者さん本人が「知りたいときに，知りたいことを，知りたい人から」聞くことができるように，しっかりとサポートしていくことを家族に伝えましょう．

【板井孝壱郎】

A1 法的視点を意識したコンサルテーションの立場からお答えします

　この相談の状況は日常的によく出くわすものでありながら，法的には問題が多いところです．
　がんの告知の問題とも関連しますので，第2部-4-Q2の【患者さんから「自分は知りたくない」と言われた場合，どうすればよいのでしょうか】(76頁) の解説も参考にして欲しいところです．
　この場合の家族の要望をどのように扱うのかということです．家族に，本人の知る権利を左右する権能はありません．したがって，家族の意向をそのまま尊重しても，本人から知らせてもらえなかったという主張を受ければ，医療者は，本人に伝えないという行動を正当化できません．しかし，家族は，患者さんの心情を最も知りうる立場です．当然，医療者が，そのような本人の心情を察することができるならば，ある範囲以内で，患者さんに告知をしないということが，医療上の配慮として行えます．
　とすると，この場合は，家族の意向をそのまま尊重して，本人に「伝える，伝えない」という，ストレートの選択ではなく，家族の患者さんの心情に関する情報をくみ入れて，あくまでも，医療者の判断で患者さんに「告げるか」「告げないか」「全部か一部か」を考えていくことになります．つまり，医療者は，家族が言ったから告げなかったということを免罪符として使ってはいけないということです．

●●● POINT ●●●　〜法的視点から〜

①患者さんの家族の「本人への伝達しないで欲しい」という意思をストレートに尊重するのではなく，本人の意向を推測する情報として利用し，医師を中心とする医療者の医療上の配慮のもとで，対処する．

【稲葉一人】

4 患者さんの現状認識の把握が難しい場合の対応，および知りたい気持ち，知りたくない気持ちへの対応
〜患者さんの病気の理解と情報に対する気持ちへの対応〜

SPIKES

Perception（認識）：病状など，いまの状態の患者さんの理解，心配を知る
Invitation（確認）：患者さんが望む情報の範囲・程度・目的を知る

　病状説明の前に，患者さんが現在の自分の状況をどのように理解しているのか，どんなことを心配しているのかを確認します．また，病状説明の前に，患者さんがいまの状況をどの程度知りたいのか知りたくないのか，またそれはなぜなのかを理解しようと思います．また，患者さんの家族背景，生活歴，生活状況，心理・社会的状況を踏まえたうえで，患者さんはどんなことを大切にしているのかなどの価値観や，今後どのように過ごしたいと思っているのかなどの人生設計などについても理解に努めたいと思います．そして医療チームメンバーと患者情報を共有して，病状説明の内容や方法を調整したいと思います．

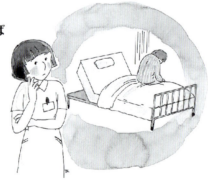

【濱口恵子】

Q1 患者さんが自分の状況をどのように理解しているのかを把握するにはどうすればよいのでしょうか

　患者さんが自分の状況をどのように理解しているのかを把握することが難しいと感じることがあります．特に患者さんが寡黙であったり，抑うつ状態や怒りの表出が多かったりする場合には，医療者の声のかけ方やかかわり方によっては，患者さんのつらさや怒りを誘発してしまうのではないかという心配や躊躇や，または患者さんから病状や今後のことを質問されたらどうしようという思いが看護師側にあり，どのように声をかけたらよいのか戸惑ってしまうことがあります．患者さんが何をどこまで認識しているのかを把握してケアをしていくために，どのようにかかわっていけばよいのでしょうか．

【濱口恵子】

A1 倫理的視点を意識したコンサルテーションの立場からお答えします

> ●●● POINT ●●● 〜倫理的視点から〜
> ①患者さんの「沈黙」や「怒り」という反応は,「正常な悲嘆反応である」ことを理解する.
> ②患者さんから「怒り」といった強い感情を伴う言動を受けた医療者にもメンタルケアが必要である.
> ③「疾患モデル」に基づく説明も大切ではあるが,「生活モデル」を軸にした説明を心がける.

　この質問は,「倫理的」というよりも,「心理的」な配慮に関する側面が強いですね.一般に,倫理的にも,患者さんの意向を尊重することは大変重要だといわれます.しかし,ここで現場の皆さんがいつも困惑するのは,「では,いったい,どんなふうに患者さんの思いや気持ちを"聞き出せばよいのか",それがわからない」という点ですよね.その意味では,「倫理」というものは,時に抽象的で,あまりにも「当たり前」過ぎることしか言わないから,現場では活かしようがない,ということにもなりがちかと思います.

　医療においても,SPIKESが告知のコミュニケーションスキルとして重要視されますが,そのなかでも最も大切なポイントのひとつが「Invitation」だといえるでしょう.患者さん自身が,「何を,どこまで,どのように知りたい」と思っているのか,それを探り出すのは,確かになかなか難しいことですよね.

　でも,患者さんが「寡黙であまりしゃべってくれない」とか,「うつ傾向があったり,感情が安定していなくて,すぐに怒り出す人だから……」と,医療者側が身構えれば身構えるほど,「こちらが緊張している」というノン・バーバルな空気が伝わってしまって,かえって患者さんも落ち着かなくなる,ということがあります.ですから,「こんな言い方をしたら,患者さんが余計につらくなってしまうのじゃないか」とか,「もっと怒らせてしまうのではないか」と,ビクビクしないことがまずは大事,ということになります.

　けれど,そうはいわれても,じゃあ,どんな「態度」や「心構え」でいればよいのか,そしてまた,どんな具体的な言葉をかければよいのか,その点が見えていないと,「ビクビクしないでいい」と言われても,これまた困惑してしまいますよね.

　　　　　　　　＊　　＊　　＊

　まずは,あまり話さない人の場合には,「患者さん自身も,何を話していいのか,混乱していて,うまく言葉にできないのは当然よね.重い病気かもしれないとか,不安があれば,言葉にできないのは無理もないこと」と,患者の内面的心理状態を考察する視点を持ってみるとよいでしょう.そのうえで,たとえば次のように声をかけてみてはいかがでしょうか?

> あなた：今日は，10日前の検査結果を聞きに来ていただいたのですけれど，検査を受けられてから，今日ここに来ていただくまでは，いかがでした？
> 患者さん：……
> あなた：結果が出るまでの間，いろんな不安なこともおありだったかと思います……．なかなか言葉にして伝えるのは難しいですよね．

　言葉にして伝えるのは難しいということを肯定して，患者さんの「言葉にできない苦しさ」に共感を示すことをSPIKESの最初の段階から意識して行うことも重要です．SPIKESの流れでは，共感と探索（Empathy & Exploration）は5番目にありますが，皆さんも理解しているように，決してこの順番どおりにすることを示しているのではなく，特に「E」は随所に盛りこむことを前提としてSPIKESのトレーニングを行うことが重要ですよね．特に，最初の段階から「共感」を意識してコミュニケーションを図ることが，患者-医療者関係における「信頼関係の構築（=ラポールの形成）」には不可欠です．これがないと，入口の段階で「ボタンのかけ違い」が起こってしまい，その後の患者さんとの会話のすべてがうまくいかなくなる可能性が高くなってしまいます．もちろん，最初で「失敗」しても「ビクビクしないこと」が大事です．その後のなかで，いくらでも「軌道修正」することは可能性ですから，心配はいりません．

＊　　＊　　＊

　だから，たとえば，こちらからいくら話しかけても応えてくれない「寡黙な」患者さんに遭遇したときに，「……もう！　こっちからいろいろと話しかけてるのに，なんで何も言ってくれないのかしら！」というノン・バーバルな空気が出てしまうと，それを感じとった患者さんは，「……そんな空気出されたって……．うまく言葉にできないんだよ……！　なんだよ．がんかもしれないって思うと不安でしかたないのに……そんな気持ちを，いきなり，家族でも友人でもない，いくら『医療の専門家です』って言われたって，どんな人かもわからない人に，言えるわけないじゃないか……」と，「この人は，私の気持ちをわかろうとしてくれない人だ」と警戒感を抱かせてしまって，かえって，その後も「信頼」を得られずに，本心を語ってくれなくなる，という悪循環に陥ってしまうのです．

　「怒り」という場合も，実はそれは「現実を認めたくない」という，その意味ではがんなどの重篤な病気かもしれないという不安を抱えた患者さんが示す「正常な悲嘆反応」であるというケースも多いでしょう．

　故キューブラー・ロス女史のエピソードを持ち出すまでもないとは思いますが，「死に臨む患者の心理プロセス」を解明し，がん患者においては「怒り」という拒否反応は不可避なものだということを述べていた彼女ご自身が，がんであるという告知を受けたあとに激しい拒否反応を示し，「なんでこんなことになるの!?」と死を受け入れられず「怒り」をあらわにしたということが伝えられていたことは，皆さんもよくご存じのことと思います．

　したがって，受け入れがたい現実に遭遇した際に，ある人は「言葉にもできない心理状態」として「寡黙」となったり，ある人は「抑えきれない情動反応」として「怒り」をあらわにす

るのは,「当然の心理プロセスなのだ」と,医療者としては「心を構える」こと,この点がプロフェッショナルとして求められてくるのでしょうね.とはいえ,医療者も『人間だもの』(相田みつを)ですから,「怒り」という感情をぶつけられたら,やはり心穏やかではいられないですよね.それも当然の心理でしょう.ですから,専門職としての「倫理的態度」としては,その場では,「患者の心理的プロセスとしては正常な悲嘆反応なのだ」という客観的視点を持って(≒グッとこらえて)アプローチ態度を表明し,勤務が終わってから同僚同士で,「あのときは,つらかった…….患者さんこそつらいとは思うけれど,あんなに怒鳴られたら私も正直怖いし,気持ちが凹んじゃいそうになるよねぇ……」と,心の内を語り合える看護師間でのピア・カウンセリングを行うなど,医療従事者に対するメンタルケアも重要です.

＊　　＊　　＊

では,先ほどの会話の続きを考えてみましょう.「なかなか言葉にして伝えるのは難しいですよね」と患者さんの「言葉にできないもどかしさ」や,「検査結果を待つまでの間,不安感を抱いておられたであろう」ことに共感を示したあとには,どんなコミュニケーションを続ければよいのでしょうか?　たとえばこんな声かけはどうでしょう.

> **あなた**：いろんな心配もおありかと思いますが,いま,いちばん気になることは何ですか?　どうしても聞いておきたいことはありますか?　なんでもいいんですよ

患者さんは,いろんなことが胸のうちに渦巻いてしまっていて,それをうまく整理できず,混沌としたなかにいるのですから,何から聞いてよいのかさえ,わからなくなってしまっています.そして,優先順位を決めるときに,何を「基準」にして整理してよいのか混乱しているのですから,「気になること」「気がかりなこと」という指標を医療者から提案して差し上げるとよいでしょう.患者さんの多くは,「医学的なこと」を聞かなくちゃいけないのじゃないのか,検査の結果だから,数値のこととか,もっと「ちゃんとしたことを質問しなきゃいけないのではないか」「こんなことを聞いてもいいのだろうか」と困惑していることも多いものです.

でも,いちばん大切なことは,「知りたいこと」を聞くことです.「知りたくないこと」をいくら,どんなに丁寧に数値や図や写真で「説明」されても,「右から左へ受け流す……」ではないですが,頭には残りません.だって,「いま,知りたいこと」は別にあるのですから.だから,医療者から「なんでもいいんですよ」と付け加えることが大切になってきます.おひとりおひとりで異なりますから,「多くの」患者さんと書くことにも抵抗感はありますが,でも,やはり多くの患者さんは腫瘍マーカーテストの数値や,X線写真の腫瘤影などを「知りたい」「見たい」と思っているよりも(もちろん,それらが「知りたい」とハッキリとおっしゃる患者さんもおられます),「……あの……,もし,もしもですよ,悪い結果だったとしたら,入院はどれくらいになりますかね?」とか,「……仕事は,いまの仕事は,このまま続けていても大丈夫なんでしょうか?」など,「これまでの暮らしに対する影響」について「心配」や「気がかり」を持っていることが多いのです.

そんなときに,「いや,だから,それはまず,検査の結果をお話してから……」と医療者が言っ

てしまうと,「……あ, やっぱりこんなこと, 聞いちゃいけなかったんだ」とか,「やっぱり, バカにされた. もっと"大事な医学的なこと"を聞くべきだったんだ……」と思ってしまいます. そうではなくて,「入口」として「疾患モデル」に立脚したデータや数値に関する話は, あとでもいい, いやむしろ, あとのほうがよいでしょう. まずは「生活モデル」に基づいた話から始めるほうが, 患者さんは「理解しやすい」ばかりか,「しっかり聞こうとする心構え」が伴いやすいのです.

> あなた：いちばん気になっていること, いちばん聞きたいことは, 何かありますか？
> 患者さん：……あの, こんなこと聞いてもいいのかどうかわかりませんけど……
> あなた：いいんですよ, 遠慮なさらずにどうぞ
> 患者さん：あの……もし, もしも悪い結果だったとしたら, その……入院しなきゃいけないんですかね？
> あなた：(心の声：なるほど……患者さんは,『悪い結果だったとしら』という表現を用いているということは, 悪い結果かもしれないという不安感を抱いているな. その一方で, 入院期間を気にしているということは, まだ入院すれば治療できる, という期待感も持っているのかもしれない……)
> ○○さん……, ○○さんご自身としては,「悪い結果だったら」ということが心配なんですね？
> 患者さん：……はい. もし末期でもう治療ができないなんていう結果だったらと思うと不安で……
> あなた：……結果は, お知りになりたいですか？
> 患者さん：……(沈黙)……
> あなた：……やっぱり, はっきりお聞きになるのは不安ですか？ もしそうでしたら, ほかのことからお話させていただきましょうか？

　上記のような流れでも, どうしても沈黙が続くようであれば,「大丈夫ですか？ また改めてお話させていただく日をご用意いたしましょうか」と提案することもひとつでしょう. でも,「結果をお知りになりたいですか？」と尋ねた場面で,「はい」とお答えになるか,「コクリ」とうなずかれたなら, 伝えるとよいでしょう. ただ, そのときも,「わかりました」といって, ザーッと検査結果について疾患モデルで一方的に説明を始めるのではなく, たとえば次のようにすることも参考にしてみてください.

> あなた：わかりました. では, お話させていただきますが, もし話の途中でも, 何か気になることや, お聞きになりたいことがあれば, いつでもおっしゃってください. 遠慮はいりませんので. ……まず, 検査の結果ですが, 肺腺がんのIV期でした. ○○さんの場合, 確かにがんを完全に取り去るということは難しいですが, 抗がん薬や放射線療法によってがんの進行を食い止めることはできます. いま, いちばん大切なことは, ○○さんご自身のこれまでの生活をできるだけ支える, ということです

できるだけ，患者さんが「知りたいこと」をきけるように「いつでも質問していいのです」というメッセージを伝えながら，「あなたのこれまでの生活を全力で支えること」を看護のプロフェッショナルとしてしっかりと伝えてあげてください．

【板井孝壱郎】

A1 法的視点を意識したコンサルテーションの立場からお答えします

　患者さんが自分の状況をどのように理解しているかを，医療者が知ることは，医療者から患者さんへの説明をどのように，どこまで行うかということを考えにおいてとても重要な情報ですが，この相談では，特段の法的な問題は出てこないように思います．

　考えられるとすると，患者さんの状態を十分に把握していないなかで，説明したところ，抑うつ状態が亢進し，自殺をした場合に，患者さんへの説明が不適当であったというような状況で問われることとなります．

　この点は，第2部-4-Q2【患者さんから「自分は知りたくない」と言われた場合，どうすればよいのでしょうか】（76頁）で説明します．

【稲葉一人】

Q2 患者さんから「自分は知りたくない」と言われた場合，どうすればよいのでしょうか

　患者さんが自分の状況をどのように理解しているのか，どんなことを知りたいかを聞いてみると，「自分は病気のことを知りたくない，聞きたくない」と言われてしまいました．なぜそのようなことをいうのか，患者さんの気持ちや気持ちの背景にあるものを理解しようとかかわりますが，たとえば，"自分は気が弱いから知りたくない"，"説明してもらったとしても医師（または家族）にすべて任せるので自分は聞かなくてもいい"，などの理由を話されることがあります．患者さんがたとえ上記のように言っていたとしても，治療の結果によっては「こんなはずではなかった」という後悔や医療者との信頼関係が損なわれることにならないか心配します．一方，"どんなことがあっても病院を訴えたり，クレームを言ったりしないから自分は病状を聞きたくない"，という患者さんもいます．

　「知りたくない」という患者さんの意向，「医療者に任せる」という患者さんの意向を尊重することも必要なのかと迷います．しかし，治療の有害事象や合併症により，一時的または半永久的な機能障害や苦痛を生じることが予測される場合に，患者さんの意向を確認できないことで今後様々な問題が発生することが予測されます．また，治療の継続のためや治療後のセルフケアが不可欠な場合があり，患者さんにある程度の状況理解がなければ安全で確実な医療を提供することが難しいこともあります．

　患者さんの知る権利と知りたくない権利，また義務について教えてください．また，このような場合の注意事項を教えてください．

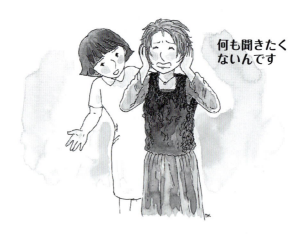

【濱口恵子】

A2 倫理的視点を意識したコンサルテーションの立場からお答えします

> ●●POINT●●　～倫理的視点から～
> ① 「知りたくない」と言われても，「知りたい」と気持ちが変化する可能性が常にあることに留意する．

　SPIKESの「Invitation」として，患者さんに対し「いま，いちばんお知りになりたいことはありますか？」と尋ねてみたところ，「知りたくない」と答えられた場合の対応ですね．この点については，先の回答（73頁）でもお答えしたように，何度尋ねても沈黙が続くばかりであったり，「知りたくないです」の一点張りであれば，時には「では，また改めてお話させていただく日をご用意いたしましょう」と提案することも，ひとつの方法ですと書かせていただきました．
　でも，「知りたくないです」と患者さんがおっしゃった場合，すぐに「ああそうですか．知りたくないんですね．じゃあ，わかりました．もうお話しません」と医療者が答えてしまう前に，相談者がしっかりと示してくださっているように，まずは「どうして知りたくないのか，その背景因子を探り出す」ということが大切ですね．

> **あなた**：そうですか……いまはお知りになりたくないというお気持ちなんですね……差し支えなければで結構なんですが，どうしてお知りになりたくないんですか……？よろしければ教えていただけませんか？

　この相談では，さらにこうしたコミュニケーションをとったとしても，それに対して患者さんが，「自分は気が弱いから知りたくない」とおっしゃったり，あるいは「先生や家族にすべて任せるから……」とお答えになった場合を想定されていますので，この2つの場合につき，コメントします．
　まず，最初の「自分は気が弱いから……」とおっしゃった場合ですが，確かに医学的にも「ストレス耐性が低い」患者さんに，いきなりすべてのことを告知して大きなストレスにさらしてしまった場合，それが因子となって抑うつ状態になることも考えられるでしょう．患者さんの基本性格・病前性格を考慮せずに，特に，たとえば現病歴や既往歴に精神疾患があったり，うつという診断がある場合，もしくははっきりとした診断がなくても，かつて「職場の人間関係に悩み，市販の睡眠薬などを多飲したなど自殺企図のエピソードがある」などの場合には，やはりすべてを一度に本人に告知することは，慎重でなければならないでしょう．この点は，第2部-2（47頁）のところでも紹介しましたが，個人情報保護法第23条第1項第2号「人の生命・身体・財産を守るためであって，本人同意を得ることが困難な場合」に該当し，特に告知を行うことが「本人の心理的状態に悪影響を与え，今後の治療に大きな影響を及ぼしうる」という厚生労働省「Q&A（事例集）」「各論Q4-2」の回答項目に照らしても，やはり一度にすべて本人に伝えないほうがよい，と倫理的にもいえるケースだと判断できます．

ただ，そのときに「じゃあ，わかりました．今後は一切，お話しませんから」と結論づけてしまうのではなく，やはり大切なことは，「人の気持ちは変わりうる」という前提でもって，第2部-3-Q1（64頁）でお話した「段階的告知」のスキルを発揮すべきだといえます．

> **患者さん**：自分は，とても気が弱いので，そういうことは，聞きたくない，知りたくないんです
> **あなた**：そうですか，悪いことかもしれないと思うと怖かったりしますよね．わかりました．では，いまはお話しないようにしましょう．でも，また，何か気になることや，心配なこと，知りたいことがあったら，いつでも尋ねてみてくださいね

「知りたくない」といっても，きっとまた時間の経過のなかで，人の気持ちは変化していくものです．だから，いまは知りたくないとおっしゃったからといって，このままずっと変わらないわけではありませんし，かえって何も聞かされていないことが，不安になってくることもありますから，そのサインを見逃さないように医療者側は心がける必要があるでしょう．

＊　　＊　　＊

次に「先生や家族に全部任せるから……」とおっしゃった場合です．こういう場合には，「何を言ってるんですか．自分の人生ですよ．ちゃんと自分で自分のことを知って，しっかり自分で決めなくてどうするんですか」という言葉をいきなり返すのは，望ましいとはいえません．もちろん，このようにやや強く，時には厳しくアプローチするべき場面もありますが，最初からこうした方向を取ることは勧められません．なぜかというと，特に「先生や看護師さんにお任せする」と言ったときには，まずは「信頼してくれている」と捉える必要があるからです．

一般に「お任せ医療はダメ」と言われます．でも，「先生や看護師さんに任せる」という言葉の裏には，確かに「信頼しているからこそ任せる」という心理があるはずです．一方で，「お任せ」は「甘え」である場合もあります．でも，まず「信頼してくれている」ことには感謝のメッセージを伝えなくては，いきなり「ダメですよ！　ひとに頼っちゃ！」と言ってしまうと，「なんで！　私は本当に先生たちを信じて，頼りにしてるからそう言ったのに……」と，せっかくの「信頼感」を裏切ってしまうことになるからです．

ですから，「先生や看護師さんにお任せする」と言われたら，次のように伝えてみてください．

> **患者さん**：説明は聞くけど，難しいことはわかりませんから，先生や看護師さんにお任せします．
> **あなた**：そうですか．信頼してくださってありがとうございます．確かに難しいことを聞いてもわからないことが多いでしょうし，それに治療のことを決めるというのは，大変な決断ですよね．それをご自分だけでなさるのはとっても不安ですよね

ですが，ここで，たとえばそのあとに，「では，わかりました．今後はご信頼いただいたということで，私たち医療者のほうですべて決めていきますので，どうぞご安心ください」という

言い方は決してしないでください．なぜかというと，もしここで，本当に今後いっさい何も患者さんに伝えないという方針を採ったとすると，確実にあとで「こんなはずじゃなかった」とおっしゃるからです．医療スタッフとしては，「こんなはずじゃなかった」と言われることがわかっていたからこそ，「ちゃんとご自分のことを知って，ご自身で決めて欲しかったのに」と思いますよね？

　実は，最も大事なポイントは，「その後いっさい伝えない」としてしまったところに落とし穴があったということなのです．つまり，患者さんが「任せる」と言ったのは，いまの状態のままであるならば「任せる」と言ったと理解しなくてはならないのです．たとえばその後，病状が進行し，医療サイドとしても「ここまで転移が広がるとは思ってなかったな……」といったような状況を迎えたとします．そんなとき，「でも患者さんは『任せる』と言ってくれてたんだから，いまさら，病状の変化について説明する必要もないだろう．疼痛コントロールも，がん性疼痛の場合，とりあえずフェンタニルパッチを継続しつつ，レスキュー薬を増量してみよう」と，まさに「医療者だけで決定」していくことがよくあると思います．

　でも，ここでこそ，患者さんに改めて説明をする必要があったのです．ここで何も伝えずに治療を続けてみたものの，本当に医療者としても予期せぬほど増悪し，疼痛コントロールもうまくいかず，がん性疼痛がひどくなってきて，患者さんから「先生，いったいどういうことなんです？　なんでこんなに痛みがひどくなってきたんですか？」と聞かれてはじめて，「実は，3日ほど前からリンパ節転移が予想以上に広がってきていて，そのために痛みが強くなってきたようです」と説明をする，ということが起こりがちではないでしょうか？　これでは「遅い」のです．

＊　　　＊　　　＊

　患者さんが「任せる」と言っても，それは「いまのままの病態が進行していく」という前提のもとであって，もし医療者側から見ても「予期せぬほどに大きな変化」があった場合には，「これは『任せる』と言われていたものの，今後の治療方針を大きく変更することも含めて検討しなくてはいけない新しい展開を迎えたのだから，いくら『任せる』と言われていても，改めてきちんと患者さんに伝えるべく状況を説明し，この段階で患者さん自身が詳しく知りたいのか，知りたくないのか，そしてどうして欲しいと考えているのかを確認する必要がある」と，医療者が判断しなくてはならないポイントなのだ，ということです．

　だって，患者さんのほうから「先生，看護師さん，いまの状況は当初『任せる』と言っていたときとは状況が異なってきているんじゃないでしょうか？　ぜひこの点についての情報提供をお願いします！」なんて，決して言ってはくれませんから……．「改めて情報提供すべき段階になった」という判断を，プロフェッショナルとしてしないままでいると，患者さんから「こんなはずじゃなかった……」と言われてしまうのです．

　では，改めて整理しますね．もし患者さんから「先生や看護師さんに任せる」と言われたら，次のように伝えてみてください．

> **患者さん**：説明は聞くけど，難しいことはわかりませんから，先生や看護師さんにお任せします
> **あなた**：そうですか．信頼してくださってありがとうございます．確かに難しいことを聞いてもわからないことが多いでしょうし，それに治療のことを決めるというのは，大変な決断ですよね．それをご自分だけでなさるのはとっても不安ですよね．今後もし，これはもう一度お話をさせていただきたいなと思うようなことが起こりましたら，そのときは改めてお伝えいたしますね．これからのことを，またそのときは『いっしょに』考えていきたいと思っています

　患者さんに「決めさせる」のではなく，わからない，心配だ，不安だ，という患者さんの心情を受け止めつつ，「じゃあ，私たち医療者が決めます」でもなく，「いっしょに」考えていきましょう，という「共有された意思決定（shared decision making：SDM）」，もしくは共有するプロセスをより重視する観点からは，「協働意思決定（collaborative decision making：CDM）」をしっかり意識しながら，コミュニケーションを試みてください．

　患者さんの「知る権利」と「知らされないでいる権利」の法的側面については，法的視点からのアドバイスを参考にしてください．倫理的には，たとえば相談者があげていたような「どんなことがあっても病院を訴えたり，クレームを言ったりしないから自分は病状を聞きたくない」とおっしゃった場合でも，「はい，そうですか．じゃあ，一筆書いてもらいますよ」といった対応をするよりも，これまで書いてきましたように，そこまでしても聞きたくないという思いの背景に何があるのか，可能な限り探り出すように，まずはその思いを否定せず受け止め共感を示したうえで，「人の気持ちは変わりうる」という姿勢で臨むことを，何よりも推奨したいと思います．

【板井孝壱郎】

A2　法的視点を意識したコンサルテーションの立場からお答えします

　この相談では，知りたくない，つまり，知らないでおく権利はあるのかという点に絞って説明しましょう．

　「医療者に任せる」と言われた場合も，これに類する状況です．このような質問は，よく医師から相談を受けます．

　法的には，上記のような様々な手だてを講じてもなお，知りたくないと言われた場合に，知らせないでおくことが可能なのか，あるいは，知らないでおく権利を承認するなら，知らせることができないとするのかという点です．

　まず，ここで，知らせないとすると，次の状況，たとえば，投薬をする，さらに手術をする，痛みに対処するという一連の行為に際しても，一切知らせないということはできないですから，常に「知らせるのか」について，医療者は悩むことになります．また，様々な場面で，知らせないということだけではなく，事実に反すること，特に「嘘」をつかなければならないことになります．また，のちに説明する，「侵襲」行為に対する違法性阻却[注1)](99頁)としては患者さんへの説明と同意が必要であるということを前提にすると，抗がん薬の投与や手術などの積極的介入ができなくなります．つまり，原則は説明するということです．

　　注1)　☞違法性阻却：法律の条文に該当すると違法（社会的に許されない）とされるが，正当な業務や緊急行為の場合は例外的に違法性がなくなるという事情のこと

　では，患者さんの知らないでおく権利はあるのかということを考えてみましょう．この点は，遺伝情報の開示を巡って，生命倫理上問題となったところです．「ヒトゲノム・遺伝子解析研究に関する倫理指針」（平成20年12月1日改正）では，「11（2）研究責任者は，個々の提供者の遺伝情報が明らかとなるヒトゲノム・遺伝子解析研究に関して，提供者が自らの遺伝情報の開示を希望していない場合には，開示してはならない．」「（3）研究責任者は，提供者の同意がない場合には，提供者の遺伝情報を，提供者以外の人に対し，原則として開示してはならない．」とされています．これを医療の場面にストレートに当てはめれば，これは知らせることはできない，結果的には，患者さんの知らないでおく権利を認めたことになります．しかし，そうでしょうか．

　研究の場合の被験者は，研究に参加し，研究の対象者としての立場です．したがって，参加者のなかには，知りたくないという自己決定をすることも尊重されるべきだと思います．しかし，がんを含む慢性疾患の看護では，患者さんは，治療という医療者と患者さん・家族が協力して行わなければできない作業を，時間をかけて行っていきます．しかも，後述のように医療者は患者さんに説明義務・報告義務を有しています．そう考えれば，知らないでおく権利は，自ずと，制限されると考えてよいと思います．つまり，知りたくないということだけでは，知らせないことを正当化することはできません．特に，そもそも，どのような選択肢があるのか，それが本人の生き方に影響を及ぼすような事情であれば，そのような事情を知らされないまま行われる「知らないでおくという選択」は，正しい選択になっていないと考えられます．この

ような場合に介入する理論的基盤としては，弱いパターナルと強いパターナルという考え方があります．後者は文字どおり，医師が指示をしたり，結論を強く示唆するやり方ですが，前者は，本人の自己決定を適切にする条件整備については，積極的に介入することを差します．後者は否定されますが，前者は，適切に行われる限り問題はないばかりか，そのような介入は要請されるとする考え方もあります．

このような法的倫理的な観点を前提にすると，次のような扱いが適切と考えます．

> ●●●POINT●●● 〜法的視点から〜
> ①患者さんが，知りたくないという意思は尊重する．そのような意思が表明されたことは，しっかりと受け止めなければならない．
> ②知りたくないという患者さんの意思表示が，知ることによって患者さんが過度に傷を受けて耐えられないということが推測できるのであれば，医師の（医学的な）判断で，知らせないということは可能である．
> ③知りたくないという患者さんの判断が適切に行われるための支援（情報提供，適度な励ましなど）は行われるべきである．

【稲葉一人】

Q3 患者さんから「自分はすべてのことを知りたい」と言われた場合，どうすればよいのでしょうか

　本当にすべてを話してもよいのか，治療により起こりうる患者への不利益・リスクなどの発生頻度がほとんど「ゼロ」に近くても，可能性があることはすべて話すのか，不確実な「予後」についてはどうするのかなど，迷います．すべてを知りたいと言われてもどこまで知りたいのかをどのように把握してどのようにかかわっていけばよいのでしょうか．

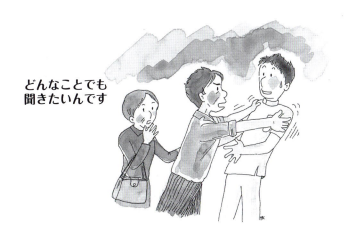

【濱口恵子】

A3 倫理的視点を意識したコンサルテーションの立場からお答えします

> ●●● POINT ●●● ～倫理的視点から～
> ① 「すべて知りたい」と言われても，一度にすべて一方的に説明するのではないことに配慮する．

　基本的には「すべてのことを知りたい」とおっしゃった場合には，すべてお伝えする方向でお話することになりますね．でも，そのときにも決して「じゃあ，お話します」と一方的な説明を始めるのではなく，倫理的には「何をいちばん知りたいと思われているか」に配慮する必要があります．「すべて知りたい」といっても，その「伝えられ方」には，不安感を抱いている患者さんのメンタル・サポートを意識しながら，「段階的告知」をここでもやはりしっかりと実践していかなくては，相談者が心配しているように，精神的なショックばかりを与えてしまう危険性があります．必ず入口としては，「おひとつおうかがいしたいのですけれど，すべてを知りたいということですが，そのなかでも，いちばん気がかりなこと，いちばん聞いておきたいことというのは，ございますか？」などと，アプローチしてみることをお勧めします．

【板井孝壱郎】

A3 法的視点を意識したコンサルテーションの立場からお答えします

　この相談は，患者さんから，自分のことを知りたいと言われた場合に，どのように対処すべきか，という点です．

　これは，伝統的に「がんの告知」注1）と言われたものです（正確には，患者さんから「知りたい」と言われなくとも，告知の義務がありますが，ここでは，「知りたい」と言われた場合を前提に考えます）．

　　注1）☞告知という内容には，「病名」「病態」「予後」などの告知内容により，分けて考えることもあります．

　法的には，「告知しなかったこと」が自己決定権を侵害したとする訴訟と，「告知したこと」が精神的に不安定になったとして訴訟となる場合があります．

　まず，前者については，自己決定＝説明義務という枠組みを考えれば，ストレートに「説明すべき」といえそうですが，判例にも変遷があります．まず，昭和58年の事案です（最高裁判所 平成7年4月25日判決）．

事案❶

　1）患者D（女性）は昭和58年1月31日，上腹部痛のためE病院を訪れ，内科各科への振分けを目的とする一般内科を受診した．一般内科のG医師は同日，Dを診察して胆石症を疑い，放射線科で超音波検査を受けたあとに一般内科を受診するように指示した．放射線科のH医師は同年2月9日，超音波検査によりDには胆のう腫瘍の疑いがあると診断した．一般内科のI医師は同月14日，Dを診察し，超音波検査の結果によりこれを消化器内科に振り分け，放射線科でコンピューター断層撮影を受けてその結果を消化器内科で聞くように指示した．放射線科のH医師は同月28日，コンピューター断層撮影によりDを印象として胆のうがんと診断した．

　2）消化器内科のF医師は，同年3月2日，外来で訪れたDをはじめて診察し，前記診察および検査の結果をも考え併せて胆のうの進行がんを強く疑い，Dを入院させて精密な検査をしたうえで確定診断と治療方針の決定をする必要があると判断したが，Dの性格，家族関係，治療方針に対する家族の協力の見込みなどが不明であり，その疑いを本人に直接告げた場合には精神的打撃を与えて治療に悪影響を及ぼすおそれがあることから，D本人にはこれを説明せず，精密な検査を行ったあとにDの家族のなかから適当な者を選んでその結果および治療方針を説明することにした．

　3）F医師は同日，Dに対し，「胆石がひどく胆のうも変形していて早急に手術する必要がある．」と説明して入院を指示したが，Dが同月22日から28日までシンガポールへ旅行する予定であること，仕事の都合および家庭の事情などを理由に強い口調で入院を拒んだため，胆のうも変形し手術の必要な重度の状態にあるから，仕事の都合を付け家族とも相談したうえで入院できる態勢を整える必要がある旨を告げ，なお粘り強く入院を説得した．その結果，Dがシンガポール旅行後に入院するというので，F医師はやむを

得ずこれに同意し，入院の手続のため同月16日に来院することをDに約束させた．
　4）Dは，同月16日，F医師の診察を受けて同年4月11日以降速やかに入院する旨の予約手続をしたが，同年3月18日，F医師に相談することなく，電話で応対した看護助手に対して家庭の事情により入院を延期する旨を伝えた．
　5）Dは，予定どおりシンガポールへ旅行し，帰国後もF医師に連絡を取らず医師の診察を受けずにいたところ，同年6月病状が悪化してJがんセンターに入院し，胆のうがんと診断されて治療を受けたが，同年12月22日死亡した．
　6）なお，昭和58年当時医師の間では，患者さんに対して病名を告げるにあたっては，がんについては真実と異なる病名を告げるのが一般的であった．

この事案に，最高裁は次のような判断を示しました．

判決❶

　F医師にとっては，Dは初診の患者でその性格なども不明であり，本件当時医師の間ではがんについては真実と異なる病名を告げるのが一般的であったというのであるから，同医師が，前記3月2日および16日の段階で，Dに与える精神的打撃と治療への悪影響を考慮して，Dにがんの疑いを告げず，まずは手術の必要な重度の胆石症であると説明して入院させ，そのうえで精密な検査をしようとしたことは，医師としてやむを得ない措置であったということができ，あえてこれを不合理であるということはできない．もっとも，DがF医師の入院の指示になかなか応じなかったのは胆石症という病名を聞かされて安心したためであるとみられないものでもない．したがって，このような場合においては，医師として真実と異なる病名を告げた結果患者が自己の病状を重大視せず治療に協力しなくなることのないように相応の配慮をする必要がある．しかし，F医師は，入院による精密な検査を受けさせるため，Dに対して手術の必要な重度の胆石症であると説明して入院を指示し，2回の診察のいずれの場合においてもDから入院の同意を得ていたが，DはそのあとにF医師に相談せずに入院を中止して来院しなくなったというのであって，F医師にその配慮が欠けていたということはできない．
　次に，Dに対して真実と異なる病名を告げたF医師としては，Dが治療に協力するための配慮として，その家族に対して真実の病名を告げるべきかどうかも検討する必要があるが，F医師にとっては，Dは初診の患者でその家族関係や治療に対する家族の協力の見込みも不明であり，F医師としては，Dに対して手術に必要な重度の胆石症と説明して入院の同意を得ていたのであるから，入院後にDの家族のなかから適当な者を選んで検査結果などを説明しようとしたことが不合理であるということはできない．そして，前記認定事実によれば，DがそのあとにF医師に相談せずに入院を中止したため，F医師がDの家族への説明の機会を失ったというのであるから，結果として家族に対する説明がなかったとしても，これをF医師の責めに帰せしめることは相当でない．
　およそ患者として医師の診断を受ける以上，十分な治療を受けるためには専門家であ

> る医師の意見を尊重し治療に協力する必要があるのは当然であって，そのことをも考慮するとき，本件においてその経緯の下においては，F医師がDおよび家族Aに対して胆のうがんの疑いがある旨の説明をしなかったことを診療契約上の債務不履行に当たるということはできない．

　この判決で注意すべきは，事案が昭和58年ということです．第2部-2-Q2の最高裁 平成14年9月24日の判決（56頁）で告知のあり方が実質的に変更されていると評価する法律家もいます．
　次に「告知したこと」が精神的に不安定になったとして訴訟となる場合を説明しましょう．
　平成13年，がんの告知を受けた患者Aが自殺をしたという事例で，遺族から医師の告知が配慮に欠けたものとして損害賠償訴訟が提起され（当時大きく報道されました），告知のあり方が問われた，さいたま地方裁判所川越支部 平成15年10月30日判決です．

事案❷

> 　患者Aは，55歳，男性．
> 　Aは，平成13年8月29日からY病院外科に受診，肝腫瘍が発見され，9月6日に入院．
> 　主治医Z1は，平成13年9月（以下9月）6日，患者Aの弟であるCに対し，Aの病状につき，肺がんが肝臓および第7胸椎へ転移していることを説明したが，Cが，Aに告知しないように依頼したため，Z1は，Aに対し告知しなかった．
> 　その後，主治医Z1が夏季休暇で渡米したため，替わって主治医として担当することになった医師Z2は，20日午後5時ころ，C同席のうえ，患者Aと面会し，病状について，肺が原発のがんが肝臓や胸椎に転移している旨告知し，大学病院への転院が望ましいとの勧告を行った．
> 　患者Aは，Y病院において，首を吊り，25日午前2時50分ころ自殺した．

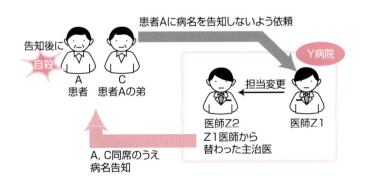

　この事案で遺族の主張は，「①Z2は，肺から胸椎に転移して激痛を生じさせ，心身とも相当のダメージを受けていることが客観的に明らかとなっているがん患者さんのAに対し，その時

期，方法などをまったく検討せず，自らの都合を優先し，手続の流れで告知すればよいとの態度でがんを告知しているのであって，医師として，がん告知の際に要求される配慮義務に違反している．また，Z1 も，自らがんを告知しないと表明していた主治医でありながら，Z2 と十分な引継ぎを怠ったため，Z2 による無責任かつ無神経ながん告知を招来しており，医師として，がん告知の際に要求される配慮義務に違反している」，さらに「②医師および医療機関にとって，がん患者さんに対し，がんを告知した場合，告知後の精神的ケアは不可欠であり，がん告知後は，患者さんの精神的状態に十二分に配慮する義務があり，しかるに，Z2 は，がん告知後も，A の心身の状態にまったく配慮していない」というものです．

これについて，判決は次のように示して，配慮義務違反はないとしました．

判決❷-a

①について，本件全証拠によっても，本件におけるがん告知の際の Z2 の態度につき，法的な配慮義務に違反しているとまでは認めるには足りない．

②について，その判断および発言が担当医師の裁量権を逸脱した違法なものであるとは認められない．

ここで，採り上げたいのは，判決の結論ではありません．法的に違法性を基礎づけることができないということは，その行為が「倫理的」「臨床的」に適切であったものということに必ずしもならないことです．

この事例は，詳細に見ると，ご遺族の言い分にも沿う，医療者側のもう少し配慮できたのではないかという点があります．時系列で見ていきます．

①医師 Z2 は，患者 A は肺がん（高分化型腺がん）を原発とし，肝臓および胸椎に転移していると確定診断を下し，早急に集学的かつ特殊な治療が必要になると考え，医療センター整形外科へ受け入れを打診し，センターから，がんの告知が済んでいるのであれば装具内固定による後方固定術も考慮するとの回答を受けていた．

②医師 Z2 は，患者 A に対して，がんの告知をすることとしたが，Y 病院では，患者さんの家族にがん告知の承諾を得たうえで患者さん本人に告知することを通例としていることもあり，まず，C に A の病状などについて説明することにし，18 日 C に，がんが肺から肝臓，骨に転移していることなどを説明し，総合的な治療のため，医療センターへの転院を勧めること，医療センターへ転院するためには，A に対するがん告知が必要であることを説明した．

しかし，C は，Z2 に対して，がん告知を受けた人が飛び降り自殺をしたことを知っている旨を述べたうえ，母と相談したいと述べて，A に対する告知は最低 1 日は待って欲しいと希望するなど，A へのがん告知に対して消極的な態度を示したが，Z2 は，A にがんの告知をしたうえでただちに医療センターに転院させる必要があると考え，かなり強い調子で，A に対する即時のがん告知を主張したが，結局，C の希望を入れ，翌 19 日は，Z2 に長時間を要する手術が予定されており面会の約束ができなかったことから，Z2 は，翌々日

である同月20日午後5時ころにCと面会したうえで，Aにがんの告知をすることとした．
　　③Aは，同月15日午前6時ころ，活気がなく，同月17日午後7時ころやや倦怠感を有し，同月18日午前零時ころ，窓を開け，ベッドを動かすといった行動が見受けられ，看護師らもAの動静に注意を払っていた．Aは，同日午後7時ころ，何とか歩けるようになりたいと不安な表情で話していた．
　　④Z2は，20日午後5時ころから，約30分間かけて，原告およびCを同席させ，Aに対し，病状について，肺が原発のがんで肝臓や胸椎に転移している旨を告知したうえ，胸椎が骨折しており，そのため麻痺が出ていることなどを説明し，Y病院では脊椎の治療ができないので症状の改善のためには医療センターでの治療が望ましいとの勧告を行い，Aは，その場で転院を希望した．告知前に，母やCから，Aに対するがんの告知に対する積極的な反対の言動は特になされなかった．Z2の説明が終わったあと，Cは，Aに対して，「ゆっくり治せばいい」と話しかけたのに対し，Z2において，「そんなことはない．早急に対応する必要がある」などと発言したり，放射線療法あるいは遺伝子治療に関してCが間違った認識に基づいてAに声をかけたのに対し，Z2において，その内容を否定する発言をしたことがあった．
　　⑤Aは，がんの告知を受けたあと，看護師に対し「死ぬのは怖くないが，やりたいことはたくさんある．足がどうにかならないと何もできない．安静にしてないと」などと訴えていた．その後も，Aは，「足が動かないで非常につらい」と述べており，Z2も，看護師からの報告などによって，そのことは承知していた．
　　⑥Z2は，がん告知後，回診の際，Aに対して，「医療センターに転院しても，手術は難しいのではないか，車椅子でも十分快適な生活をしている人はいて，スポーツなんかもやってる方もいるので，気を落とすことはない」という趣旨の言葉をかけた．その後，Aは，Cに対して，「医者のほうから，多分手術はできないだろうと言われたよ．車椅子になっても死ぬよりかはましだろうって言われたよ」などと述べた．
　　⑦Aは，同月25日午前2時50分ころ，点滴フックにコードをかけて首を吊り，自殺した．

　判決は，法的義務違反はないとはしましたが，前記のような事案経過を踏まえ次のような指摘をしています．

判決❷-b

　患者やその家族から，患者の病状などについて，説明を受けたいとの積極的な要望があった場合には，担当医師において，特に説明すべき点はないと判断していたとしても，患者の自己の病気に対する治療に関する自己決定権にかんがみ，治療に悪影響を与えないよう配慮したうえで，可能な限り，その要望に応じ，患者やその家族からの質問に答え，患者らの疑問や不安を解消するよう努めることが望ましい．
　担当医師は，患者の治療に関する自己決定権にかんがみ，患者やその家族に対して，

> 病状や治療方針に関し，患者に具体的な説明を負う義務を有するが，がんのような不治ないし難治の疾病の場合には，その説明をするに際し，いつ，誰に，いかなる内容をどのような方法，態様で説明すべきかについては，患者の性格や心身の状態，家族環境，病状を知らせることの治療に及ぼす影響などの諸事情を勘案したうえでの慎重な配慮が不可欠である．

とすると，この判決からは，次のような学びが導けると思います．

●●●POINT●●● ～法的視点から～

①主治医が変更された場合には，それまでの患者さん・家族と前主治医と結ばれていた信頼関係が引き継がれず，このことががんの告知といった信頼を基礎とする作業に悪影響を与えることがある．

②現在，がんの告知は次第に本人に告げることとなっているが，家族に先に説明すると，本事例のように，家族から本人に言って欲しくないという要望が出ることがある．できる限り，本人と家族の同席での説明が望ましい．

③Z2医師には，悪意はないが，「治療ありき」「転院ありき」で，そのためには，告知をしなければという強い思いだけが先行して，説明を受ける患者さん，（それに異論を積極的にいえない）家族をもう少し思いやるという気持ちが求められる．

④そうはいっても，告知によりどの程度患者さんが影響を受けるかは，事前に完全には測ることができないので，告知前後の患者さんの様子を十分に観察して，それに応じて臨機の対応をしていくことが必要である．

⑤家族が医療上不正確な発言（前記④：89頁）をしても，これをただちに否定するのではなく，受け止めたうえで，医師として，正確な情報を提供すべきであろう．

【稲葉一人】

患者さんから「わからない」と言われた場合，どうすればよいのでしょうか

　患者さんの意向を尊重したいと思いますが，患者さん自身も「どんなことをどこまで知りたいかなんてわからないよ」または「……」と黙ってしまって返事がない場合は，どのように対応しようかと悩むことがあります．

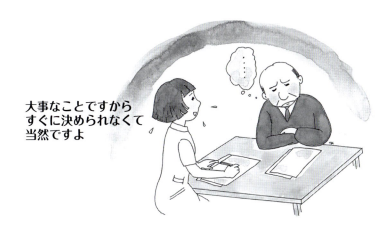

【濱口恵子】

A4 倫理的視点を意識したコンサルテーションの立場からお答えします

> ●●POINT●● ～倫理的視点から～
> ①「わからない」という患者さんの心情は，当然のこととしてしっかりと受け止める．

　患者さんが「沈黙」されてしまったり，「わからない」とおっしゃった場合には，最初の質問のところでも書きましたように，たとえば「どんなことを知りたいですかと急に言われても，何から話せばいいかもなかなか整理できないですよね」と，「わからない」という心情を否定せずに，まずは受け止めてあげてください．

　その後のコミュニケーションの方向性については，第2部-4-Q1のところの会話（71頁）を参考にしてみてください．

【板井孝壱郎】

A4 法的視点を意識したコンサルテーションの立場からお答えします

　この場合，患者の意向を確認するという意味では，第2部-4-Q1の【患者さんが自分の状況をどのように理解しているのかを把握するにはどうすればよいのでしょうか】(69頁)を行っても，患者さんの意向を確認することができない場合でしょう．そうすると，法的にただちに問題となることはないと思います．

　「わからない」という言葉が持つ意味を，医療者が一方的に決めるのではなく，知りたいか，知りたくないかがわからない，知ったときに，自分がどのような反応をするのかがわからない，知らないまま，自分は過ごせるかどうかわからない，と，いろいろあるでしょう．私は，メディエーション (MEDIATION) という紛争解決の技法を教えていますが，自己決定を押しつけず，時間をかけて気持ちの整理に付き合うことが大事です．大きな決断をする際には，あたかもジャンボジェット機が飛ぶためには長い滑走路が必要であるのと同じように，それなりの助走距離や時間が必要です．患者さんが「沈黙」したときに，私たち(医療者)が介入せず，その沈黙を尊重する姿勢が求められます．

> ●●POINT●●　〜法的視点から〜
> 沈黙を尊重して，待つ．

【稲葉一人】

5 患者さんの意向に沿った説明内容と方法，説明義務の範囲
～看護師・薬剤師らとして患者さんに説明する場合～

SPIKES

Knowledge（情報提供）：**患者さんが理解できる方法で情報を提示する**
Empathy & **E**xploration（共感と探索）：**相手の感情に気づき共感的態度で対応する**

　上記のかかわりで得た情報をもとに，患者さんの意向，家族の意向を尊重しながら，病名・病状・考えられる治療の選択肢とおのおのの治療の利益とリスクを医学的に説明する場に看護師らも同席して，患者さん・家族が情報を理解できるように支援したいと思います。

　そして，看護師らは，バッドニュースを伝えられる患者さん・家族の気持ちに寄り添い，医師からの説明を理解できているかを見極めて，患者さん・家族の状況に合わせて理解できる方法で補足したり，話す内容やペースを調整したり，心理的なケアを行いたいと思います．一方，患者さんが自分の大切にしている価値観や生活状況，人生設計などを医療者に伝えられているのか，わからないことを質問できているかに配慮して，医療者と患者さん・家族との対話をはかるように調整したいと思います．

【濱口恵子】

Q1 患者さんの心情に配慮しつつ，看護師らがどのようにかかわればよいのでしょうか

　選択肢にあがっている治療が患者さんの生命に悪影響を及ぼすことがなくても，患者さんの「生活」に影響することについては発生頻度が少なくても説明すべきではないかと思います．たとえば，頭頸部がん治療による嚥下障害・言語障害，化学療法による末梢神経障害，治療による外見の変化（ボディイメージやセルフイメージの変化），性機能・生殖機能障害（妊孕性の問題）などです．それは誰も患者さんに代わって生きることはできず，患者さんが自分の感覚でイメージできないままに生活に支障をきたす障害を体験した場合は，そのような状況下で生きる意味がないという思いにかられてしまうことも考えられます．

　しかし時に，生物学的（疾患的）な話に終わり，生活モデルに配慮した説明が不足している場合，また，治療費や入院期間に関する説明の必要性に関して医師と看護師との間で見解が異なる場合があります．

　また，病状説明に同席した際，または説明後に看護師は患者さんにどのようにかかわればよいのかを迷う場合があります．医師に再度患者への説明を依頼することが必要な場合もありますが，看護師ら自身が患者さんの状況に合わせてかかわったほうがよい場合があると思います．しかし一方，看護師らの情報提供やかかわりにより医師の説明との間にズレが生じて患者さん・家族に混乱が生じるのではないかという懸念や，医師との関係が悪くなったりするのではないかとの心配が生じることがあります．

　意思決定支援はチームで一時点ではなくプロセスで行うものであり，おのおのの専門職の専門性が発揮されることが期待されます．そのため，看護師を含めた各専門職は各々の専門性を活かして踏ん張りたいと思いますが，ジレンマを感じることがあります．

　通常の医師−他専門職との関係，または医師の考え方にも影響されると思いますが，看護師らのとるべき行動や配慮についてお考えをお聞かせください．

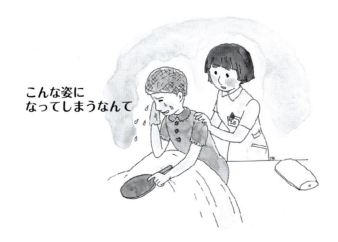

【濱口恵子】

A1 倫理的視点を意識したコンサルテーションの立場からお答えします

> ●●●POINT●●● ～倫理的視点から～
> ①「医師＝疾患モデル」,「看護師＝生活モデル」という二項対立的に捉えるのではなく,「全人的医療」という観点からするならば,「キュア（治療・診る）」という視点も,「ケア（看護・看る）」という視点も，決して対立するものではなく，相互補完的関係にあることを理解する．
> ②看護の視点にも「生物学的モデル」に立脚する「EBN（科学的根拠に基づく看護）」は不可欠であることを理解し，そのうえでさらに「生活モデル」を意識したコミュニケーションを行う．
> ③「生活モデル」を意識するアプローチは，統計学的な視点のみならず，患者さんの「人生という名の物語」を大切にする「NBM（narrative-based medicine：物語と対話に基づく医療）」でもあり，この役割は看護師のプロフェッショナリズムに通ずるものであることを理解する．

　医師は「キュア（治療）」を対象とするが，看護師は「ケア（看護）」という視点だから，どうしても考え方や価値観が違う．こんな言葉を耳にすることもありますが，決して両者は対立するものではなく，また，医師と看護師らの「価値観」が異なっているのでもありません．「全人的医療」という言葉がありますが，患者さんを「ひと」として「みる」（診る・看る）には，両方の視点が必要です．ですから，2つの視点は対立するものではなく，相互補完的関係にある，というべきでしょう．

　医療者には，医療専門職だからこそできる，エビデンス（科学的根拠）に基づいた「専門家としての判断」というものがあります．たとえば，相談者があげていらっしゃるように，頭頸部がん治療によって，嚥下障害や言語障害が起こる可能性や，化学療法による末梢神経障害，治療による外見の変化（ボディイメージやセルフイメージの変化），性機能・生殖機能障害（妊孕性の問題）などは，一般市民である患者さんや家族にはわからない，知らないことばかりです．

　しっかりとしたエビデンスに基づいて論理的に考え判断する力，これがあってこその「プロフェッショナル」だといえるわけです．看護の世界でも，EBN（evidence-based nursing）といわれるように，もししっかりとした科学的根拠を把握することなしに，たとえば患者さんや家族から，「あの～，この放射線療法を受けたときに，喉のあたりに障害が出るかもって言われましたけど，それはどれくらいの確率というか，可能性があるんでしょう……？」と聞かれたときに，「可能性ですか？　うーん，たぶん起こるんじゃないかなー……という感じですねー」なんていう回答をされたら，患者さんや家族はきっと「"たぶん起こる"なんて言い方，素人でもできるわい！」と，不信感を抱きさえしてしまうでしょう．

　やっぱり，しっかりと「一概には言えませんが，文献上，データとしてはおよそ5千人の頭頸部がんの患者さんに放射線療法を行った場合に，そうした障害が起こる可能性は約5％だと

いわれています．言い換えると，20人に1人ということになりますね」[注1]というように，統計学的な情報を提供できることはとても大切ですね．

> [注1] ☞ 本文中に記載されているリスクに関する数値は，あくまでも仮定のものですので，実際の正確な値ではありません．ご注意ください（以下同）．

でも，ここである問題が起こると思います．「じゃあ，いったい，どのくらいのリスクだったら話すべきで，どのくらいの低さであれば省略することができるの？」ということです．たとえば，5％のリスクは話すけど，0.5％だったらどうする？あるいは，0.05％だったら……と，0％でない限り，確かにそこに「リスク」は存在しているので，そう考え出すとキリがない，ということです．

たとえば一般的に「説明義務の範囲」というものを，大学の生命・医療倫理の講義などでは「生命に危険を及ぼすようなリスクである場合には，たとえ0.1％以下であっても説明を省略することはできないが，生命を脅かすような重大な危険性ではない場合には，必ずしも説明しなくてもよい」などと教えていることが多いです．ところが実際の現場では，特に外来などでは時間がない，という背景もあって，「それなら，生命を脅かす重大なリスクのほうだけ説明すればいいってことですね」と判断し，まさに「生物学的（疾患）モデル」を中心とした発想に陥りやすくなってしまいます．

確かに外来であれ，術前であれ，「時間」というのは限られていますので，あらゆるリスクをすべて説明しようなんて思うと，何時間あっても足りない！ということになってしまいます．その意味では，医師がどちらかというとまず「生命を脅かすリスクを優先して説明しようとする」こと自体を，イケナイことだ！と非難する必要はないでしょうね．ですが，そのうえで大切なことは，やはり，「病（だけ）を診ず（看ず）に，病人を診よ（看よ）」ということです．この視点は，医師も看護師も両方持っておくべきことといえます．だから「医師＝疾患モデル」，「看護師＝生活モデル」という二項対立的に捉えるのではなくて，ウェイトの違い，というべきでしょう．

＊　　＊　　＊

まずは医師から「生命を脅かす重大なリスクの説明」を「疾患モデル」を中心とした視点から伝えられること，これもとても重要なことです．でも，それを踏まえながらも，この患者さんが「どのような生活をされようとしているのか」，言葉を換えて表現するなら「どんな人生を歩んでいきたいと願っておられるのか」という「物語」を軸とした「生活モデル」を中心に置く視点(narrative-based)が大切になります．

ですから，その患者さんの職業や家族構成，特にはご自宅が平屋建てなのか2階建てなのか，その患者さんのベッドは家のどの部屋に配置されているのかなども，とても大切な情報となってきます．でも，どちらかというと医師は，こうした視点に立ちにくいのです．それは，決して医師が「患者さんの人生を大切に思っていない」からではなく，避けがたい時間の制限や，まずもって法的にも「説明義務」として重視される「重大なリスク」などの説明を優先しようとする背景もあることを理解しておくことも必要でしょう．

したがって，たとえ低い値のリスクであっても，その患者さんの「生活」のあり方を見通し

たとき，決して「低い」とはいえない大切な情報となりうるものである，という視点は，看護師ならではの「プロフェッショナリズム」として，「疾患モデル」と敵対するという観点からではなく，相互補完的関係にあるという理解が求められるでしょう．

そうすると，限られた時間でも，どのような「リスク」を「優先して伝えるか」は，単なる数字の高い・低いという「統計学的」視点からではなくて，まずもって「患者さん自身は，どんな生活をなさっているか」という視点から，

> **あなた**：いま○○さん（患者さん）ご自身として，これからの生活をしていくうえで，いちばん気になっていらっしゃることや，お知りになりたいことは何ですか？

と，「患者さん自身に尋ねてみる」ことを推奨します．たとえば，

> **患者さん**：私は会社の受付で働いていますので，あまり立ち仕事は多くないですから，足のむくみとかはそれほど気にはならないんですけど，でも，受付に座っているときに，やっぱりその，上半身というか，特に顔が腫れてるとか，そういうのはできるだけ避けたいんです……．

といったような回答が返ってくるなかで，

> **あなた**：そうですか，確かに従来の放射線療法では，下肢のみだけでなく，照射部によってはお顔にも影響が出る可能性は，わずかながらですがある，といわれています．データ上では低いのですが，およそ8％ですね．でも，そういうお仕事をなさっておられるということでしたら，同じ程度に効果のある方法で，よりいっそう顔面部の浮腫が起こりにくい方法や，そのリスクがもっと低くなるように放射線の照射部をできるだけ工夫してみるようにしましょう．

というような流れが期待できるようになるといえます．

【板井孝壱郎】

A1 法的視点を意識したコンサルテーションの立場からお答えします

本相談を理解するために，少し長くなりますが，次のような点について説明しましょう．

> ①「説明は，医療者の法律上の義務である」ということ．
> ②「説明は，誰を基準に行うのか」「どこまで行うのか」という点については，判例は医療者に厳しい態度を採っている．
> ③同意書の法的効果は免責を保証するものではない．

1）「説明は，医療者の法律上の義務である」

通常これには，4つの根拠があげられます．

a. 患者の自己決定権（日本国憲法13条）

最高裁判所は，「意思決定をする権利」「自己決定権」という言葉を意識的に使っていないふしがあるのですが，エホバの証人の輸血拒否の事案では，「人格権」として，患者さんに説明をすることの必要性を強調しています．この最高裁の平成12年2月29日判決は，以下のように判示しています．

判決❶

> 患者が，輸血を受けることは自己の宗教上の信念に反するとして，輸血を伴う医療行為を拒否するとの明確な意思を有している場合，このような<u>意思決定をする権利は，人格権の一内容として尊重されなければならない</u>．そして，患者Aが，宗教上の信念からいかなる場合にも輸血を受けることは拒否するとの固い意思を有しており，輸血を伴わない手術を受けることができると期待してC病院に入院したことを医師Bらが知っていたなど本件の事実関係のもとでは，医師Bらは，手術の際に輸血以外には救命手段がない事態が生ずる可能性を否定しがたいと判断した場合には，患者Aに対し，C病院としてはそのときには輸血するとの方針を採っていることを説明して，C病院への入院を継続したうえ，医師Bらのもとで本件手術を受けるか否かを患者A自身の意思決定に委ねるべきであったと解するのが相当である．

b. 侵襲行為に対する違法性阻却事由としての説明と同意（刑法35条）

医師が患者さんの身体に直接侵襲を伴う医療行為を行う際には，患者さんに説明して，同意を得なければならないことには，法律家のなかにほぼ異論がないと思いますが，しかし，この単純なルール・コンセンサスが医療者に共有されていないことにはもどかしさを感じます．

医療，特に医師の行う医行為は，その行為自体を客観的にながめると，人の身体への「傷害」（これを侵襲という）行為にあたり，刑法上は，「人を傷害した」（刑法204条）の構成要件（法律の条文の文言のこと）に該当し，通常構成要件に該当する行為は違法性が推定される（構成要件の違法性推定機能）のです．しかし，刑法は，「正当業務行為」については，違法性を阻却させ

る(刑法35条)としており，この正当業務行為のための要件を備えなければならないのです．

> 204条　人の身体を傷害した者は，十五年以下の懲役又は五十万円以下の罰金に処する．
> 35条　法令又は正当な業務による行為は，罰しない．

そこで，医療において「正当な業務行為」となる通常説かれる要件は，以下の3要件です．

> 1) 治療を目的とすること
> 2) 医学上一般に承認された手段方法をもってなされたこと：これは，①医学的適応性：その処置がその疾患の適切な治療手段であることが，医学界で一般に承認されていることと，②医学的正当性：その処置が，医学の準則(lege artis)に従ってなされていることを指す．
> 3) 患者の承諾があること：承諾の前提としての説明．

それぞれについて，若干の説明を加えますと，「治療を目的とすること」は，目的が正当であることを指します．この関係で問題となるのが，直接当該人の治療を目的としない場合(生体移植用臓器の提供)です．

「医学上一般に承認された手段方法をもってなされたこと」は，やり方が正しいという意味ですが，「一般に承認された」とは何を指すのかということで，「医療水準」や，これを具体化した「診療ガイドライン」がそれにあたるのかという問題が提起されます．

患者さんの承諾があることは，その前提としての説明が必要とされることとなりますが，例外もあり，他の者の承諾で代える場合(幼児，精神障害者，認知症のある高齢者)には，本人の承諾が不要な場合もあります．

以上は，緊急の場合で，予期しない事態のなかで本人を救命する必要性がある場合などには，医師の専断的(説明・同意手続を経ない)医療行為が許される場合もあります．

もっとも，問題は，どの程度の「傷害」を侵襲行為とするのかということですが，平成21年に改訂された『臨床研究に関する倫理指針』の「Q&A (Q2-1)」では，侵襲は以下のように説明されています．

> ①被験者に対する危険性の水準が一定程度以上の医療行為を行うものとして，投薬，医療機器の埋込み，穿刺，外科的な治療，手術などを「侵襲」としています．
> ②被験者から試料などの採取のために行われる採血や穿刺を伴う行為であれば，「侵襲」を伴うと考えられます．一方，採尿，唾液などによる検査は「侵襲」を伴うものにはあたらないと考えられます．

これをここにそのまま当てはめることは難しいのですが，おおむね，②"侵襲の程度が低い場合"については，(入院などの際の説明で)事前の包括的な同意がされている，"したがって，個別の説明は不要"と考えられ，①"侵襲の程度が高い場合"については，個別の説明と同意が必要と

考えられるというルールが導かれるのです.

c. 準委任契約や,付随義務に基づく報告（説明）義務（民法645条）

医療者（病院では病院管理者）と患者さんとの民事上の関係は,準委任契約（診療契約や入院契約）と分類されます.ここでは,医療者は「善管注意義務」（その中身は,過失を犯さないこと）（民法644条）を負うと同時に,受任者（患者さん・法定代理人）に報告（説明）義務を負います.

> 645条　受任者は,委任者の請求があるときは,いつでも委任事務の処理の状況を報告し,委任が終了した後は,遅滞なくその経過および結果を報告しなければならない

判例では,次のような記述があります.

乳がんの温存療法に関する説明義務についての事案（最高裁判所 平成13年11月27日判決）で,争点への判断への前に,一般論として,「医師は,患者の疾患の治療のために手術を実施するにあたっては,診療契約に基づき,特別の事情のない限り,患者に対し,当該疾患の診断（病名と病状）,実施予定の手術の内容,手術に付随する危険性,他に選択可能な治療方法があれば,その内容と利害得失,予後などについて説明すべき義務があると解される.本件で問題となっている乳がん手術についてみれば,疾患が乳がんであること,その進行程度,乳がんの性質,実施予定の手術内容のほか,もし他に選択可能な治療方法があれば,その内容と利害得失,予後などが説明義務の対象となる」としており,診療契約に基づき説明義務があることを示しています.

d. 医療法上の,「努力義務」（医療法1条の3）

医療法は戦後70回以上の改正がなされていますが,説明についての規定は,平成13年法153号により,付け加えられました.

> 1条の3の2　医師,歯科医師,薬剤師,看護師その他の医療の担い手は,医療を提供するに当たり,適切な説明を行い,医療を受ける者の理解を得るよう努めなければならない.

努力義務の規定であり,医療法は個々の患者さんとの関係での法律ではない（このような法律を「公法」と呼ぶ）のですが,医療者の行為規範として働くのです.

＊　　＊　　＊

以上からわかるように,説明は医療者の法律上の義務なのです.

2）「説明は,誰を基準に行うのか」「どこまで行うのか」という基準

「説明は,誰を基準に行うのか」「どこまで行うのか」という基準については,判例は医療者に厳しいです.

この基準については，合理的医師説（普通の医師が説明するであろう内容で足りる），合理的患者説（普通の患者ならこの程度の説明で理解・納得できる内容が必要），具体的患者説（目の前の患者が理解できるように）などが学説上論じられています．医師を基準にすれば，医師の裁量権を大幅に認めがちになり，結果として患者さんが知りうることを医師が決めるということになり，反対に，目の前の患者さんを基準とすると，説明行為が患者さんごととなり煩雑となるという関係です．

　診療契約に伴う説明義務を中心に考える判例の立場では，診療契約を締結した段階で，医師の具体的な債務の内容が明示的に合意されることはまれ（自由診療で行われる歯のホワイトニングなどであれば目的が明確で，その内容を特定しやすいですが）で，説明は，侵襲を伴う場合だけでなく，診断結果，治療方針，術式の選択といった幅広い分野で観念されるため，これを一義的な基準で決めることは難しいと思います．そのため，判決は，結論においてまちまちになり，ここから，一定の基準を見出すことも難しいのですが，強いて言えば，より人格的利益（エホバの証人にとっての信仰と関連する輸血や若年層女性の乳房の温存など）が強い場合は，具体的患者説に近いと評価できると思います．

　いくつかの実践的に留意すべき点として絞って説明しましょう．

a. 手術の危険性を説明すべき

　手術については，<u>疾患の診断（病名と病状），手術内容，手術に付随する危険性を説明すべきです</u>．前述の乳房温存療法の最高裁判決は，「医師は，患者の疾患の治療のために手術を実施するにあたっては，診療契約に基づき，特別の事情のない限り，患者に対し，当該疾患の診断（病名と病状），実施予定の手術の内容，手術に付随する危険性，他に選択可能な治療方法があれば，その内容と利害得失，予後などについて説明すべき義務があると解される」とします．

　この場合，発生頻度の低いものまで説明すべきかどうかではあるのですが，そこに100分の1とか1,000分の1とかいうリスク頻度の法的ルールはありません．合併症の発生の一般的な頻度（相対的リスク）というより，その患者さんの全身症状や予定される手術手技や，術者などの力量を踏まえての発生の可能性，そして，起こった場合の重篤度を換算（絶対的リスク）した専門的な判断が説明されるべきであるといえるでしょう．

b. 術式ごとの利害得失を説明すべき

　<u>医療水準として複数の術式がある場合は，それぞれの選択肢とそれぞれの利害得失を説明する必要があります</u>．

　前述の乳房温存療法の最高裁判決は，「医療水準として確立した療法（術式）が複数存在する場合には，患者がそのいずれを選択するかにつき熟慮の上，判断することができるようなしかたでそれぞれの療法（術式）の違い，利害得失をわかりやすく説明することが求められるのは当然である」としているからです．

c. 患者さんたちの特定の要望とは違う手技・術式を実施する場合は丁寧に説明すべき

　<u>患者さんたちからのある特定の要望が，医学的知見に照らし相応の理由がある場合は，要望と違う手技・術式を実施することについて，丁寧な説明が求められます</u>．

　参考になる判例としては，帝王切開術を希望していた夫婦に経腟分娩を勧めた医師の説明義務が問われた事案で，以下のような判例があります（最高裁　平成17年9月8日判決）．

> **判決❷**
>
> 　帝王切開術を希望するという妊婦らの申出には医学的知見に照らし相応の理由があったということができるから，医師は，これに配慮し，妊婦らに対し，分娩誘発を開始するまでの間に，胎児のできるだけ新しい推定体重，胎位その他の骨盤位の場合における分娩方法の選択にあたっての重要な判断要素となる事項をあげて，経腟分娩によるとの方針が相当であるとする理由について具体的に説明するとともに，帝王切開術は移行までに一定の時間を要するから，移行することが相当でないと判断される緊急の事態も生じうることなどを告げ，その後，陣痛促進剤の点滴投与を始めるまでには，胎児が複殿位であることも告げて，妊婦らが胎児の最新の状態を認識し，経腟分娩の場合の危険性を具体的に理解したうえで，その医師のもとで経腟分娩を受け入れるか否かについて判断する機会を与えるべき義務があったというべきである．

d．試行的・先端的医療を行う場合は標準的治療方法として未承認という事実を説明すべき

　臨床実験的な側面がある試行的・先端的医療を行う場合（すべての医療はこの側面を有していますが）は，上記に加えて「一般的には標準的治療方法として承認されていない」という事実を説明する必要があります．

　この例をあげると，子宮体がんに対する治療法として，アクチノマイシン/シスプラチン療法という，非標準的な治療法を実施した事案では，以下のように判断し，説明義務違反を認めました（東京高裁　平成11年9月16日判決）．

> **判決❸**
>
> 　深刻な副作用を伴う生活ないし生存状況とがんの予後に伴う生活ないし生存状況や危険性などを衡量（こうりょう）して患者のクオリティ・オブ・ライフあるいはより楽な死への過程を考えた医療を選択するために，この種の先端的治療方法を採ることについて患者などの自己決定を尊重すべき義務があり，そのために患者ないしその家族に対して，採用しようとする先端的治療方法について厳密に説明したうえで承諾をとる義務があるというべきである．
> 　医師が，当時その治療方法が先端的なものであり，一般的には標準的治療方法として承認されてはいないという事実を説明していなかった．

3）患者の承諾（同意書）の法的効果

　では，同意書はどのような法的効果を持つのでしょうか．つまり，この問いは，「同意書に書かれている合併症などのリスクが顕在化した場合に，そのリスクは同意の結果免責されるのか」というものです．

　まず，確認しなければならないのは，合併症にも様々なものがあるということです．極めてまれな（発生頻度が低い）合併症で，その発生をくい止めるための配慮方法が事実上ないか，その配慮はしたが，なお発生した，あるいは，それをすることは極めて医療に加重になるような場合は，医療者には，回避可能性がない，ないし，回避義務を尽くしたとして，過失がないと

評価されますので，法的責任はないことになります．つまり，この責任がないという効果は同意書の直接の効果ではないのです．

他方，合併症の頻度が相当程度高い（予見が容易に可能である）にもかかわらず，さらにこれを回避する方法があるにもかかわらず，回避をしなかったことで，合併症が発症した場合は，過失があり，過失と結果（合併症）との間に因果関係があるため，法的責任があることとなるのです．つまり，同意書には免責の効果はないということです．

そもそも，医療では，「医師が現実に充実した説明をし，患者がこれを理解し自らのこととして同意する」ことが大切なのであり，同意書の取得が本来の目的ではありません．しかし，紛争となった場合や，医療訴訟をおもんばかって，同意書を採ることがルーチンワークとなり，現実の臨床では，説明して納得していただくことより，同意書を採ることが目的化してしまっています．目的化した同意書では，医師は同意書さえ採れればよいと考えて，本来の「現実の説明を充実させ，患者の理解を求める」という実践がおろそかにされる結果，同意書を作成しながら，「言った」「言わない」の紛争を残すことがあるのです．

現在の法制度下では，説明したことで患者さんが同意したなら，患者さんに不利益なことはすべて免責するということを導きだすことはできません．このような契約は，民法上は，公序良俗違反（民法90条）となり，消費者保護法の趣旨から考えても，免責の効果を導けません．

* * *

さあそこで，相談の本体についてのアドバイスです．

上記のようなことを，実際に行うためには，どうすればよいのかという問題と思います．

私が考えるプラクティスを図1に示します．

> **1st ステップ**
> まず，ある手技（ここでは手術を念頭にしよう）を行う場合には，標準的な患者さんを想定して，「疾患の診断（病名と病状），手術内容，手術に付随する危険性」を説明しましょう．
>
> **2nd ステップ**
> そのうえで，大切なのは患者さんの知りたいところを聞くという作業を行います．
>
> **3rd ステップ**
> そして，患者さんの知りたいところを聴取できれば，それに沿って，より詳しい説明をすることになります．

したがって，カギは，医療者が，患者さんのニーズをどのように聴取するかという2ndステップにかかっているといえるでしょう．雰囲気づくりをすれば，自ら疑問点を医療者に問う患者さんもいると思いますし，今後このような患者さんが増えると思います．しかし，現実は，医療者を前に質問することを患者さんに求めるのは難しいと思います．

そこで，医療者のほうから問いかけをしてニーズを引き出すことです．

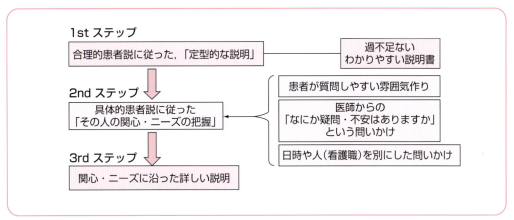

図1　具体的なプラクティスの提案

> 医師や看護師ら：いまお話したことはわかりましたか．わからないなら何度でもご説明差し上げます．
> 医師や看護師ら：説明差し上げた以外にお聞きになりたい点はありますか．

　その問いかけの結果，患者さんから何らの意見が出なくとも，医療者と患者さんの信頼を強固にするに役立つと思います．そこで，ニーズが出てくれば，3rd ステップに入ります．

　ところで，以上は医療者（特にその中心は医師）の説明のステップですが，チーム医療の協働者である看護師らが，事後に患者さんの理解度と，具体的な要求を聴くという実践があると思います．特に，医師は，手術手技とリスクの説明は行うのですが，どうしても，術後管理とか，日常生活にかかわることについて，説明がおろそかになり，逆に，患者さんはそのことにとても関心を持っています．

　これを引き出す役割は，患者さんの近くに位置し，患者さんをいまの非日常の状態から日常生活に帰すこと（これがケアと思います）を役割とする看護師が担当できると思います．また，医師は「同意書を採る」「IC（インフォームド・コンセント）をとる」ことを焦点化して，患者さんが本当に理解し，納得しているかを確認することは一般的に不得意なことが多いです．ですからこれこそ，看護師の役割と考えてよいと思います．

　今後は，このようなチーム医療での「説明と患者さんの同意の確認」ということは大きな問題となると思います．このような法的に求められたステップ，特に 2nd ステップで，患者さんの心情をくみ取ってください．

●●●POINT●●●　〜法的視点から〜
患者さんの意向・ニーズを聴取し，それに合わせて説明を調整する．

【稲葉一人】

6 患者さんからの要望に対してどこまで配慮するか
～患者さんから無謀ともいえるような要望が出てきた場合～

SPIKES

Summary & Strategy（要約と対策）：話し合ったことを要約し，戦略を示す

　上記SPIKESのS・P・I・K・Eの段階で，患者さん・家族と医療者間で病状や治療法などに関する情報を共有し，今後何をどのようにするかについて患者の意思決定を支援していきます．その際，患者さん・家族の迷いや揺れる気持ちに寄り添い，いったん決定したことを撤回したり保留にしたりすることにも付き合いながら，よりよい選択ができるように支援していきたいと思います．

【濱口恵子】

Q1 患者さんから，治療拒否や過剰治療・根拠のない治療，希望を求められた場合にはどうすればよいのでしょうか

　治癒が期待され，しかも合併症や機能障害などがないと予測されるような治療を患者さんが拒否する場合，または，病状の進行，あるいは終末期などで治療効果が期待されず身体を消耗させるだけだと判断されるような治療を求められたり，生命にかかわる合併症が予測されるような治療を要望されたりする場合，さらに，高額であり根拠のない民間療法を希望される場合のように，医学的な判断とは異なる治療を患者さんが希望する場合はどうすればよいのでしょうか．

　また，たとえば，誤嚥性肺炎のリスクが高くて生命の危険がある場合にでも「死んでもいいから食べたい」，または，「途中で死んでもいいから家に帰りたい」と患者さんが希望する場合はどうすればよいのでしょうか．

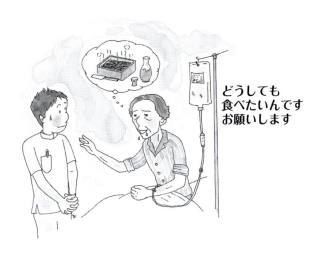

【濱口恵子】

A1　倫理的視点を意識したコンサルテーションの立場からお答えします

> ●●●POINT●●●　～倫理的視点から～
> ①「事実を伝えること」と「希望を奪うこと」は違う，ということに注意する．
> ②「科学的に根拠がない」という場合にも，「狭義の無益（＝有害性が，予測される効果をはるかに上回るエビデンスが明確にある）」と，「広義の無益（＝有害性が，予測される効果を上回るかどうかは不明）」との2種類あることに気をつける．
> ③「対話（コミュニケーション）」とは，「科学的事実」でもって相手を論破すること≒「"知的腕力"でねじ伏せること」では決してないことを理解しておく．

1）「事実を伝えること」と「希望を奪うこと」

　まず大切なことは，「事実を伝えること」と「希望を奪うこと」は異なることをしっかり理解し，それを意識しながらコミュニケーションを図る，ということです．

　結論的に述べるならば，その代替医療が，患者さんにとって「明確に有害である」という積極的エビデンスがないのであれば，現在行っている治療を継続しつつ，併用してもよいといえます．けれども，もちろん併用しつつも経過観察は怠らず，代替医療との併用によって副作用などの有害事象が観察され，その因果関係が疑われるのであれば，その旨を患者さんに伝えて，この段階では代替医療を控えたほうがよいことを伝えることが必要です．

2）「科学的に根拠がない」という場合

　患者さんや家族が，医療者の視点からするならば，「科学的根拠がなく，医学的には無益ではないか？」と思われる治療を求めてくるというのは，けっこう現場ではあることですね．こうした場合に，「とにかくそれは患者さんの『自己決定』なのだから，患者さんの価値観や権利を尊重し，それに従うしかない……」と判断すべきなのか，それとも「その治療は科学的根拠がありませんから，できません」と強く拒否すべきなのか……？

> 皆さんも大変迷われることと思います．

　まず，「無益（futility）」という言葉の語源をたどっていきましょう．
　「無益（futility）」という言葉は，ラテン語の「漏れる（leaky）」に由来するといわれています．これは，古代ギリシア神話に，ダナオス（古代リビア・アルゴスの王）の娘たちが神々の怒りを受けて「穴の開いた桶（leaky buckets）」で水汲みを命じられたという逸話に基づいているそうです．したがって，語源からするならば，「無益な治療」とは，「何度繰り返しても意味のある目的に達することができない治療」と定義できるわけです．
　そこで，「医学的に無益である」という場合，倫理学的には，狭義の無益と広義の無益の〈2つの意味〉を区別する必要があります．

a. 狭義の無益（futility in a narrow sense）

　狭義の無益とは，病態生理学的にみて「明らかに有害である」場合のことをいいます．

　この場合に用いる「科学的根拠がない」という言葉の意味は，「有害性が，予測される効果をはるかに上回るエビデンスが明確にある」ということです．

　したがって，医師が「科学的に根拠がない＝無益である」という場合に，その治療が患者さんにとって「明らかに有害である」〔≒有害性（リスク）のほうが，予測される効果（ベネフィット）をはるかに上回ると明言できる〕という意味合いで用いているならば，倫理的にも法的にもその治療を「行う義務はない」のみならず，安全管理上も問題があることになるため，むしろ「行ってはならない義務がある」ことになります．

b. 広義の無益（futility in a broad sense）

　広義の無益とは，病態生理学的にみて「明らかに有害とはいえない」（もしくは「無害だが効果もない」）場合のことをいいます．

　この場合に用いる「科学的根拠がない」という言葉の意味は，「有害性が，予測される効果を上回るかどうかは不明」ということです．

　したがって，医師が「科学的に根拠がない＝無益である」という場合に，「明らかに有害」という意味ではなく，「効果があるかどうかはわからない」という場合や，「有害性（リスク）のほうが，効果（ベネフィット）をはるかに上回るとは明言できない」という意味ならば，医師としてその治療を「推奨する」ことはできない．しかし，患者さん自身がそのリスクについて十分に理解しているならば，その意向を尊重すべきである，ということになります．

　　　　　　　　　　　＊　　　＊　　　＊

　医療者からみて「科学的根拠がない（＝無益な）治療」を求められた場合には，「狭義の無益」と「広義の無益」の〈2つの意味〉を理解しておくことが大切です．特に，「広義の無益」という場合には，その治療を行わないという決断を医師が一方的に下すことはできませんが，「狭義の無益」の場合においても，なぜその治療を行うことができないかを，患者さん・家族の心情に共感しつつ，しっかりとしたコミュニケーションを図り，説明責任を果たすことが求められることになります．

3）対話（コミュニケーション）

　患者さんに「説明する・伝える」ということは，「説明責任を果たすこと」ですが，実践の場では，相手の価値観に共感を示す「対話（コミュニケーション）」が重要です．けれども，「対話」とは，決して「科学的事実」でもって相手を論破する≒"知的腕力"でねじ伏せること」ではありません．

　この点にしっかり気をつけてください．

4）患者さんの希望への対応

　また，誤嚥性肺炎のリスクが高くて生命の危険がある場合で，「死んでもいいから食べたい」，「途中で死んでもいいから家に帰りたい」と患者さんが希望する場合ですが，このときも頭ごな

しに「そんなことはできません！」と否定しないことが大切です．

a.「食べたい」に応える

　やはり，まずは「死んでもいいから，食べたい，というお気持ちなんですね」と肯定しながら，患者さんの思いに共感する姿勢を示すことが重要だといえます．そのうえで，「いちばん食べたいものは何ですか？」と尋ねてみてください．そんななかで，たとえば宮崎県だと，「日向夏とか，マンゴーがいい」とおっしゃったりすることもあります．でも，それをそのまま食べてしまうと，やはりどうしても誤嚥性肺炎のリスクが高い場合には，「そうですか，では，なんとか食べてもらえるように，栄養士さんとも相談してみますね」と答え，緩和ケアチームなどで検討してみるとよいでしょう．そこで，たとえば，日向夏やマンゴー味のするゼリーやペースト食を管理栄養士といっしょに検討し，それを患者さんに提示してみるなど，「できません」ではなく，なんとか患者さんの願いに応えようとする姿勢を示すことが倫理的には望ましいといえます．

b.「家に帰りたい」に応える

　「家に帰りたい」場合も同じです．「やっぱり家に帰りたいですよね」と否定しないコミュニケーションから入っていくことが求められます．そのうえで，「もし差し支えなかったら，どうしても家にお帰りになりたい理由を教えてくれませんか？」と尋ねてみるのもひとつの方法です．もちろん，「そんなの，家がいいに決まってる！」と答えられる場合もあるでしょう．そのときは，「そうですよね」と返すしかありませんが，案外，「帰りたい理由」というものが本当は胸の内にあっても，なかなか言葉にして言い表せない，あるいはただ単に言いたくないだけ，という場合も多いものです．そのときは，「どこにお住まいなんですか？」であるとか，「どんな家なんですか？」など，直接理由を探ろうとせずに，患者さんの生活の場である「家」の様子などを聞き出すなかで，何気ない会話からそのヒントが得られることもあります．

　たとえば，宮崎県ではこんなケースもありました．

> **事例**
>
> 「うちはな，マンゴー農家なんじゃけど，いまちょうど熟してくるころなんじゃよ．突然入院が決まってよ，あとは息子にまかせっきりになって，もう3ヵ月になるけど，とにかく，（熟し加減を）この目で見てみんことには気になって気になって，しかたがないっちゃわんさ」という患者さんの言葉に，
>
> 「そうでしたか……．それはやっぱり気になりますよね」と答えたうえで，そのことをお見舞いに来られた奥さんにお伝えして，できればいま熟しているマンゴーの様子を写真に撮ってもらい，農園の様子についてお話してもらえないかとお願いしたところ，数日後，息子さんがわざわざ時間を割いて病院に来られ，患者さんに次のように話してくれました．
>
> 「オヤジよ，ほら，これ，マンゴーの写真さ．見てみ，こんな感じで熟してきとるから，大丈夫よさ．オヤジが残してくれとった作業日誌を見ながらよ，ちゃんとやっとるっちゃからさけ，心配せんでいいから」
>
> 患者さんは，その話を聞いて安心されたのか，その後は「家に帰りたい」と強くおっしゃらなくなりました．

すべてのケースがこのように「うまく」いくわけではもちろんないですが，ここでお伝えしたかったのは，「死んでも帰りたい」と言われると，医療者としては「何をわけわからないこと言ってるんだか．死んでしまったらもともこもないじゃない．なんで，家に帰れるような状態じゃないってこと，わからないのかしら」と，あたかも患者さんを「聞き分けコンプライアンスの悪い，わがままな患者」とレッテルを貼ってしまうことがあること，しかもそれは"悪意"があってそうなるのではなく，「死なせてはいけない」という"善意"から起こるものであることに留意する必要があるということです．

【板井孝壱郎】

A1 法的視点を意識したコンサルテーションの立場からお答えします

皆さんは，次のようなニュースを覚えていますか．

> 社団法人・日本助産師会は2010年9月7日，加盟助産所の1割弱にあたる36施設で民間療法のホメオパシーが行われ，新生児に必要なビタミンK_2を与えない例があったと発表し，山口市では5月，ビタミンK_2を与えられずに新生児が死亡したとして訴訟も起きており，厚生労働省は同日，同会会長あてに注意を求める通知を出した．新生児は，ビタミンKが欠乏すると頭蓋内出血を起こすため，ビタミンK_2シロップを与えるよう，厚生労働省研究班が指針を出している．しかし，山口市の助産師が，K_2シロップの代わりにホメオパシーで使うレメディーという砂糖玉を与え，生後2ヵ月の女児を死亡させたとして，損害賠償を求められた．

以下はカットします．
ここでは，科学的根拠のない医療行為が問われています．
そこで，山口地方裁判所岩国支部 平成19年1月12日の判決を紹介しましょう．医師が，末期がんで死亡した患者さんに対して「磁石診断」「貼薬治療」をした事例で，医師に損害賠償義務があるとされた事案について，検討したいと思います．

事案❶

> ①医師Bは，無床診療所を開設して診療行為を行っている．
>
> 患者Aは，50歳，女性．膵臓がんと診断されたことから，平成14年8月31日〜11月4日までの間，B医院に併設されていた医師Bの自宅に滞在して診断および治療（「磁石診断」および「貼薬治療」）を受けていた．
>
> ②しかし，患者Aは，11月12日に膵臓がん，肝転移，肺転移により死亡した．
>
> 磁石診断とは，診断の対象となる部位に対応する「つぼ」に，小さい金槌状の器具の先端に取り付けられた磁石を押し当てて患者の脈を取り，N極を押し当てたときとS極を押し当てたときとで生じる脈の強弱を比較し，その数値を所定の一覧表と対照することにより，各部位のがん細胞の有無などといった状態を診断するというものである．
>
> 貼薬治療とは，治療の対象となる部位に対応する遠隔の「つぼ」に，漢方薬を煎じた汁を染みこませた3mm四方程度の小さい紙片を貼り付けて，がん細胞の消滅などの治療効果を得るというものである．
>
> ③普及の程度として，磁石診断および貼薬治療は，広島市で医院を開設している医師Cが，伝統的な漢方医学を基礎として創始し，約30年間にわたって臨床で実践しているものであるが，現時点においては，医師Cの影響を受けた医師により実際に行われているにとどまる．

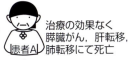
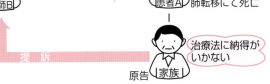

判決のうち，磁石診断について次のような判示をしています．

判決❶

　磁石診断の有効性を検討するに，証拠によれば，磁石診断は，医師Cが実質的に創始したものであって，同医師の理論に賛同する一部の医師によって実施されているにとどまること，西洋医学はもとより，伝統的な東洋医学や漢方治療の常識を前提としても理解を越えるものと考えられていること，本件において自ら磁石診断を行った医師B自身，医師Cが30年かけて開発したという以外に，その有効性の根拠を説明できないことが認められる．これらの事実によれば，磁石診断については，西洋医学のように科学的手法を中心として得られた知見に照らして有効性が検証されているものではなく，伝統的な東洋医学や漢方治療のように数千年にわたって数知れない医師らによって積み重ねられた経験と研究に支えられているものでもないのであって，その有効性を担保するものは，医師Cや同人の理論に賛同する医師の主張と経験以外にない状態であることが認められる．この点について，Bは，磁石診断は有効な診断法であり，現実に，医師Cの手により，貼薬治療と組み合わせて臨床で実践され，非常に優れた結果を残している旨を主張している．そして，医師Cの報告には，磁石診断と貼薬治療などとを組み合せた独自の治療法による治療成果として，事例や件数が具体的に上げられるなど，一部Bの主張に沿うかのような内容が含まれている．しかし，証拠によれば，同医師の報告は，磁石診断により，組織検査などといった西洋医学の手法では見出せないがんの芽（がん細胞）までもが検知されるとの前提に立ったものであることが認められる．ところが，このような前提に立つならば，磁石診断によってがん細胞の存在を示す反応が出た場合に，西洋医学では検出できないものを検出したものであると言い張れば，その反応が正確に「がんの芽」の存在を検知したものか否かを直接的に検証できないところに逃げ込むことさえ容易である．そして，このような場合においても，信頼に足りる程度の規模で，独自の診断法および治療法と並行して他の一般的に普及している検査方法による検査を継続的に実施したり，独自の治療法による治療が行われなかったケースを追跡し，一般的な検査方法によって検出される程度にまでがんが成長したケースがどの程度あるかを調査するなど，第三者による検証が可能な方法によって，磁石診断の正確性を間接的に検証することは十分に可能であるはずである．しかも，証拠によれば，C医院では，CT，MRI，X線写真などの画像診断やマーカー検査を最初の段階でのみ実施していることが認

> められるのであって，治療継続中にこれらの診断や検査を併用することは容易であると認めることができる．にもかかわらず，本件全証拠によっても，これらの誤検出の有無や頻度について，第三者による検証が可能な手法により，信頼性が得られる調査や研究が行われたという事情はまったくうかがわれない．したがって，磁石診断の有効性に関する医師Cの前記報告は，いまだ磁石診断の有効性を客観的に示したものとして信頼できるものとはいえない．
>
> 　以上によれば，磁石診断は，明らかにその有効性について客観的な裏付けを欠くものであるうえ，西洋医学からも，伝統的な東洋医学や漢方医学からも，まったく合理性を欠くものと評価されているものであることが認められる．これらによれば，Bが<u>本件患者Aに実施した磁石診断は，医学的な合理性を欠くものであって，Aに対して医学的に合理的な治療方針を立てるうえで依拠するに足りる情報を与える診断法ではなかった</u>ものと認めることができる．BがAに対して行った治療のうち，膵臓がんに対する治療として意味を有していたと考えることができるものは，膵臓がんの進行程度に照らしてかなり少量にとどまる白花蛇舌草および半枝蓮を処方して投与したことと，一般的な健康食の勧めといえる程度の摂食指導を行ったことに尽きる．したがって，BがAに対して行った治療は，末期の膵臓がんであったBに対する治療として，一般的な医学的水準に照らして適切であったものとは到底評価できないものであったと認められる．

　難治性の疾患，がんの末期の治療に携わる医師も，患者さんも家族も，わらにもすがる思いで，聞き伝手（づて）で，ネットサーフィンをして得た，根拠もわからない情報に振り回されることはよくあることです．しかし，民間医療や，漢方医療などは，西洋的な科学的根拠を示すことができないことも事実です．

　本事案は，このような，医療者が科学的根拠に疑いがある医療行為をする場合についての裁判ですが，患者さんや家族が，科学的根拠に疑いがある医療行為を求めてくる場合もあり，その際にどうすればよいのかを考える際の素材を与えてくれます．

＊　　　＊　　　＊

　では，本相談はどうでしょう．本人に意思決定能力（状態を理解し，判断できる精神状態）があれば，治療を拒否する患者さんを（押さえつけて）治療することはできません．他方，治療効果が期待されず身体を消耗させるだけだと判断されるような化学療法を患者さんから求められても，医療者がこれに絶対的に応じなければならないこともありません．さらに，生命にかかわる合併症が予測されるような手術を要望された場合，さらに，高額であり根拠のない民間療法を希望される場合のように，医学的な判断とは異なる治療を患者さんが希望する場合も，原則としては，医療者がそれに応える義務はありません．ただ，民間療法などの場合は程度の差があり，患者さんが院外でそれを希望する場合は，どうしようもありません．とすれば，ここでは，医療者のこれらの持つ治療の意味の説明に尽きると思います．

　リスクの正確な伝達，メリットの正確な伝達，それを粘り強く説明する態度を示せなかった

ことによる，上記のような事態は避けたいものです．

＊　　　＊　　　＊

　誤嚥性肺炎のリスクが高くて生命の危険がある場合にでも「死んでもいいから食べたい」，「途中で死んでもいいから家に帰りたい」と患者さんが希望する場合の処理は難しいですが，そのような場合は，次のような配慮をすることが求められます．

> ●●●POINT●●● ～法的視点から～
> ①リスクの正確な伝達を粘り強くしたこと，その帰結についての説明の過程を文書で残し，本人ないし家族に確認（署名）しておいていただく．

【稲葉一人】

7 診療拒否・辞退　～今後の診療が困難な場合～

Q1 診療拒否・辞退をすること（診療契約を結ばないこと）は病院として，医療者として可能ですか

　たとえば，術後の合併症予防などのために禁煙を指導されても喫煙し続けるというように，患者さんが医療者の指導・指示を守らず，それが治療の効果や有害事象などに影響を及ぼす場合，または患者さん・家族が暴言・暴力をふるう場合などに対して，診療拒否・辞退をすることは可能ですか．その際に必要な手続きや患者さん・家族へのかかわりについてアドバイスをお願いします．

　患者さん・家族の義務・責任についての考え方を教えてください．

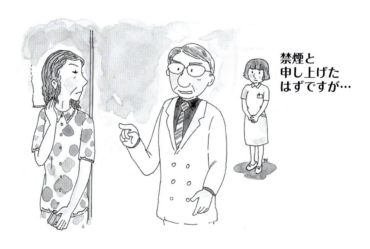

【濱口恵子】

A1 倫理的視点を意識したコンサルテーションの立場からお答えします

> ●●●POINT●●● ～倫理的視点から～
> ①暴言や暴力をふるうようなケースに遭遇した場合には，現場スタッフがひとりで抱え込まないように留意する．
> ②何度も繰り返すようであれば「法的対応も辞さない」というメッセージを毅然とした態度で伝える．

　診療行為の著しい妨げとなるような暴言・暴力を伴う場合，「診療拒否・辞退」ができるかどうかについては，実際の「法的」根拠や，その手続きのポイントを解説することになると思いますので，詳しくは稲葉一人先生の法的視点からの助言を参考にしていただきたいと思いますが，一般論として倫理的観点からも，少しコメントをしておきます．

　相談にあるような事例は，その詳細，たとえば禁煙指導をしても喫煙し続けるという場合に，「聞き分けが悪い」であるとか「わがままな性格傾向である」と判断する前に，なぜそこまでしても喫煙し続けようとするのか，そこにはどのような背景因子があるのかに関する詳細な情報が不明なところもあるので即断できない点もありますが，やはり病院という空間で共同生活をする以上，患者さんにも最低限守っていただかなくてはいけないルールというものはあります．

　したがって，担当看護師や病棟スタッフが何度お伝えしても患者さんに遵守いただけない場合には，現場スタッフが抱え込まない体制を整備することが重要になってくるといえます．

　たとえば無断外出や，同じ病室の患者さんに金を無心するなどの行為を繰り返す患者さんがいらした場合，こうした行為を繰り返されるのであれば，病院としても入院をしていただくことができないと判断せざるを得ない旨を，管理職クラス（看護部長や，事務部長，あるいは病院長など）に，直接，伝えに言ってもらうなどという体制をとることも必要でしょう．

　それでも暴言を繰り返し，病棟スタッフに不安を与え続けるような行為が続く場合には，「威力業務妨害」になりうることを説明し，このままであれば警察にも通報せざるを得ないこと，また安全で適確な医療ケアをほかの患者さんにも提供できない事態になりかねないことから，この病院から出ていっていただかなくてはならないことにもなる旨をお伝えする，という手順になります．

　もちろん，言動だけでなく，実際に病院の備品（ベッドなど）を蹴飛ばし，破損させるなどがあった場合には，「器物損壊」として警察に通報する旨も患者さんにはお伝えするなど，こうしたレベルにいたった場合には，病棟スタッフのみならず，管理職クラスも含めて，毅然とした態度で対応することが大事だといえます．

　ただ，総じていえることですが，患者さんに対して頭ごなしに「こういうことをされるのであれば，病院から出ていってもらいます！」と対応するのではなく，その言動や挙動の背景因子について，可能な限り多職種でのチーム・カンファレンスと情報を収集することが不可欠だということを忘れないでください．また，実際に「暴言を受けたスタッフ」に対しては，「目の前

で実際にそういう言動や態度を取られたらつらいし，よくそれに耐えてがんばったね」と十分にねぎらうことも重要です．
　患者さんの権利・人権も，もちろん大事ですが，医療者にも「人権」はありますし，暴言のなかで「誹謗中傷」が繰り返されるようであるなら，医療者に対する「名誉毀損」ということも含めて検討すべきといえます．
　「臨床倫理コンサルテーション」とは，医療を提供する側である「医療者の倫理（モラル）」だけでなく，医療を受ける側である「患者さん・家族の倫理（モラル）」も検討するという両方の視点を意識して行うものですから．

【板井孝壱郎】

A1 法的視点を意識したコンサルテーションの立場からお答えします

退去しない患者さんへの対応として，病院が訴訟で退去を求めた事案を紹介しましょう．

> **事案❶**
> 　A 病院の B 号室に 5 年間以上にわたり入院したまま退去しない患者 C に対して，病院が，訴訟で患者の退去を求めた，極めて珍しい事例です．背景には，A 病院の医師 D が患者 C に対して行った急性心筋梗塞の治療に関し医療事故（本件事故）があったとして，C が退去を拒否し，診療費および食事負担金を支払っていなかったという事情があります．

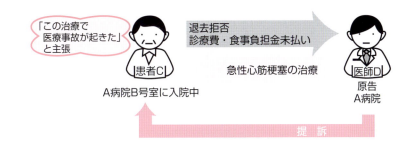

　そこで，A 病院が，①A 病院の医師 D が患者 C に対して行った，急性心筋梗塞の治療に関して起きたとする医療事故に基づく損害賠償債務（金銭の支払義務）が存在しないことの確認と，②A 病院と C との間の入院契約が終了したことに基づく A 病院からの C の退去と，③未払診療費および食事負担金の支払いを求めた訴訟への判決です．
　ここでは，C の退去義務（前記②）に関する判決（病院の請求を認めた）を紹介します．岐阜地方裁判所 平成 20 年 4 月 10 日判決です．

> **判決❶**
> **患者 C の退去義務の有無**
> 　A 病院と患者 C との間で，平成 14 年 A 病院への入院を伴う診療契約が締結されたことが認められる．入院を伴う診療契約は，病院の入院患者用施設を利用して，患者の病状が，通院可能な程度にまで回復するように，治療に努めることを目的とした私法上の契約であり，医師が，患者の病状が通院可能な程度にまで治癒したと診断した場合に，同診断に基づき病院から患者に対し退院すべき旨の意思表示があったときは，医師の上記診断が医療的裁量を逸脱した不合理なものであるなどの特段の事由が認められない限り，入院を伴う診療契約は終了し，患者は速やかに入院患者用施設である病室から退去する義務を負うものと解される．上記入院を伴う診療契約の終了と患者の退去義務は，同契約の性質上当然のこととして，契約当事者の合理的意思解釈により，同契約の内容となっ

> ていると解すべきである．
> 　当初の治療目的である心筋梗塞については平成10年7月1日の時点で，本件事故における正中神経不全麻痺およびRSD（反射性交感神経ジストロフィー）については，平成17年10月31日の時点で，被告の病状は通院治療でコントロールできると診断されていることおよび平成16年6月2日以降には，A病院はCに対して，入院治療の必要性がないことおよび退院すべき旨を告げていることが認められることから，遅くとも平成17年10月31日の時点でA・C間の入院を伴う診療契約は終了しているといえる．なお，患者Cは，患者がその意に反して退去義務を負うのは管理規則に基づく病院長の退去命令がなされた場合に限られると主張するが，このように患者の退去義務が発生する場合を限定的に解すべき理由はない（もっとも，本件の場合，前記①の認定事実によれば，A病院の院長の平成17年11月1日の退去命令による患者Cの退去義務を否定すべき理由もない）．
> 　患者Cは，収入，資産および居住先がないこと，Cの就労が困難である原因がA病院の医療過誤にあるのにA病院が賠償金を支払っていないことなどから，A病院の患者Cに対する退院請求は，信義則に反し許されないと主張する．しかし，前記①の認定判断などによれば，本件事故においてA病院に過失があったことは認められないこと，現在，患者Cはひとりで車で外出することができるなど，日常生活に大きな支障のないことなどが認められ，退院した場合であっても通院加療により病状をコントロール可能であることなどが推認できることのほか，患者Cを扶養すべき親族が存在することもうかがわれることなどにかんがみると，A病院が患者Cに対して退院請求することは信義則（注：当事者間の信頼関係のこと）に反するものではない．以上より，患者Cには，B号室を退去すべき義務がある．

　内容は正当な判決ですし，多くの手段を採った病院の苦労や，この方法しかなかったという悲鳴が見え聞こえるようです．しかし，いくつかの点についてはコメントしておきます．

> 1）この訴訟では，実際の争点は，急性心筋梗塞の治療の過程で起こった事故に病院のミスがなかったかどうかにありました．この点は引用しませんでしたが，判決は，本記述の前に詳細に論じています．したがって，単純に患者さんが治ったから退去を求めるという事案ではないのです．
> 2）このことは，退去をしない事例の（すべてとはいえませんが）多くはその前に，説明不足や，事故などの紛争があり，患者さんが不満を抱くイベントがあるということです．

　したがって，このような究極的な法的手段に訴える前に，何ができたのか，特に初期の段階での対応が問われるのです．

＊　　＊　　＊

では，本相談についてはどうでしょうか．

診療を拒否することは，医師法19条の応召義務[注1)]に照らし原則として難しいと思います．しかし，正当な理由がある場合は，応召しなくてよいので，本件を正当な理由がある場合とすることができるかどうかです．この点は，先例がないところで確定的なことはいえませんが，暴力などは，正当な理由となる場合があると思います．

[注1)] ☞応召義務：求めがあれば診療をしなければならないこと．

しかし，禁煙指導を守らないなど，治療に支障をきたす場合をもって正当の理由とすることには，少し疑問が残ります．というのは，医療のコンプライアンスの悪さは，がん治療だけではなく，糖尿病やその他の治療にも多かれ少なかれあるからです．医療は，医療者が一方的に指示し，指導し，これを患者さんがそのまま守らなければならないというものではなく，患者さんの意向も踏まえて，医療は成り立つものです．治療に支障をきたすまでのいきさつに再度立ち戻って，対策を考えるべきでしょう．

●●POINT●● ～法的視点から～

① 診療の拒否を行うことは，原則としてできない．
② ここまでにいたったことのいきさつを振り返るために，事例検討会を開く．その際には，医師の参加が不可欠である．
③ そのいきさつのなかで，よく問題となるのが，初期対応の不適切さ，医療者間の連携，特に医師間や医師と医師以外の専門職と看護師間のコミュニケーションの悪さなので，これについて対策を考えたい．

【稲葉一人】

8 認知症の人への倫理的な対応
～意思決定能力の程度にかかわらず，認知症の人は，診療が困難と判断されやすい．そこで認知症の人への倫理的対応について考えてみよう～

意思決定能力の有無にかかわらず，認知症の人は，診療が困難と判断されやすい．そこで認知症の人への倫理的対応について考えてみましょう．

こんな事例が想定されます．

> **事例1　認知症の人で，「意思決定能力」がない場合の，治療の中止**
> 認知症の人でご自身では判断できないが，これまで療養病棟において，中心静脈栄養や胃ろうで何ヵ月も過ごしている人が多くいるが，本人の意思確認のできないまま，患者に苦痛を与えているだけにならないか．
>
> **事例2　認知症の人で，「意思決定能力」がなく，家族がいない場合の，治療の実施**
> 認知症の人でご自身では判断できず，ご家族もいないが，徐々に経口摂取量低下，明らかな脱水症状を呈した時，本人の意思確認のできないままどれだけ介入（治療行為，たとえば，中心静脈栄養や胃ろう）ができるのか，すべきか．
>
> **事例3　認知症の人で，「意思決定能力」はあり，何もしないことを希望する場合で，ご家族がいない場合の，治療の差し控え**
> 認知症の人で，ご自身で判断できるが，医師から中心静脈栄養や胃ろうといった方法が説明されるが，「何もしない」または「末梢点滴のみで」となるべく自然なかたちを希望された場合に，本人の判断どおりにしてよいのいか，すべきなのか．
>
> **事例4　認知症の人で，「意思決定能力」はあり，何もしないことを希望するが，家族が反対する場合の，治療の差し控え**
> 認知症の人で，ご自身で判断できる方が，医師から中心静脈栄養や胃ろうといった方法が説明されるが，「何もしない」または「末梢点滴のみで」となるべく自然なかたちを希望された場合，家族はできるだけのことをして欲しいとされる場合は，家族の意思どおりにしてよいのか，すべきなのか．
>
> **事例5　認知症の人で，「意思決定能力」はなく，家族が何もしないことを選択される場合の，治療の差し控え**
> 認知症の人でご自身では判断できない方であるが，ご家族が自然なかたちでの死をと希望する場合は，治療をしなくてもよいのか．

> 事例6 認知症の人で,「意思決定能力」はなく,ご家族が希望される場合の,介護行為
> 　認知症の人で,ご自身で判断できない方であるが,ご家族が抑制を希望される場合は,抑制ができるのか,また,すべきか.
>
> 事例7 認知症の人で,「意思決定能力」はないが,ご家族の間で,方針の統一がとれない場合の,介護行為
> 　認知症の人でご自身では判断できない方であるが,ご家族のなかで抑制について意見が異なる場合,抑制ができるのか,また,すべきか.

　これらは,いずれも後に説明する「平成27年度　厚生労働省老人保健健康増進等事業・認知症の行動・心理症状(BPSD)などに対し,認知症の人の意思決定能力や責任能力を踏まえた対応のあり方に関する調査研究事業・作業部会②(医療・介護などの意思決定支援)」「認知症の人の意思決定支援に関する倫理的・法的な観点からの論点の整理 (以下,「認知症の人の意思決定支援の観点論点」という) で取り上げられた典型的な事例です (稲葉が倫理・法的観点・論点は取りまとめを行った).

　このうち,多くは,終末期の問題,代理人・家族の問題として,すでに他の項目で取り上げられていますので,ここでは,認知症の人の特色である「意思決定能力」が低下してくることからの注意すべき倫理的な問題について,上記の「認知症の人の意思決定支援の観点論点」を参考に,焦点を絞って説明を加えることとします.

　まず,認知症では何が倫理的・法的な問題かということです.それは,次のようなことに重点を置くべきでしょう.「倫理的・法的には,認知症の人に関する場合と,認知症でない人(患者)の場合の意思決定にあたって特段異なった取り扱いはない.しかし,認知症の人は,症状の進行とともに,次第に意思決定能力が低下していくので,倫理的・法的な観点から,認知症の人の心身の特性に則した配慮のための観点を指摘し,関係者が陥りやすい点について注意を喚起することで,認知症の人の意思決定を保護・充実させることが必要である.」(認知症の人の意思決定支援の観点論点) ということです.

　そこで,ここでは,意思決定能力が低下することからくる,倫理・法的な観点・論点に絞ってルールを示し,その根拠と,それを実際臨床の現場で行う際の工夫について,説明したいと思います.

1）自己決定権を認めるのが原則

> ◎認知症の人は,自己決定をする権利を有し,自己決定をしたことについては,関係者はその決定を尊重する.

a. 倫理・法の観点

　倫理的には,自律尊重の原則に基づき,法的には,自己決定権の保護から導くことができるのではないでしょうか.個人にとって自律・自己決定権は重要な権利であり,程度の差はあっ

ても，認知症の人が自己決定し，意思決定できる可能性を尊重しなければならず，その意思決定は周囲の者が尊重することが必要です．認知症の人であるということで，自己決定ができないと即断するのではなく，自己決定の可能性に配慮すべきです．

b. 医療の観点

　患者は，医師からの説明を理解し，自らの価値観に基づいて，医療を自由に選択する権利を持ちます．これは認知症の人においても変わりはありません．認知症の人であっても，自らの身体の状態について，本人が理解できるように説明を受ける「知る権利」は保障されなければならないし，本人が理解し表明をした意向は，尊重されなければなりません．医療者は，認知症の人に対して，認知機能障害に配慮をし，病状や治療の目的と方法，選択肢，選択肢間のリスクとベネフィット，今後の見通しについて，患者がわかるように説明をしなければならなりません．しばしば，「認知症だから説明しても理解できない」と誤解をし，説明をしない，本人にわかるような説明方法の工夫がなされないことがあります．認知症の診断と治療同意能力の問題は別であること，また，治療同意能力を失っていることと「知る権利」を有さないこととは別の事象です．

　医療従事者に対する啓発の必要性があります．医療従事者は概して治療同意能力の障害を低く見積もる傾向があることが報告されています．また，医療従事者は，治療同意能力の本質について知らないことが報告されています．日本においても同様の傾向があると考えられ，意思決定に関する支援の啓発と併せて，治療同意能力に関する教育的な働きかけも求められます．

2) 説明をするのが原則

◎認知症の人は，意思決定をするうえで必要な情報について説明を受けることが必要であり，医療者らは，医療などを提供するにあたり必要な説明が求められる．

a. 倫理・法の観点

　意思決定をするためには情報を提供（説明）されることが必要であり，情報が説明されることが自己決定権を保証する前提となります．医療などを提供する者には必要な説明が求められることとなります．

3) 説明は理解できる方法で行う

◎説明は，認知症の人が理解できる方法で行われるべきである．

a. 倫理・法の観点

　認知症の人は提供（説明）を受けた情報の理解に時間がかかったり，情報の咀嚼が難しい場合があり，そのために関係者は説明を疎かにしたり，時間をかけた説明を怠ってしまいがちです．したがって，説明が認知症その人に沿って行われることが必要です．

　特に，認知症の人への説明では，その人の意向に沿うことや，雑音・時間帯・明るさ，周囲にいる人々などの環境要因，文章や言葉使い，専門用語を避けること，情報の量が過大とならないように配慮します．

b. 医療の観点

　もしも，意思決定能力が低下している場合には，低下させている要因を除去するとともに，意思決定能力を強化する働きかけを最大限行うことが求められます（エンハンスメント）．

　意思決定能力を障害する要因は，大きくは身体症状（痛みなどの著しい苦痛），ストレス反応，精神症状（たとえば，うつ病に伴う微小妄想），認知機能障害があります．それらの要因に可能な限り対応を進め，意思決定能力の回復を支援します．認知機能障害により，意思決定能力が障害されている場合には，意思決定能力を強化する方法がいくつか検討されています．軽度から中等度の認知症の場合には，情報の提供方法により理解の改善が得られたとの報告があります．治療場面における意思決定能力は，提供される情報の質と量によっても異なることから，認知機能障害を持つ人の能力に合わせ，理解しやすいかたちで情報を提供する手段の開発や効果検証が望まれます．認知症に限るものではありませんが，認知機能障害（複雑性注意の障害や記憶障害，実行機能障害）がある場合の情報の提供方法については，経験的に以下のような工夫が行われています．

- 静かで落ち着いた集中できる環境を用意する
- リラックスしているときに話す
- やさしい，平易な言葉で説明する
- 重要な点は繰り返し説明する
- 言葉以外のコミュニケーション，表情や身振りも確認する
- 身近な人，その人と上手にコミュニケーションを取ることのできる人（多くは友人や家族）が同席しているときに話し合う
- 重要な点を文字にして示し，繰り返し確認できるようにする
- 図を用いる

4）意思決定能力はあるというのが原則

◎認知症の人に意思決定能力がないという判断は慎重に行うべきである．

a. 医療の観点

①意思決定能力の判定

　医療における意思決定能力の背景にはインフォームド・コンセントの理念があります．インフォームド・コンセントは，医学・医療情報の開示と意思決定能力，自発性の3要素が必要です．ただし，意思決定能力は，他の2つの要因と独立した能力ではありません．たとえば，医療情報が比較的簡単でわかりやすい内容であれば，理解も認識も得られやすいのです．しかし，情報が複雑であったり，多量であったりすれば，理解すら困難になります．つまり，意思決定能力は絶対的能力ではなく，提供された情報の質・量に依存すると考えられ，「判断が求められる内容」「判断の結果起こりうることの重大性」に応じて異なります．ゆえに，意思決定能力の有無を判定する基準を一律に定め，「ある」「なし」と決めることは困難です．認知症の人や認知機能障害のある人では，意思決定能力の低下を認める頻度が高いことは一致していますが，意思決定能力の低下の程度や性質は不均一であり，単純には一致しません．具体的には，臨床で

汎用される簡易認知機能検査（たとえば，MMSE や長谷川式簡易知能評価スケールなど）の得点と意思決定能力とは必ずしも一致しません．

②意思決定能力の評価は，場面ごとに行うものか

意思決定能力の評価は，提供された情報の質と量により異なります．意思決定の場面ごとに評価されることが望まれます．

③意思決定能力の判断基準

臨床では，一般にリスクとベネフィットの比率が上がると，要求される意思決定能力の水準は併せて高くなるとみなされています（意思決定能力の評価基準の厳格化・相対化）

この実践の背景には，以下に指摘するような課題もあり，併せて今後の検討が望まれます．

(1) 意思決定能力の判定と同様に，基準をどのように選択するかは慎重な検討が求められるが，リスクとベネフィットの重み付けについての指針はほとんどない．

(2) リスクとベネフィットの結果が，意思決定能力評価に組み込まれると，患者の自律性をめぐって倫理的な矛盾が生じる．ある状況では意思決定能力があり，別の状況では低下していると判定されるため，その判定が論理的ではないとの指摘がある．自律性の尊重と保護の観点からの調整が重要と考えられる．

④意思決定能力を評価する際に注意すること

意思決定能力は，身体症状（たとえば痛み）や精神症状により変動します．そのため，意思決定能力を評価する際には，身体症状や精神症状の有無も併せて評価するとともに，意思決定能力が障害されている疑いがある場合には，評価者を代えたり，時間や場所を変えて複数回確認するなど，慎重な対応が求められます．特に，認知機能が低下している場合には，周囲の状況に影響されやすくなります．本人の置かれている状況に配慮をし，わかりやすい説明を工夫したり，本人の背景や考え方を尋ね理解することを通して，信頼関係を築くことが重要です．信頼関係は本人に安心感をもたらし，意思決定を促進する方向に働きます．一方，本人に確実な理解を求め過ぎるあまり，有害事象を強調し過ぎたり，説明をあまりに繰り返しすることで，不安を増強させかねない場合もあります．過不足のない説明はどのようなものか，を慎重に判断することが重要です．

⑤意思決定能力を評価するのは誰か

医療行為を提供するにあたり，その緊急性や重大性を考慮に入れ，どこまで詳しい説明と理解が求められるのか，判断し，実行できるのは担当医です．担当医は，主体的に意思決定能力を評価，判断し，不十分な場合には，不安を軽減したり，説明方法を工夫するなど最大限の強化を行うことが求められます．

【稲葉一人】

第3部

終末期に焦点を当てて

総　論

1 【法的観点からのレクチャー①】終末期における法・判例・ガイドライン　〜まず知ったほうがよいこと〜

法的視点から

> 　終末期は，人の「生き」「死に」にかかわり，法的な点について臨床上関心が高く，臨床家としては，法的なルールに沿ったかかわり方や，法的リスクを適切に見積もってかかわることが求められます．
> 　そこで，本項では，終末期に関連する，基礎的な，法的なルールや，法を具体化した判例，（厳密な意味では法的な効果はないが）ガイドラインについて説明をすることにします．

A 法と終末期ガイドライン

1）法の意味

　法は規範であり，主として「すべきである」「すべきでない」ということを指示命令する規範により構成され，これに反した場合は，違法（社会的に許されないこと）と評価されます．違法な場合の処理としては，「刑事的制裁」を用意する（たとえば，医師法 21 条の異状死届出をしない場合は「罰金刑」が規定されますが，同 19 条の「応召義務」（121 頁参照）に反した場合は，刑事罰を設けていません）か，私的な関係（被害者から加害者への損害賠償請求）で処理するかを選択することとなります．

2）生命倫理における法の過少と判例の過少

　日本の特徴は，生命倫理の領域において生命倫理自体を直接の対象とした適切な法が少ない（法の過小）ということです．現在，生命倫理に関連する法律は，わずか母体保護法（旧優性保護法），臓器移植法程度なので，その結果，本特集で問題となる「医師の人工呼吸器の取り外し」などは，刑法（殺人罪 199 条「人を殺したるものは……」）の適用の可否として論じられることとなりますが，刑法制定当時，このような事態はまったく予期していなかったことは間違いないのです．
　しかし，このような事態は，医療者，さらには患者・家族にとっても不幸なことであり，本来は立法の怠慢とも非難されるところですが，縦割り行政の限界や，生命倫理問題はコンセンサスにいたることが難しく，総じて日本は立法化に消極的であるために，法の過少は日本の法

文化として当面は受け入れざるを得ないと思います．

しかし，法がないからといって手をこまねいているのではなく，領域によっては，法のような「違法か否か」という問いよりも，医療者としてどのような点に留意し，どのようなプロセスを経て，医療上の決定にいたるべきかを示すガイドラインが有用な場合もあり，終末期はそのような分野の典型と考えられます．そのため，生命倫理，とりわけ終末期の問題については，多くのガイドラインが発出され，その存在や理解は医療者にとっては必須となっているのです．

ただ，ガイドラインは，いずれも法的な効果はないのですが（ガイドラインに沿って行っていれば，法的な責任が免責されるという直接的な効果はありません），作成主体［行政庁（厚生労働省など），学会，機関・病院など］が多岐にわたり，その意味づけも微妙に異なるので，注意が必要なところです．

ところで，裁判所が出す判決について触れなければなりません．上記のような適切な法がないなか，具体的な事例に法を当てはめて出された判決は，重要な法源（考える根拠・前例となる）と考えられています．裁判は，判決というかたちで結論を出すのですが，先例としての通用力（以後の裁判所が従わなければならないという効力がある判決）がある判決などが「判例」で，通常は最終審である最高裁判所の判決が「判例」です（そのために，本特集では，最高裁の判例を中心に解説をしています）．したがって，法だけでなく判例を十分に知ることが「法律家」にとっては大切となりますし，医療者の皆さんも最低限の知識をもっておく必要があります．しかし，生命倫理の領域では，法と同じように，「判例の過少」という事態も指摘できます．すなわち，医療における「事故」については裁判所に訴訟として持ち出されることはあるにしても，米国では，ナンシークルーザン事件をはじめとして，終末期問題が正面から裁判所で論じられるのと対比して，日本では，当事者から民事事件として正面から問われることは少なく，また，検察官が刑事事件として起訴して裁判所の判断を仰ぐことに消極的なため，裁判所の（刑事・民事の）判例が先例となり，課題となった臨床問題に決着をつけることは少ないのです．そのようななか，後述の川崎協同病院事件やエホバの証人の事件の判決・判例は貴重な先例として十分に検討する必要があると思います．

3) 日本における終末期ガイドライン

終末期ガイドラインは多岐にわたりますが，近時は，個別領域［たとえば，輸液，セデーション（鎮静），胃ろう，透析など］についても学会のガイドラインが発出されています（134 頁表 1 参照）が，ここでは，まず，厚生労働省，日本医師会と，日本救急医学会のガイドラインを示します．

その前提として，「終末期」とはどのような状態を指すのでしょう．後述のように，厚生労働省のガイドラインは，あえて，「終末期」の定義は示していません．逆に，日本救急医学会のガイドラインは示しています．ここも，ひとつの論点です．

◆厚生労働省の「人生の最終段階における医療の決定プロセスに関するガイドライン」（平成 19 年 5 月・改訂平成 27 年 3 月）

厚生労働省のガイドラインでは，決定のプロセスに重点が置かれ，患者の自己決定の尊重は，

特に，その価値に言及されることなく，プロセスのなかでの考慮項目となっています．詳細な表現となっていないので，臨床での使い勝手については注文がありますが，私の評価では，最も日本におけるコンセンサスに沿ったものといえます．

> 1．人生の最終段階における医療およびケアの在り方
> ①医師などの医療従事者から適切な情報の提供と説明がなされ，それに基づいて患者が医療従事者と話し合いを行い，患者本人による決定を基本としたうえで，人生の最終段階における医療を進めることが最も重要な原則である．
> ②人生の最終段階における医療における医療行為の開始・不開始，医療内容の変更，医療行為の中止などは，多専門職種の医療従事者から構成される医療・ケアチームによって，医学的妥当性と適切性をもとに慎重に判断すべきである．
> ③医療・ケアチームにより可能な限り疼痛やその他の不快な症状を十分に緩和し，患者・家族の精神的・社会的な援助も含めた総合的な医療およびケアを行うことが必要である．

これを判断プロセスとして模式化すると図1のようになります．

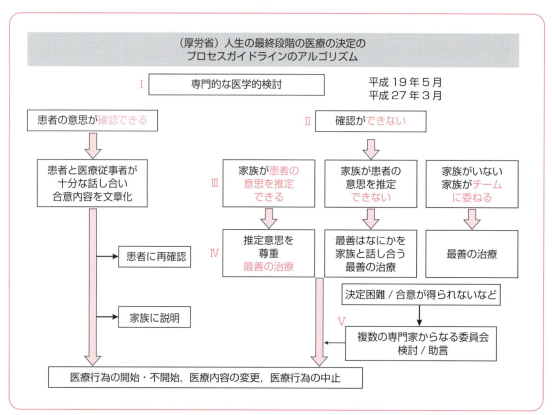

図1　人生の最終段階の医療の決定のプロセスガイドラインのアルゴリズム
（厚生労働省：人生の最終段階における医療の決定プロセスに関するガイドライン
平成19年5月（改訂平成27年3月，http://www.mhlw.go.jp/file/06-Seisakujouhou-10800000-Iseikyoku/0000078981.pdf を参考に筆者作成））

a. 日本医師会の「終末期医療に関するガイドライン」(2007 年 8 月)

　日本医師会ガイドラインは，患者の意思に配慮をして考案されています．主要な部分を引用します．

> 　終末期における治療の開始・不開始・変更および中止等は，患者の意思決定を基本とし医学的な妥当性と適切性を基に医療・ケアチームによって慎重に判断する．
> 1．患者の意思が確認できる場合には，インフォームド・コンセントに基づく患者の意思を基本とし，医療・ケアチームによって決定する．その際，医師は押しつけにならないように配慮しながら患者と十分な話し合いをしたあとに，その内容を文書にまとめる．上記の場合は，時間の経過，病状の変化，医学的評価の変更に応じて，そのつど説明し患者の意思の再確認を行う．また，患者が拒まない限り，決定内容を家族などに知らせる．なお，救急時における医療の開始は原則として生命の尊厳を基本とした主治医の裁量に任せるべきである．
> 2．患者の意思の確認が不可能な状況下にあっても「患者自身の事前の意思表示書(以下，「意思表示書」という)」がある場合には，家族などに意思表示書がなお有効なことを確認してから医療・ケアチームが判断する．また，意思表示書はないが，家族などの話などから患者の意思が推定できる場合には，原則としてその推定意思を尊重した治療方針をとることとする．なお，その場合にも家族などの承諾を得る．患者の意思が推定できない場合には，原則として家族などの判断を参考にして，患者にとって最善の治療方針をとることとする．
> 　家族らとの連絡が取れない場合，または家族などが判断を示さない場合，家族などのなかで意見がまとまらない場合などに際しては，医療・ケアチームで判断し，原則として家族などの了承を得ることとする．

b.「救急・集中治療における終末期医療に関するガイドライン〜3 学会からの提言〜」(ホームページ掲載：2014 年 11 月) [注1]

　日本集中治療医学会，日本救急医学会，日本循環器学会によるガイドラインは，救急の場面であるという限定はあるのですが，少し患者の意思への配慮が十分でないという評価があり，代わりに，家族の意思，チーム医療者の判断が強調される傾向が見てとれます．

注1) ☞ http://www.jsicm.org/pdf/1guidelines1410.pdf

> 　2．延命措置への対応
> 　1) 終末期と判断した後の対応
> 　医療チームは患者，および患者の意思をよく理解している家族や関係者(以下，家族らという)に対して，患者の病状が絶対的に予後不良であり，治療を続けても救命の見込みがまったくなく，これ以上の措置は患者にとって最善の治療とはならず，却って患者の尊厳を損なう可能性があることを説明し理解を得る．医療チームは患者，家族らの

意思やその有無について以下のいずれであるかを判断する．
　（1）患者に意思決定能力がある，あるいは事前指示がある場合
　　　患者が意思決定能力を有している場合や，本人の事前指示がある場合，それを尊重することを原則とする．この場合，医療チームは患者の意思決定能力の評価を慎重に評価する．その際，家族らに異論のないことを原則とするが，異論のある場合，医療チームは家族らの意思に配慮しつつ同意が得られるよう適切な支援を行う．
　（2）患者の意思は確認できないが推定意思がある場合
　　　家族らが患者の意思を推定できる場合には，その推定意思を尊重することを原則とする．
　（3）患者の意思が確認できず推定意思も確認できない場合
　　　患者の意思が確認できず，推定意思も確認できない場合には，家族らと十分に話し合い，患者にとって最善の治療方針をとることを基本とする．医療チームは，家族らに現在の状況を繰り返し説明し，意思の決定ができるように支援する．医療チームは家族らに総意としての意思を確認し対応する．
　①家族らが積極的な対応を希望している場合
　　　家族らの意思が延命措置に積極的である場合，あらためて「患者の状態が極めて重篤で，現時点の医療水準にて行い得る最良の治療をもってしても救命が不可能であり，これ以上の延命措置は患者の尊厳を損なう可能性がある」旨を正確で平易な言葉で家族らに伝え，家族らの意思を再確認する．家族らの意思の再確認までの対応としては現在の措置を維持することを原則とする．再確認した家族らが，引き続き積極的な対応を希望するときには，医療チームは継続して状況の理解を得る努力をする．
　②家族らが延命措置の中止を希望する場合
　　　家族らが延命措置の終了を希望する場合，患者にとって最善の対応をするという原則に従い家族らとの協議の結果，延命措置を減量，または終了する方法について選択する．
　③家族らが医療チームに判断を委ねる場合
　　　医療チームは，患者にとって最善の対応を検討し，家族らとともに合意の形成をはかる．
　（4）本人の意思が不明で，身元不詳などの理由により家族らと接触できない場合
　　　延命措置中止の是非，時期や方法について，医療チームは患者にとって最善の対応となるように判断する．
　2）延命措置についての選択肢
　　一連の過程において，すでに装着した生命維持装置や投与中の薬剤などへの対応として，①現在の治療を維持する（新たな治療は差し控える），②現在の治療を減量する（すべて減量する，または一部を減量あるいは終了する），③現在の治療を終了する（すべてを終了する），④上記の何れかを条件付きで選択するなどが考えられる．延命措置を減量，または終了する場合の実際の対応としては，たとえば以下のような選択肢がある．

> （1）人工呼吸器，ペースメーカー（植込み型除細動器の設定変更を含む），補助循環装置などの生命維持装置を終了する．
> （注）このような方法は，短時間で心停止となることもあるため状況に応じて家族らの立会いの下に行う．
> （2）血液透析などの血液浄化を終了する．
> （3）人工呼吸器の設定や昇圧薬，輸液，血液製剤などの投与量など呼吸や循環の管理方法を変更する．
> （4）心停止時に心肺蘇生を行わない．
> 上記の何れを選択する場合も，患者や家族らに十分に説明し合意を得て進める．延命措置の差し控えや減量および終了などに関する患者や家族らの意向はいつでも変更できるが，状況により後戻りできない場合があることも十分に説明する．患者の苦痛を取るなどの緩和的な措置は継続する．筋弛緩薬投与などの手段により死期を早めることは行わない．

表1（次頁）に主要なガイドラインを示します（重複するものを含む）．

B 判例 ～終末期の法倫理問題を考えるに欠かせない川崎協同病院事件～

1）重要な判例

　終末期の法倫理問題を考えるに欠かせない川崎協同病院事件を見ておく必要があります．前述したように，日本では終末期の事例が裁判所に持ち込まれることが少ないのですが，東海大学安楽死事件（一審）と川崎協同病院事件（一審，控訴審，上告審）の判決はいずれも，治療中止についての法学的判断として貴重です．もっとも，どの判決も，治療中止を認めたものではない（結局，医療者は有罪となっている）ので，中止のための要件は厳密には示されてはいません．
　川崎協同病院事件は，後に詳しく説明しますように，患者を積極的安楽死によって殺害したとし，刑事事件として医師が殺人罪で公判請求（法廷が開かれ，公開の法廷で審理されることをいう）され，一審の横浜地裁，控訴審の東京高裁，そして，この種の事件としてははじめて，最高裁の判断が示された事件です．残念ながら，医師は有罪（執行猶予のついた懲役刑）となったのですが，それぞれの判決は，弁護人と検察官の主張に真剣に答え，そのつど医療界に大きな反響をよびました．この判決は，「人工呼吸器の取り外し」「積極的・消極的安楽死の可否」「患者の推定的意思の尊重」「家族などの代理判断者の範囲」「代理判断者の権限」という終末期の主要な論点において関連します．実際このような事案に出合ったときの，前述の「厚生労働省の終末期の意思決定のガイドラインとの関係」「倫理委員会や倫理コンサルテーションの活用」だけでなく，本最高裁判決を参照しなければならなく，臨床倫理を考えるにあたって必須の判例と考えられています．
　そこで，この川崎協同病院事件に関する3つの判決（最高裁の判例のみが先例効果のある有権的判断ですが）を見てみます．

表1 学会などによる終末期医療に関するガイドライン

	厚生労働省（2015年3月）	日本医師会（2008年2月）	日本集中治療医学会，日本救急医学会，日本循環器学会（2014年11月）	日本学術会議（2008年2月）	日本老年医学会（2012年6月）	全日本病院協会（2016年11月）
名称	人生の最終段階における医療の決定プロセスに関するガイドライン	終末期医療に関するガイドライン	救急・集中治療における終末期医療に関するガイドライン～3学会からの提言～*	終末期医療のあり方について―亜急性型の終末期について―	高齢者ケアの意思決定プロセスに関するガイドライン 人工的水分・栄養補給の導入を中心として	終末期医療に関するガイドライン～よりよい終末期を迎えるために～
終末期の定義	定義なし（多専門職種の医療従事者から構成される医療・ケアチームによって，医学的妥当性と適切性を基に慎重に判断すべき）	定義なし（終末期は多様であり，患者の状態を踏まえて，医療・ケアチームで判断すべき）	集中治療室などで治療されている急性重症患者に対し適切な治療を尽くしても救命の見込みがないと判断される時期	悪性腫瘍などに代表される消耗性疾患により，生命予後に関する予測がおおむね6ヵ月以内	※終末期に限定したガイドラインではない	以下の3つの条件を満足．1) 複数の医師が客観的な情報を基に，治療により病気の回復が期待できないと判断．2) 患者が意識や判断力を失った場合を除き，患者・家族・医師・看護師などの関係者が納得．3) 患者・家族・医師・看護師などの関係者が死を予測し対応を考える
終末期の判断	多専門職種の医療従事者から構成される医療・ケアチームによって，医学的妥当性と適切性を基に慎重に判断すべき	主治医を含む複数の医師を含む医療ケアチームによって行う	以下の1)～4)のいずれかに相当する場合．1) 不可逆的な全脳機能不全（脳死診断後や脳血流停止の確認後などを含む）であると十分な時間をかけて診断された場合．2) 生命が人工的な装置に依存し，生命維持に必須な複数の臓器が不可逆的機能不全となり，移植などの代替手段もない場合．3) その時点で行われている治療に加えて，さらに行うべき治療方法がなく，現状の治療を継続しても近いうちに死亡することが予測される場合．4) 回復不可能な疾病の末期	・医学的にみて病状の進行が確実	※終末期に限定したガイドラインではない	
方針の決定手続	・患者の意思の確認ができる場合には，患者の意思決定を基本とする．・患者の意思の確認ができない場合には，家族による患者の推定意思を尊重しつつ，慎重に判断．・家族が患者の意思を推定できない場合には，家族と十分に話し合い，患者にとっての最善の治療方針をとる	・患者の意思が確認ができる場合は患者の意思を基本とし，医療・ケアチームにより決定．・患者の意思の確認ができない場合は，有効な事前の意思表示書や家族による推定意思を尊重	・患者が意思決定能力を有している場合，本人の事前指示がある場合，それを尊重．・患者の意思確認ができない場合は家族らの推定意思を尊重．・推定意思も確認ができない場合，家族らと話し合い患者にとって最善の治療方針をとる	・繰り返して本人の意思を確認のうえ，多職種医療チームによる判断を前提として合意を目指す．・患者本人の意思が確認できない場合には，家族とともに，本人の意思と最善について検討し，家族の事情も考え合わせながら合意を目指す．・本人の表明された意思にのみ依拠するのは危険	・本人の意思が確認できる場合には，本人を中心に話し合って合意を目指す．・本人意思が確認できない場合には，家族とともに，本人の意思と最善について検討し，家族の事情も考え合わせながら合意を目指す．・本人の表明された意思にのみ依拠するのは危険	・生前の意思表示がある場合はその意思を尊重し対処．・家族から患者の意思を聞く．意思表示が不明の場合には，他の医師，看護師等と家族を交えて話し合う
事前指示書	患者と医療従事者とが十分な話し合いを行い，患者が意思決定を行い，その合意内容を文書にまとめておく	事前の文書による意思表示を確認することが重要	本人の事前指示を確認し尊重	リビング・ウィルも含めて本人の意思を確認	記載なし	普段から病気の状況に合わせて事前に意思表明を明確にし，文書に残しておくべき
家族の定義	患者が信頼を寄せ，終末期の患者を支える存在．法的な親族の範囲より広い	法的な親族だけでなく，患者が信頼を寄せている人も含まれる	患者の意思をよく理解している家族や関係者を規定		本人の人生と深くかかわり，生活をともにするなど，支え合いつつ生きている人々	最近親者の意向を優先するが，機械的に優先順位をつけることは好ましくない
医療ケアチーム	多専門職種の医療従事者から構成	原則として担当医，担当医以外の医師，看護師，ソーシャルワーカーなどの医療従事者	複数の医師（複数科であることが望ましい），看護師らを含む	多職種	医師，看護師，医療ソーシャルワーカー，薬剤師，ケアマネジャー，介護福祉士など	他の医師と看護師が含まれる
別途設置の委員会	複数の専門家から構成	複数の専門職より構成	施設倫理委員会	施設内倫理審査委員会等	記載なし ※「高齢者の終末期の医療およびケア」に関する日本老年医学会の「立場表明」2012も別途示している．	第三者を含む倫理委員会等

* 唯一呼吸器のとりはずしを条件つきで容認．（東札幌病院編集委員会（編）：チーム　エンド・オブ・ライフ　ケア実践テキスト，97頁，先端医学社，2014を参考に作成）

2）川崎協同病院事件の事実関係

最高裁の判決のなかで適切にまとめられているので，ここに引用します．

判例

> （1）患者A（当時58歳）は，平成10年11月2日，仕事帰りの自動車内で気管支喘息の重積発作を起こし，午後7時ころ，心肺停止状態でB病院に運び込まれた．救命措置により心肺は蘇生したが，意識は戻らず，人工呼吸器が装着されたまま，集中治療室（ICU）で治療を受け，心肺停止時の低酸素血症により，大脳機能のみならず脳幹機能にも重い後遺症が残り，死亡する同月16日まで昏睡状態が続いた．
>
> （2）Cは，B病院の医師で呼吸器内科部長であったが，11月4日からAの治療の指揮を執った．血圧，心拍などは安定していたが，気道は炎症を起こし，喀痰からは黄色ブドウ球菌，腸球菌が検出された．Cは，同日，Aの妻や子らと会い，病院搬送にいたる経緯について説明を受け，その際，Aの意識の回復は難しく植物状態となる可能性が高いことなど，その病状を説明した．
>
> （3）その後，Aに自発呼吸が見られたため，11月6日，人工呼吸器が取り外されたが，舌根沈下を防止し，痰を吸引するために，気管内チューブは残された．同月8日，Aの四肢に拘縮傾向がみられるようになり，Cは，脳の回復は期待できないと判断するとともに，Aの妻や子らに病状を説明し，呼吸状態が悪化した場合にも再び人工呼吸器をつけることはしない旨同人らの了解を得るとともに，気管内チューブについては，これを抜管すると窒息の危険性があることからすぐには抜けないことなどを告げた．
>
> （4）Cは，11月11日，被害者の気管内チューブが交換時期であったこともあり，抜管してそのままの状態にできないかと考え，Aの妻が同席するなか，これを抜管してみたが，すぐに被害者の呼吸が低下したので，「管が抜けるような状態ではありませんでした」などと言って，新しいチューブを再挿管した．
>
> （5）Cは，11月12日，AをICUから一般病棟である南2階病棟の個室へ移し，看護師に酸素供給量と輸液量を減らすよう指示し，急変時に心肺蘇生措置を行わない方針を伝えた．Cは，同月13日，Aが一般病棟に移ったことなどを妻らに説明するとともに，同人に対し，一般病棟に移ると急変する危険性が増すことを説明したうえで，急変時に心肺蘇生措置を行わないことなどを確認した．
>
> （6）Aは，細菌感染症に敗血症を合併した状態であったが，Aが気管支喘息の重積発作を起こして入院した後，本件抜管時までに，同人の余命などを判断するために必要とされる脳波などの検査は実施されていない．また，A自身の終末期における治療の受け方についての考え方は明らかではない．
>
> （7）11月16日の午後，Cは，Aの妻と面会したところ，同人から，「みんなで考えたことなので抜管して欲しい．今日の夜に集まるので今日お願いします」などと言われて，抜管を決意した．同日午後5時30分ころ，Aの妻や子，孫らが本件病室に集まり，午後6時ころ，Cが准看護師とともに病室に入った．Cは，家族が集まっていることを確認し，Aの回復をあきらめた家族からの要請に基づき，Aが死亡することを認識しなが

> ら，気道確保のために鼻から気管内に挿入されていたチューブを抜き取るとともに，呼吸確保の措置も採らなかった．
> 　(8) ところが，予期に反して，Aが身体をのけぞらせるなどして苦悶様呼吸を始めたため，Cは，鎮静薬のセルシン®やドルミカム®を静脈内注射するなどしたが，これを鎮めることができなかった．そこで，Cは，同僚医師に助言を求め，その示唆に基づいて筋弛緩剤であるミオブロック®をICUのナースステーションから入手したうえ，同日午後7時ころ，准看護師に指示してAに対しミオブロック®3アンプルを静脈内注射の方法により投与した．Aの呼吸は，午後7時3分ころに停止し，午後7時11分ころに心臓が停止した．

昏睡状態が続き本人の意思確認はできず事前意思も不明

Aの妻の同意のもと，気管内チューブを抜管し呼吸確保の措置も採らなかった
苦悶様呼吸が鎮まらないため筋弛緩薬を投与

　起訴（公判請求）されたのは，最後の「気道確保のために鼻から気管内に挿入されていたチューブを抜き取るとともに，呼吸確保の措置も採らなかった」ことと，「筋弛緩剤であるミオブロック®をICUのナースステーションから入手したうえ，同日午後7時ころ，准看護師に指示してAに対しミオブロック®3アンプルを静脈内注射の方法により投与」という行為でした．

3）一審（横浜地裁判決平成17年3月25日）
　この問題についての基本的考えを，次のように説明します．

> 　末期医療において患者の死に直結しうる治療中止の許容性について検討してみると，このような治療中止は，患者の自己決定の尊重と医学的判断に基づく治療義務の限界を根拠として認められるものと考えられる．

　この記述が長い間，後に引用する東海大学安楽死事件と同じく，治療停止の要件を「患者の自己決定の尊重」と「医学的判断に基づく治療義務の限界」（いわゆる無益性，futility）の調整問題として考える枠組みを導いたのです（実は，東海大学安楽死事件の主任裁判官は，川崎協同病院事件の裁判長です）．
　判決はさらに，自己決定権について詳論しています．

> 　終末期における患者の自己決定の尊重は，自殺や死ぬ権利を認めるというものではなく，あくまでも人間の尊厳，幸福追求権の発露として，各人が人間存在としての自己の生き方，生き様を自分で決め，それを実行していくことを貫徹し，全うする結果，最後の生き方，すなわち死の迎え方を自分で決めることができるということのいわば反射的なものとして位置付けられるべきである．そうすると，その自己決定には，回復の見込みがなく死が目前に迫っていること，それを患者が正確に理解し判断能力を保持しているということが，その不可欠の前提となるというべきである．回復不能でその死期が切迫していることについては，医学的に行うべき治療や検査などを尽くし，ほかの医師の意見なども徴して確定的な診断がなされるべきであって，あくまでも「疑わしきは生命の利益に」という原則の下に慎重な判断が下されなければならない．また，そのような死の迎え方を決定するのは，いうまでもなく患者本人でなければならず，その自己決定の前提として十分な情報（病状，考えられる治療・対処法，死期の見通しなど）が提供され，それについての十分な説明がなされていること，患者の任意かつ真意に基づいた意思の表明がなされていることが必要である．

　そのうえで，判決は代理決定権者について踏み込んで説明しています．

> 　もっとも，末期医療における治療中止においては，その決定時に，病状の進行，容体の悪化などから，患者本人の任意な自己決定およびその意思の表明や真意の直接の確認ができない場合も少なくないと思われる．このような場合には，前記自己決定の趣旨にできるだけ沿い，これを尊重できるように，患者の真意を探求していくほかない．この点について，<u>直接，本人からの確認ができない限り治療中止を認めない</u>という考え方によれば解決の基準は明確になる．しかし，その結果は，そのまま，患者の意に反するかもしれない治療が継続されるか，結局，医師の裁量に委ねられるという事態を招き，かえって患者の自己決定尊重とは背馳（はいち：「行き違うこと」）する結果すら招来しかねないと思われる．そこで，患者本人の自己決定の趣旨に，より沿う方向性を追求するため，その真意の探求を行うほうが望ましいと思われる．その真意探求にあたっては，本人の事前の意思が記録化されているもの（リビング・ウィルなど）や同居している家族など，患者の生き方・考え方などをよく知る者による患者の意思の推測などもその確認の有力な手がかりとなると思われる．そして，その探求にもかかわらず真意が不明であれば，「疑わしきは生命の利益に」の原則で医師は患者の生命保護を優先させ，医学的に最も適応した諸措置を継続すべきである．

　ここにおいて，「①本人からの意思の確認」→②「本人の真意の探求」→「③　①②が不可能な場合は，最も適応した諸措置を継続」というルールが導き出されているのです．

4）控訴審判決（東京高裁判決平成 19 年 2 月 28 日判決）

本人の意思が確認できない場合の，家族の意思について次のような興味深い判断を下しています．

> 本件患者のように急に意識を失った者については，もともと自己決定ができないことになるから，<u>家族による自己決定の代行</u>（これが「前者」）か<u>家族の意見などによる患者の意思推定</u>（これが「後者」）かのいずれかによることになる．前者については，<u>代行は認められない</u>と解するのが普通であるし，代行ではなく代諾に過ぎないといっても，その実体にそう違いがあるとも思われない．そして，家族の意思を重視することは必要であるけれども，そこには終末期医療に伴う家族の経済的・精神的な負担などの回避という患者本人の気持ちには必ずしも沿わない思惑が入りこむ危険性がつきまとう．……<u>自己決定権という権利行使により治療中止を適法とするのであれば，このような事情の介入は，患者による自己決定ではなく，家族による自己決定にほかならないことになってしまうから否定せざるを得ない</u>ということである．後者については，現実的な意思（現在の推定的意思）の確認といってもフィクションにならざるを得ない面がある．患者の片言隻句を根拠にするのはおかしいともいえる．意識を失う前の日常生活上の発言などは，そのような状況にいたっていない段階での気軽なものととる余地がある．本件のように被告人である医師が患者の長い期間にわたる主治医であるような場合ですら，急に訪れた終末期状態において，果たして患者が本当に死を望んでいたかは不明というのが正直なところであろう．

つまり，家族が「家族の立場」で，「患者の終末期を決める権限はない」という判断なのです．後述の最高裁の立場は必ずしも明確ではないのですが，控訴審の「家族による自己決定の代行（これが「前者」）か家族の意見などによる患者の意思推定（これが「後者」）かのいずれかによることになる．前者については，<u>代行は認められない</u>と解するのが普通であるし，代行ではなく代諾に過ぎないといっても，その実体にそう違いがあるとも思われない」という説示は，しばしば臨床では家族に決定を委ねる医療者の態度の倫理的な問題性を浮き彫りにしたといえます．

5）最高裁判決（最高裁判決平成 21 年 12 月 7 日）

前述のような事実を掲げたうえで，次のように判示しています．

判決

> 被害者が気管支喘息の重積発作を起こして入院したあと，本件抜管時までに，同人の余命などを判断するために必要とされる脳波などの検査は実施されておらず，発症からいまだ 2 週間の時点でもあり，その回復可能性や余命について的確な判断を下せる状況にはなかったものと認められる．そして，被害者は，本件時，昏睡状態にあったものであるところ，本件気管内チューブの抜管は，被害者の回復をあきらめた家族からの要請に基づき行われたものであるが，その要請は上記の状況から認められるとおり被害者の

> 病状などについて適切な情報が伝えられたうえでされたものではなく，上記抜管行為が被害者の推定的意思に基づくということもできない．以上によれば，上記抜管行為は，法律上許容される治療中止には当たらないというべきである．そうすると，本件における気管内チューブの抜管行為をミオブロック®の投与行為と併せ殺人行為を構成するとした原判断は，正当である．

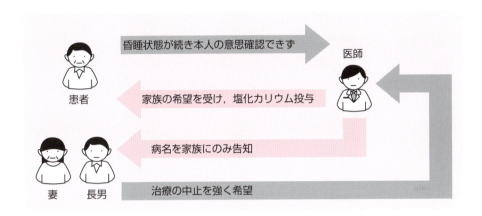

そこで，この最高裁の判決をどのように理解するのかが，問題となります．以後の，各論の説明で，この最高裁などの記述が頻繁に引用されることになります．

a. 東海大学安楽死事件

なお，この川崎協同病院事件に先立つ東海大学安楽死事件があります（もっと遡れば，名古屋高裁安楽死事件〈名古屋高裁判決昭和 37 年 12 月 22 日〉もあります．この事例は，医師ではない被告人が農薬を使って積極的安楽死を図った事件であり，医療について関係が薄いので，ここではこれ以上紹介しません）が，東海大学安楽死事件（横浜地裁判決平成 7 年 3 月 28 日）は，病院に入院していた末期がん症状の患者に塩化カリウムを投与して，患者を死にいたらしめたとして担当の内科医であった大学助手が殺人罪に問われた刑事事件です．

判決は，終末期における患者の自己決定の尊重と，医学的判断に基づく治療義務の限界を根拠とし（川崎協同病院事件と同様），「治療行為の中止の対象となる措置は，薬物投与，化学療法，人工透析，人工呼吸器，輸血，栄養・水分補給など，疾病を治療するための治療措置および対症療法である治療措置，さらには生命維持のための治療措置など，すべてが対象となってもよい」とし，医師による積極的安楽死として許容されるための 4 要件として，次のように示しています．

> 1. 患者が治癒不可能な病気に冒され，2. 回復の見込みがなく死が避けられない末期状態にある，3. 治療行為の中止を求める患者の意思表示が存在し，それは治療行為の中止を行う時点で存在すること，4. 患者の事前の意思表示がなんら存在しない場合は，家

> 族の意思表示から患者の意思を推測することが許される．
> 　そのためには，意思表示をする家族が，患者の性格，価値観，人生観などについて十分に知り，その意思を適確に推定しうる立場にあることが必要であり，さらに患者自身が意思表示する場合と同様，患者の病状，治療内容，予後などについて，十分な情報と正確な知識を有していることが必要である．そして，患者の立場に立ったうえでの真摯な考慮に基づいた意思表示でなければならない．

　もっとも，この判決は，傍論（結論を導く際の必須の項目でない）で述べたものであり，一審判決であることから，先例としての価値はそれほど高いものではないことに留意する必要があります（そのため，私は，あまり学会の教育講演などでは，引用しません）．

【稲葉一人】

2 【法的観点からのレクチャー②】終末期を考えるうえで重要な基本概念

法的視点から

> 終末期を，議論するためには，「本人の自己決定権」「それを担保する説明と同意（インフォームド・コンセント）」「意思決定能力」，「事前指示（リビング・ウィルと持続的代理権）」，「本人の意思推定」，「家族の権限」を理解することは，最低限の要件ですし，これらを巡って，法的論点が現れますので，これらをあらかじめ，説明をします．その際は，参考になる法（的考え方）や，ガイドライン，判例を引用していくことは，前項と同じです．

A 本人の自己決定権

1）自己決定と法の関係

しばしば，患者には，自己決定権があるといわれます．現に，リスボン宣言には，次のように記載されています．

> 3．自己決定権
> a．患者は自己決定権，すなわち，自分自身について自由に決定を下す権利を有する．医師は患者が下そうとする決定によりどんな結果がもたらされるかについて患者に情報を提供すべきである．
> b．判断能力のある成人患者はいかなる診断手続あるいは治療であれ，それを受けることを承諾あるいは拒否する権利を有する．患者は自己決定を行ううえで必要な情報を得る権利を有する．いずれの検査や治療についても，その目的，もたらされる結果，拒否した場合に予測される事態を患者が明確に理解できるよう配慮されるべきである．
> c．患者は医学の研究・教育の被験者・教材となることを拒絶する権利を有する．

つまり，自己決定権があるということは，「情報の提供を受けること」と「承諾・拒否権」を導き出します．特に，後者については，情報を与えられたうえでの，自発的選択である以上，その適否（本人にとって利益がどうか）は問わないという意味でもあるのです．この点は，ベルモント・レポート[注1]で指摘されたように，「自律性を尊重するということは，自律的な人間が熟慮したうえでいたった見解や選択を重んじ，明らかに他者を害する場合以外はその人の行動を妨げないということである」（ベルモント・レポート Part B-1）を意味するのです．

[注1] ベルモント・レポート：タスキギー事件（梅毒に患っている黒人約600人を説明なく研究に参加させ，標準的治療をしないまま経過観察をした米国の研究）の反省のうえで，1979年2月に国家委員会が採択した医学研究にあたっての基本的な倫理原則とガイドラインの表明．

では，日本では，このような自己決定権が法的に認められているといえるのでしょうか．

自己決定は様々な分野・文脈で用いられます．具体的には，①自己の生命，身体の処分にかかわる事項（医療拒否，尊厳死，延命治療の停止，積極的安楽死など），②家族の形成・維持にかかわる事項（結婚，離婚など），③リプロダクション（生殖活動）にかかわる事項（断種，避妊，中絶など），④そのほかの事項（ライフスタイルなど）の4つに分けて考える説が有力です．しかし，①は，決定は自己の存立（死）にかかわるもので，それが「自己」に帰属するものであり自己しか決めることができないという性質の決定ですが，その決定は決定した者（自己）の死を導くものです．②は，継続的な人間関係の形成を導くもので，古くは，家どうしの結合を意味したりしましたが，時代などにより変化しながら，その人の人生の基点を形成します．事後に（法的に）解消はできる（結婚と離婚）が，その選択は長期的な影響を及ぼします．③は，米国ではプライバシーと呼ばれている領域とも重なり合いますが，その決定は「自己」に帰属する問題の決定だけではなく，生まれいずる子（胎児など）にもかかわる問題です．

そこで，④のライフスタイルにおける選択と，本項で問題となる①の自己の生命，身体の処分にかかわる事柄を比べてみましょう．④を構成するものとして，氏名の自己決定（権）があります．そして，この氏名の自己決定権は，憲法の個人の尊重の原則によって根拠づけることができるとされます．

しかし，①の自己の生命，身体の処分にかかわる典型的な事例としての，この領域のリーディング・ケースである「エホバの証人が自発的に行った輸血拒否の決定を尊重すべきか」という問題（後述）は，同じ「自己決定権」の問題として述べられるのですが，これを氏名の「自己決定権」と同じ次元・重さや基準で考えてよいとは思えません．そして，これがさらに，延命治療の停止における「自己決定権」では，決定の及ぼす影響や深刻さにおいて，通常の感覚に照らしても，違いがあるように思われます．通常，自己決定権は，憲法13条で認められるといわれますが，自己決定権は，それが，「何についての」自己決定権かによって，保障の強さや制限原理が変わる可能性があります．生命倫理において「自己決定権があるから……」という立論は，少し目の粗い立論といえ，さらに判例で自己決定権がどのように位置づけられているかを検討する必要があります．

> 参考：日本国憲法13条
> すべて国民は，個人として尊重される．生命，自由及び幸福追求に対する国民の権利については，公共の福祉に反しない限り，立法その他の国政のうえで，最大の尊重を必要とする．

2）自己決定と判例の立場

この点に関するリーディング・ケースである，エホバの証人である患者への輸血に関する医師の説明義務に関する最高裁判決を示しておきます（99頁参照）．

最高裁判決平成12年2月29日の事案は以下のとおりです．

事案❶

1. 患者K（68歳，女性）はエホバの証人の信者として，宗教上の信念から，いかなる場合にも輸血を受けることを拒否するという固い意思を有していた．東京大学医科学研究所では，外科手術を受ける患者がエホバの信者である場合，信者が輸血を受けるのを拒否することを尊重し，できる限り輸血をしないことにするが，輸血以外には救命手段がない事態にいたったときは，患者らの諾否にかかわらず輸血するという方針を採用していた．

2. Kは，別の病院で，悪性の肝臓血管腫と診断を受け，平成4年8月18日，紹介により医科研に入院し，医師Lらによって，9月16日肝臓の腫瘍を摘出する手術を受けたが，患部の腫瘍を摘出した段階で出血量が約2,245mLに達する状態になったので，輸血をしない限り患者を救うことはできない可能性が高いとLらは判断して，あらかじめ用意してあった輸血を行った．

3. Kは，手術に先立つ9月14日，Kおよび夫の連署した，免責証書を手渡していた．右証書には，Kは輸血を受けることはできないことおよび輸血をしなかったために生じた損傷に関して医師および病院職員などの責任を問わない旨が記載されている．

エホバの証人		東京大学医科学研究所
夫　患者K	→輸血を拒否する旨の免責証書を提出→	輸血以外に救命手段がない場合には患者らの諾否にかかわらず輸血する方針（施設の方針）
	←施設の方針を説明せず輸血を実施←	医師Lら

これに対して判例は，次のように述べます．

判例❶

1. 患者が，輸血を受けることは自己の宗教上の信念に反するとして，<u>輸血を伴う医療行為を拒否するとの明確な意思を有している場合，このような意思決定をする権利は，人格権の一内容として尊重されなければならない</u>．

2. 医師らとしては，手術の際に輸血以外には救命手段がない事態に生ずる可能性を否定しがたいと判断した場合には，患者に対して，医科研としてはそのような事態にいたったときには輸血するとの方針を採っていることを説明して，医科研への入院を継続したうえ，医師らのもとで手術を受けるか否かを患者本人自身の意思決定に委ねるべきであったと解するのが相当である．

3. 本件では，この説明を怠ったことにより，<u>患者が輸血を伴う可能性のあった手術を受けるか否かについて意思決定をする権利を奪ったものと言わざるを得ず</u>，この点において，同人がこれによって被った精神的苦痛を慰謝すべき責任を負う．

この判決では，最高裁は，慎重に，自己決定や自己決定権という言葉を避けています（と私は判断しています）．また，本判決は，自己決定の尊重を謳っているのではなく，輸血を拒否するという固い意思を有している本人への説明義務違反を示したに過ぎないのです（しかし，自律尊重と情報提供は表裏の関係であることも示しています）．

3）自己決定の尊重は，説明・同意原則を導く

自己決定は，「情報の提供」と密接に関連します．つまり，インフォームド・コンセントないし説明・同意原則として論じられることがほとんどなのです（前述のエホバの証人の事件の判決は，「自己決定権」という用語こそ使っていないが，「人格権」として保護されることが示されているのです．したがって，本人に情報を伝えないことは説明義務違反，ひいては，自己決定権（人格権）侵害になるのです）．

B インフォームド・コンセント

前述のような考え方を導いたのは，米国の医療裁判であり，歴史上重要な判決を概観してみたいと思います．

1）米国におけるインフォームド・コンセントの歴史

インフォームド・コンセントの内容は，米国の判例のなかで培われ充実された，歴史的な産物です．このことは，**表1**の判決を読んでいただければ，理解していただけると思います．

モーア事件判決は，自己決定・自律という言葉は用いていませんが，「自由な……個人の生得の権利」とし，これは自己決定の権利と機能的には同等と考えられるのです．シュレンドルフ事件判決は，患者は自己の身体につき，自己決定権を持つことを示したことで有名ですが，この判決は，たとえ有益であっても，同意を得ない介入は身体的侵害（暴行）を構成するとしました．これが，違法性阻却事由としての同意（ないし承諾）原則なのです．サルゴ事件判決は，同意だけではなく，同意を与える際の情報の範囲について関心を持ち，同意が意味あるためには，医療情報の開示と説明が不可欠であると指摘しました．つまり，同意原則に説明原則が乗っかり，ここに説明（inform）と同意（consent）が結びつけられ，インフォームド・コンセントが実質的に成立したのです．ネイタイソン事件判決は，情報の範囲だけではなく，伝達方法の稚拙も，医師の過失を構成するとし，カンタベリー事件判決は，医療における情報の開示義務を，医師の適正ケア，つまり，患者の最善の利益のために行動すべき義務と結びつけました．

つまり，当初は「患者の自己決定・自律」ということがコアにあり，それを保障するひとつの方法（実質的保障手段）として，インフォームド・コンセントの法理が確立していくさまがわかります．しかし，それらが，いずれも医療訴訟のなかで積み上げられたこともあり，「自己決定・自律」が目的であることをしばしば見過ごし，違法性阻却事由（日本の法としては，刑法35条など）として，ないしは説明義務違反，つまり，「違法」「賠償」とならないためには，どうすればよいのかという，医療従事者の法的防御の手段として考えられるようになったのであって，この傾向は，日本でも見てとれます．

表1 米国におけるインフォームド・コンセントをめぐる判決		
年	判決名と事案の要旨	判旨
1905	モーア事件判決：患者は，右耳の手術の同意をしていたが，医師は，難聴の左耳の手術も行った	自由な市民の最も基本的で大切な権利，すなわち個人の生得の権利は広く認められている．傑出した高名な医師などであっても，また，患者に検査，診断，助言や投薬を依頼されていても，患者の承諾なしに，大手術や重要な手術のために麻酔をかけたり，知らぬ間に手術をして，身体の尊厳をおかすことは許されない．医師が特定の手術を勧め，患者がその手術に伴う危険性とリスクを考慮したうえで同意をすれば，患者ははじめて，同意の範囲内に限ってその手術を医師に認める契約をしたことになる．
1914	シュレンドルフ事件判決：患者は，検査のための麻酔については同意したが，一切の手術をしないように要求していたのにもかかわらず，医師は胃の腫瘍を摘出した	（カドーゾ判事の法廷意見）成人に達し，健全な精神を持つすべての人間は，自分の身体に何がなされるかを決定する権利がある．したがって，患者の同意なしに手術をする主治医は暴行（assault）をおかすことになり，その損害への責任を負う．
1957	サルゴ事件判決：患者は，腹部の大動脈造影検査により下半身麻痺となったが，医師は検査の実施と麻痺のリスクを告げていなかった	（ブレイ判事の法廷意見）医師らは，提案した治療への患者の知的な同意のためにあらゆる事実を開示する義務がある．
1960	ネイタンソン事件判決：患者は，乳房切除術後に放射線療法を受け重い熱傷を負ったが，医師は，その内容やリスクを説明していなかった	病気の性質，治療の内容，成功の可能性または代替治療，そして身体に生じるかもしれない不幸な結果と予期しない事態の発生について，なるべくわかりやすい言葉で患者に開示し説明するのは医師の義務である．
1972	カンタベリー事件判決：患者は，椎弓切除術を受け，麻痺を起こしたが，医師は，同手術には約1％の麻痺のリスクがあることを知らせていなかった	患者の身体に生じることをめぐる真の同意とは，情報に基づく選択行為であり，それには代替手段とリスクの知識に基づく評価の機会が必要である．患者には医学技術の知識が欠けていることが多いから，知的な決定のための知識を求める相手は普通主治医だけである．自明ともいえる理由によって，患者の知的な決定のためには，医師による適切な開示の必要性と，同時にその義務が生じる．適正なケアをするには，患者の福利に関するすべてのリスクを警告することが必要である．

　そのために，医療者の間には，自己決定の価値を共有することなく，インフォームド・コンセントを得ておけば，つまり，本人にリスクを告げておけばリスクの引き受けがあり，あとは自己決定を自己責任と結びつけて，「説明してことたれり」とする実践を生み出すこととなっているのは残念です．いわゆる，なんでも書いて，一方的に説明して，同意のサインを生み出す，「同意書」の取得の医療実践を生み出したともいえるのです（もちろんネガティブな評価ばかりではないのですが）．

2）日本のインフォームド・コンセントに関する判例

　臨床における，医師の患者への情報の開示内容の項目は，医師が勧める検査・治療の内容，検査・治療により生ずる利益・危険・結果，他の代替的な検査・治療の利益・危険・結果，検査・治療を行わないことによる利益・危険・結果と考えられます．

　問題は，説明が実施されたか否かをどのような基準で，誰が判断をするのかという点です．

専門家基準（合理的医師）説（医師の間での慣行を踏まえ，通常の医師であれば説明する情報を説明しているのか），合理的患者説（患者の置かれた状況のもとで，合理的な患者であれば必要とする情報を説明したのか），具体的患者（主観的基準）説（合理的患者説での情報に加え，その患者が必要とした情報を説明したのか）などがあります．前述のネイタイソン事件判決は専門家基準説を，カンタベリー事件判決は，合理的患者説を採用したと評価されています．法的義務としての説明義務の有無は，通常，合理的医師ないし医療水準を基準として判断すべきであると説かれ，損害賠償請求において，合法か違法かを裁判官が判断するためには，評価規範としての一般性が求められ，平均的な医師が配慮すべき以上のことを，法が命ずることはできないからなのです．日本の下級審の判決には，一部合理的患者説ないし具体的患者説とみられるものもありますが，大多数は合理的医師説と分類されていると思います．

ただ，以下の判例を見ると，最高裁は，具体的患者説に近いものと分類することも可能と思われますので，有名な判例をここで引用します．

a. 最高裁判決平成13年11月27日—乳房温存療法の説明義務

判例❶

> 医師は，患者の疾患の治療のために手術を実施するにあたっては，診療契約に基づき，特別の事情のない限り，患者に対し，当該疾患の診断（病名と病状），実施予定の手術の内容，手術に付随する危険性，ほかに選択可能な治療方法があれば，その内容と利害得失，予後などについて説明すべき義務があり，また，医療水準として確立した療法（術式）が複数存在する場合には，患者がそのいずれを選択するかにつき熟慮のうえ判断することができるようなしかたで，それぞれの療法（術式）の違いや利害得失をわかりやすく説明することが求められると解される．……一般的にいうならば，実施予定の療法は医療水準として確立したものであるが，ほかの療法が医療水準として未確立のものである場合には，医師は後者について常に説明義務を負うと解することはできない．とはいえ，このような未確立な療法であっても，医師が説明義務を負うと解される場合があることも否定できない．少なくとも，当該療法が少なからぬ医療機関において実施されており，<u>相当数の実施例があり，これを実施した医師の間で積極的な評価もされているものは，患者が当該療法の適応である可能性があり，かつ，患者が当該療法の自己への適応の有無，実施可能性について強い関心を有していることを医師が知った場合</u>などにおいては，たとえ医師自身が当該療法について消極的な評価をしており，自らはそれを実施する意思を有していないときであっても，なお，患者に対して，医師の知っている範囲で，当該療法の内容，適応可能性やそれを受けた場合の利害得失，当該療法を実施している医療機関の名称や所在を説明すべき義務がある．

C 意思（決定）能力

意思（決定）能力については，各論で記述します（169頁「意思決定能力・対応能力の判定基準」参照）．

D 事前指示（リビング・ウィルと持続的代理権）

本人の現在の意思が確認できない場合の本人の事前意思の尊重については，各論で記述します（167頁「事前指示の法的根拠」参照）．

E 本人の現在の意思の推定

では，本人の現在の意思は確認できないし，事前の意思表示がなかったとしても，その意思を推定することができれば，本人以外の者による本人の意思の推定という不確実さが残りますが，「本人の意思由来型」にとどまる限り，自己決定尊重に沿ったものとなります．

前項で述べた，厚生労働省の「人生の最終段階における医療の決定プロセスに関するガイドライン」（129頁参照）には次のような記載があります．

> 患者の意思確認ができない場合には，次のような手順により，医療・ケアチームのなかで慎重な判断を行う必要がある．
> ①家族が患者の意思を推定できる場合には，その推定意思を尊重し，患者にとっての最善の治療方針をとることを基本とする．

追加して，これを実践する際に参考にすべき判決と，注意すべき判決がありますで，前述と重なりながらも，再掲しておきましょう．

前者は，本人意思の推定について積極的に言及した東海大学安楽死事件（横浜地判平成7年3月28日）です．

> 4．患者の事前の意思表示がなんら存在しない場合は，家族の意思表示から患者の意思を推測することが許される．……そのためには，意思表示をする家族が，患者の性格，価値観，人生観などについて十分に知り，その意思を適確に推定しうる立場にあることが必要であり，さらに患者自身が意思表示する場合と同様，患者の病状，治療内容，予後などについて，十分な情報と正確な知識を有していることが必要である．そして，患者の立場に立ったうえでの真摯な考慮に基づいた意思表示でなければならない．

しかし，家族による本人の意思推定について注意すべき判決として，川崎協同病院事件の控訴審判決（東京高裁判決平成19年2月28日）があります．

> 現実的な意思（現在の推定的意思）の確認といってもフィクションにならざるを得ない面がある．患者の片言隻句を根拠にするのはおかしいともいえる．意識を失う前の日常生活上の発言などは，そのような状況にいたっていない段階での気軽なものととる余地がある．本件のように被告人である医師が患者の長い期間にわたる主治医であるような

> 場合ですら，急に訪れた終末期状態において，果たして患者が本当に死を望んでいたかは不明というのが正直なところであろう．

この高裁の指摘を踏まえながら，家族と医療者がいっしょになって，「本人の意思推定」をしていくことが大事となります．

F 家族の権限

家族の権限についての法的な考察は，各論で記述します（177頁「代理人の役割」参照）．

【稲葉一人】

3 【倫理的観点からのレクチャー】終末期を考えるうえで大切な「事前指示」の概念 〜よりよいアドバンス・ケア・プランニングのために〜

　すでに稲葉先生から，終末期を考えるうえで大切な基本的な概念や，特に法律・判例・ガイドラインについての詳細な解説がありましたので，ここでは，終末期を考えるうえで大切な「事前の話し合い」のプロセスについて，倫理的な観点からお話ししておきたいと思います．

　いま，日本国内において，事前指示をめぐる議論を概観すると，「尊厳死の宣言書(living will：リビング・ウィル)」という言葉は，比較的早期から普及していたといえます．しかしその一方で，このリビング・ウィルという言葉を包含する「事前指示(advance directives：AD)」という概念は，かなり遅れて認知されるようになりました．あくまでもリビング・ウィルは，ADの一種に過ぎないにもかかわらず，国内ではリビング・ウィルが「尊厳死の宣言書」と訳され，その言葉だけが独り歩きした感があります．また，ADとは必ずしも「書式」となったものだけを指すのではないにもかかわらず，書面だけが独り歩きしているという状況も散見されます．ほかにも，ADを包むより大きな概念として「事前ケア計画(advance care planning：ACP)」や「事前の人生設計(advance life planning：ALP)」といった重要な概念があるのですが，最近まで国内では十分に周知されているとは言いがたい状況でした[1〜3]．

　「人生設計(life planning)」という表現は，個人の資産運用や金融に関する経済的な「生活設計」という意味合いの「ファイナンシャルプラン」と同義で用いられる場合もあります．ですが，ここでいうALPとは，そうした狭義の経済生活に限らず，「いかに生きるか」という人生そのもののあり方を包含する広い意味を持っています．ですので，この文脈において語られるACPも，たとえばケアマネジャーなどによって医療・看護・介護を提供する側が立案するような「ケアプラン」と同義ではなく，「人生という物語の主人公」である本人自身が自ら紡ぎ出す「統合的で創造的な物語(integral creative narrative)」[4,5]として，「患者自らが作成するあらゆるプランニング(any planning by patients)」[6]を意味しています．ADとは，こうしたACPという大きな流れのあくまでも一部として捉えられなければなりません．ADとは，患者自身がどのような療養生活を送るのか，すなわち「人生そのものを歩むのか」という，自分なりの人生設計をするうえでの一部として捉えられるべきものです．

ALP：事前人生設計
ACP：事前ケア計画
AD：事前指示

A AD「肯定」の主要な理由

医療の現場において AD を肯定する主な理由としては，以下の 2 点があげられます

> ①患者と AD について話し合うことを通じて，そのプロセスのなかで患者当人の考え方が浮かび上がり，それによって患者自身の人生観・価値観が尊重される．
> ②患者が重篤な状況に陥った場合に，AD があることによって，家族どうしや家族らとケアチームとの間で起こる葛藤や対立を緩和することができる．

ですが，これらの理由はあくまでも「可能性」であることに留意しなくてはなりません．決して AD があれば，上記のことが必ず保障されるということではないのです．ACP としての AD は，あくまでも患者の人生観・価値観を探るうえでの「手がかり」に過ぎないという理解が重要です．また，ACP の話し合いの内容も，患者の健康状態に応じて変化しうるので，いったん話し合ったからそれで終わりということではなく，持続されるべき「プロセス」であることを認識しておかなくてはなりません．

B AD「否定」の主要な理由

AD を否定的に捉える根拠としては，主に以下のようなものがあげられます．

> ①どのような書式，もしくは口頭による AD であっても，実際に行うべき治療を予見し，事前に余すことなく指示することなど到底できない．
> ②いったん提示された AD が，患者の最終的な決断だとみなされてしまい，特に書式にした場合には，その書面が「独り歩き」してしまう危険性がある．

確かに，実際の臨床現場では患者があらかじめ予測したとおりの状況にならないこともあります．でも，その予測と合致していないから AD はすべて無意味となるのではなく，それを「手がかり」とすることに意味があると考えるべきです．判断能力と意思表示能力があるときに希望したその内容が，「この時点での本人の意向なのかどうかが不明である」という理由だけで，本人以外の第三者（家族などであれ，医療者であれ）によって完全に無視されてしまうことは望ましいことではありません．

C AD の「2 つの類型」と両者の相補的関係

AD には，主に以下の 2 つの類型があるとされます[7]（図 1）．

```
┌─────────────────────────────────────────────────┐
│         ╭──AD(advance directives：事前指示)とは──╮│
│         │                                        ││
│         │  患者が意思表示能力を失う前に，あらかじめ│治療に関
│         │  する事柄をまとめておくこと．主として，│以下2つの類
│         │  型があるが，両者が併用されることが望ま│しい．
│         │                                        ││
│         │ ▶ ①代理人指名型(surrogate decision/proxy consent)
│         │    自分の代わりに意思決定してもらう人をあらかじめ指
│         │    名しておくという方法．
│         │
│         │ ▶ ②内容指示型（instructional directives）
│         │    具体的な治療内容に関して個別に明示しておく方法．
│         │    本人が口頭で行う場合と文書に書き記す場合に区別され，
│         │    書面になったものを「事前指示書」という．リビング・ウィ
│         │    ルやLMD（let me decide）など，様々な書式がある．
└─────────────────────────────────────────────────┘
```

図1　事前指示（AD）の定義

◆「代理人指名（surrogate decision/proxy consent）」型
患者本人があらかじめ，自分が意思決定できなくなる前に，自分の代わりに意思決定してもらう人を指名しておく，という方法です．

◆「内容指示（instructional directives）」型
内容指示は，本人が「口頭」で行う場合と，「文書」に書き記す場合に区別され，書類になったものを「事前指示書」といいます．いわゆるリビング・ウィルなどが代表的ですが，「過剰な延命を拒否する」という抽象的な表現ではなく，希望する治療をより具体的な項目のなかから選択的に提示する書式（LMD〈let me decide〉など）もあります．

　上記の2つの類型には，それぞれに欠点があるといわれています．「代理人指名」型の場合には，患者自身が何も「手がかり」となるものを残していないと，代理人に指名された人への負担は大きくなります．代理人は「患者意思の推定」を行うことになりますが，時として代理人の利害が前面に出てしまう可能性があり，そのときには「患者の意思」が，「代理人の意思」にすり代わってしまうというリスクがあります．
　「内容指示」型は，患者自身によって事前に提示された意思表示を「手がかり」として，それを本人意思の「推定の根拠」とすることができるという点で，先の「代理人指名」型の欠点を補うことができます．ですが，あらかじめ内容指示をしていたとしても，その指示を行った時点では想定していなかった事態に直面することもあります．
　こういう事態に直面した場合には，キーパーソンとなる家族などの代理人を中心に，話し合

いを行う必要があるのです．その際，家族の中の誰の意向を優先すべきかをめぐって混乱することを避けるために，患者自身によってキーパーソンとなるべき代理人が，あらかじめ指名されていることが望ましいのです．したがって，2つの類型は別個のものとして捉えるよりも，双方同時に併用されることが大切です．

このように，ADの実際のプロセスは，あらかじめ患者によって指名されていた代理人ひとりに「任せる」のではなく，その代理人をキーパーソンとしつつ，ほかの家族や，医療ケアチームのメンバーといっしょに，ADを「手がかり」としながら患者の意思を推定するという「解釈プロセス」をたどることになります．

D ADをめぐる3つの「基本的理解」

ADを理解し，実際に運用するに際しては，①解釈プロセス，②ナラティブ・アプローチ，③共有プロセス，の3つのポイントが特に重要です．

1) ADにおける「解釈プロセス」

ADは，患者の人生観・価値観などを知るうえでの重要な「手がかり」となるのですが，実際には「解釈」が必要です．「手がかり」としてのADを「解釈」する場合に重要なことは，患者がいまこの時点においても，事前に指示した内容のことを「本当に望んでいるか」を推定することです．その際には，「それはもう現時点ではありえない」と断定するだけの積極的な根拠がない限り，「本人がこういう事態のためにこそ用意したADなのだから，それを尊重する」という方向性において，患者の人生設計に寄り添おうとする「ナラティブ（narrative）」の概念に基づく「解釈プロセス」が不可欠なのです[8]．

2) ADと「ナラティブ・アプローチ」

ADにおける「解釈プロセス」は，患者の人生設計を踏まえ，「いまの状態を本人だったらどう考えるだろうか」という視点から，患者自身の「人生という物語」を紡ぎ出すというナラティブ・アプローチ（narrative approach）による行程をたどることになります[9,10]．人生を「統合的な創造的物語」とみなす事前の人生設計（ALP）という見地からADを捉える立場からすれば，「この時点での本人の希望なのかどうかが不明である」という理由だけで，本人以外の第三者（家族などであれ，医療者であれ）によって完全に無視されてしまうのであれば，そもそもADを行うことの意味自体がなくなってしまうばかりでなく，およそ人生において「事前に決定する」という行為そのものが成り立たないことになってしまいます．

3)「共有されるプロセス」としてのAD

とはいえ，ACPとしてのADは，患者に「強要されるプロセス」ではなく，医療者や家族など，周囲の人々によって「共有されるプロセス」でなくてはなりません．また，ADをする/しない（事前指示書を書く/書かない）ということは対等なのだということを理解しておくことも重要です．患者と，医療者や家族との間で，今後の人生設計（life planning）をともに考えるとい

う姿勢で話し合いを進めるなかで，AD は押しつけられるものであってはならないし，反対に，AD の機会が奪われるのであってもいけません．病気と闘いながら，時には病気と共存しながら，どのような生活スタイルで，どのような療養生活を送るのかを，何よりも患者自身の人生観・価値観を中心に据えながら，医療者・家族とともに「共有し合い，創造し合う」というプロセスのなかで，無理なく提案されること，このことが AD を理解するうえで最も重要なことなのです[11]．

4）AD の主要目的

ACP としての AD の，最も重要な目的は以下のようになります．

患者は，ACP を考えるという，そのプロセスを通じて自分自身の人生観・価値観の「輪郭」を明確にすることに取り組むことになります．その際，医療者や家族など，患者の周囲の人々が，自分たちの価値観を患者に押しつけるのでなく，患者自身が自分自身の人生観・価値観を明確にしていくことができるように，そのプロセスを支えることが大切なのです[12,13]．

ですから，AD をすること/しないこと（事前指示書を書くこと/書かないこと）が，患者本人にとって，どのような意味を持つことになるのか，それは本人の人生観・価値観によって大きく左右される事柄であるので，ACP の一環としてなされる AD に意味がある，あるいは意味がないということを，はじめから前提として決めつけることはできないし，すべきではありません．ACP という大きな流れのなかにおいて，つまりは，患者自身がそれを考えるというプロセスのなかでしか，その意味が決定されることはないのだから，AD に関しても両方の可能性（意味がある/ない）を端から否定しないということが大切なのです（**図2**）．

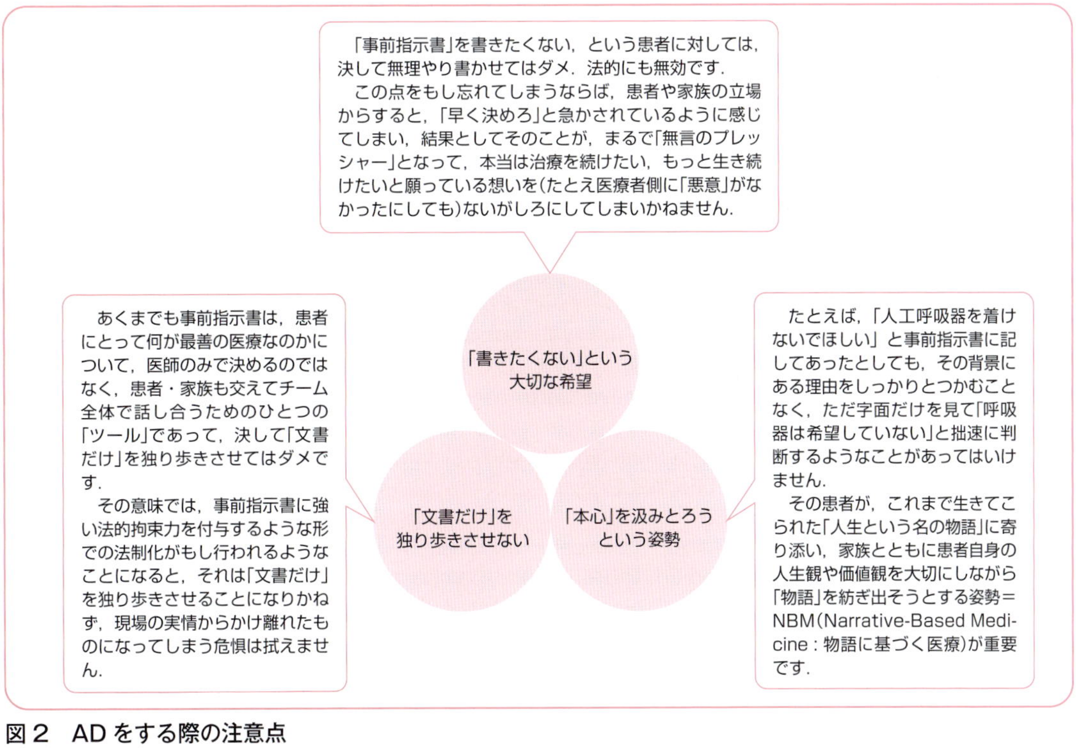

図2　AD をする際の注意点

- 「書きたくない」という大切な希望
- 「文書だけ」を独り歩きさせない
- 「本心」を汲みとろうという姿勢

「事前指示書」を書きたくない，という患者に対しては，決して無理やり書かせてはダメ．法的にも無効です．
この点をもし忘れてしまうならば，患者や家族の立場からすると，「早く決めろ」と急かされているように感じてしまい，結果としてそのことが，まるで「無言のプレッシャー」となって，本当は治療を続けたい，もっと生き続けたいと願っている想いを（たとえ医療者側に「悪意」がなかったにしても）ないがしろにしてしまいかねません．

あくまでも事前指示書は，患者にとって何が最善の医療なのかについて，医師のみで決めるのではなく，患者・家族も交えてチーム全体で話し合うためのひとつの「ツール」であって，決して「文書だけ」を独り歩きさせてはダメです．
その意味では，事前指示書に強い法的拘束力を付与するような形での法制化がもし行われるようなことになると，それは「文書だけ」を独り歩きさせることになりかねず，現場の実情からかけ離れたものになってしまう危惧は拭えません．

たとえば，「人工呼吸器を着けないでほしい」と事前指示書に記してあったとしても，その背景にある理由をしっかりとつかむことなく，ただ字面だけを見て「呼吸器は希望していない」と拙速に判断するようなことがあってはいけません．
その患者が，これまで生きてこられた「人生という名の物語」に寄り添い，家族とともに患者自身の人生観や価値観を大切にしながら「物語」を紡ぎ出そうとする姿勢＝NBM（Narrative-Based Medicine：物語に基づく医療）が重要です．

5）基本的理解のまとめ

ADとは何も「特別なこと」ではなく，患者自身の人生という物語が，最期まで途切れることなく，自らの手で「書き綴られること」を支えるために，医療者や家族など患者をとりまく様々な人間関係が織り成す，QOL向上のためになされる支援・サポートのひとつなのであって，決して人生という物語を強引に「終わらせる」ようなものではありません[14]．自分自身で人生設計を書き綴る力を失いかけている患者に対して，どのような人生設計を，すなわち，どのような人生という物語を紡ぎ出すことができるかをともに考え，そのプロセスを支えること，これがADの基本として確認されるべきなのです．

ADに取り組むにあたっては，単純に「楽観的な肯定」であっても，また反対に「悲観的な絶対否定」であってもいけません．ADをめぐっては，その肯定的な側面だけが独り歩きして，否定的な側面に対して盲目にならないように，また反対に否定的な側面だけにとらわれて，肯定的な側面が見失われることのないように，何よりもまず「事前ケア計画（advance care planning）」，あるいはまたもっと広くは「事前の人生設計（advance life planning）」という広い文脈のなかに位置づけられるものなのだ，という理解と自覚をもってADに臨むことが重要です．

文献

1) Singer A, Martin K, Lavery V et al: Reconceptualizing advance care planning from the patient's perspective. Arch Intern Med 158: 879-884, 1998
2) Bernard Lo: Resolving Ethical Dilenmas: A Guide for Clinicians, 2nd Ed, Lippincott Williams & Willkins, p94-110, 2000
3) Bernat JL: Ethical Issues in Neurology, 2nd Ed, Butterworth-Heinemann, p88-95, 2001
4) Dworkin R: Life's Dominion: An Argument About Abortion, Euthanasia, and Individual Freedom, Vintage Books, New York, p199-208, 1993
5) ロナルド・ドゥオーキン：ライフズ・ドミニオン，水谷英夫，小島妙子（訳），信山社，東京，p322-336，1994
6) 生命倫理百科事典　翻訳刊行委員会：生命倫理百科事典，第3版，丸善，東京，p74-79, p1258-1267, 2007
7) 渡邉久美：アドバンス・ディレクティブ．新版増補生命倫理事典，酒井明夫，中里　巧，藤尾　均ほか（編），太陽出版，東京，p6-7, 2010
8) Burchardi N, Rauprich O, Hecht M et al: Discussing living wills: A qualitative study of a German sample of neurologists and ALS patients. J Neurol Sci 237: 67-74, 2005
9) トリシャ・グリーンハル，ブライアン・ハーウィッツ（編）：ナラティブ・ベイスト・メディスン―臨床における物語りと対話，斉藤清二，山本和利，岸本寛史（監訳），金剛出版，東京，2001
10) 江口重幸，斉藤清二，野村直樹（編）：ナラティヴと医療，金剛出版，東京，2007
11) ALS Society of Canada: Palliative Care. A Guide to ALS Patient Care for Primary Care Physicians, p16-17
http://www.als.ca/sites/default/files/files/Physicians%20CD/A%20Guide%20to%20ALS%20Patient%20Care%20For%20Primary%20Care%20Physicians%20English.pdf
（2014年12月10日確認）
12) Fins J, Bacchetta M, Miller F: Clinical Pragmatism: A Method of Moral Problem Solving, in Pragmatic Bioethics, 2nd Ed ,The MIT Press, Cambridge, 2003
13) Miller F, Fletcher J, Fins J: Clinical Pragmatism: A Case Method of Moral Problem Solving, in Introduction to Clinical Ethics, University Publishing Group, Maryland, 1997
14) Benditt JO, Smith TS, Tonelli MR: Empowering the individual with ALS at the end-of-life: disease-specific advance care planning, Muscle Nerve 24: 1706-1709, 2001

【板井孝壱郎】

各 論

終末期のがん患者における倫理的問題

以降の各論では，下記の事例をもとに終末期のがん患者さんにおける倫理問題を詳しくみていきます．

患者紹介
- Aさん，50歳代，男性．消化管がんstageⅣ，肝転移，肺転移，骨転移．
- 会社員，妻(専業主婦)と長男(大学3年)，長女(高校3年)，次女(中学3年生)の4人暮らし．
- 現病歴：3年前に手術を受けたが再発して放射線化学療法を受け，その後，外来で化学療法を継続していた．妻には予後6ヵ月くらいと説明されている．Aさん本人は，病名・病状に関する説明を受けて治療の選択も自身がしてきたが，妻の希望により予後見通しは説明されていない．
- Aさん本人は「自分のためにも，家族のためにも，少しでも長く生きられるようにつらい治療でもがんばる」と言っている．
- 今回，胸水貯留，肝機能悪化，倦怠感増強により入院してきた．

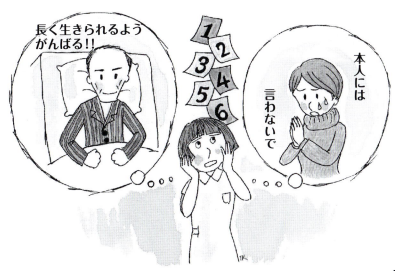

【濱口恵子】

4　事前意思の確認

　がんの進行により患者さんにせん妄，高カルシウム血症，肝機能障害，脳転移などが生じて意識障害を伴いやすく，また呼吸困難感などの緩和困難な苦痛が強くなるとセデーション（鎮静）などが必要になることがあります．そうなると，患者さんが自分の意思を伝えることが難しくなり，意思決定をすることも難しくなります．しかし，たとえ患者さんの意思決定能力が低下したとしても，死ぬ瞬間まで患者さん本人の意思を尊重する医療・ケアをしていきたいと思います．そこで，そのときどきで患者さんの価値観や大切にしていることを理解し，将来，意思決定能力が低下してもそれを尊重すること（Advance Care Planning：ACP），そして何を望むのか，望まないのか（事前意思）などを確認しておくことは，患者さんの意思尊重だけでなく，患者さんに代わって様々な意思決定をする代理人（家族ほか）の心的負担の軽減にもつながると思います．しかし，実際に患者さんの事前意思について話し合うことはなかなか容易なことではありません

> **患者の状況**
>
> 　Aさんには，せん妄が出てきて，意識がしっかりとしているときと，意味不明なことを話すときがあります．今後，肝不全による意識障害や肺転移による呼吸困難感増強に伴うセデーションの可能性があり，意思決定能力が低下することが予測されます．

【濱口恵子】

Q1 患者の事前意思の確認・今後の見通し（予後も含めて）について話し合う

　患者さんの苦痛緩和に努めることはもちろんのことですが，患者さんの意思を尊重したケアを大切にしたいと思っています．そこで，患者さんが大切にしていることは何か，生き方において価値を置いていることは何か（価値観），事前指示（やって欲しいこと，して欲しくないこと，意思決定を誰に委ねるのか：代理人）を確認していく必要があると思いますがどのようにすればよいのでしょうか．意思を伝えることができるうちに家族に伝えたいことを伝え，また，身辺整理（仕事の引き継ぎや経済的な問題への対応など）をすることも可能になると思います．

　一方，事前指示の確認は医療者の価値観やペースで物事を進めることになってしまうのではないかと危惧したり，対応のしかたを誤ると患者さんの希望を奪うだけ，または，患者さんに恐怖や悲しみを与えるだけになったりしてしまうのではないかと心配します．

　患者さんから今後の見通しを聞いてくれば，医療者として話しやすいと思いますが，今後の見通し（予後など）の説明のあり方について，また，下記のような場合についてアドバイスをいただきたいと思います．

　①家族の反対のために説明ができない場合
　②患者さんが話を避ける場合
　③医師の価値観により予後や今後の見通しを説明されない，または説明はされているが患者さんが理解していない場合
　④厳しい現実しか言わない医師に対して「主治医を変更して欲しい」と患者さん（and/or）家族が希望する場合

　なお，患者さんの価値観を理解するのは終末期になってからではなく，早期から重要であると思います．しかし，在院日数の短縮化，外来治療が主流になっている現在，これらを患者さんに対応することに困難を感じます．

【濱口恵子】

A1 法的視点を意識したコンサルテーションの立場からお答えします

①は，ご家族への説明はされていますが，できる限り患者さんに説明する機会をつくる必要があります．③は，患者さんが自己決定するための情報が患者さんに届いていないことになり，医療者の説明義務違反となることがあります．これらの根拠は，先の総論を参考にしてください．

④は，「医師と患者（家族）」との信頼関係です．医療は，やはり，「この病院で」「この先生で」という患者さんの意向が強く出てきます．厳密には，医療の契約は，「病院」と患者さんとの（準）委任契約であって，病院の代表者（院長など）は，患者さんの担当医に誰をあてるかを，その裁量の範囲で決めることができます．したがって，「主治医を変えて欲しい」という要望は，患者さんの意向であっても，「権利」（相手が従わなければならないもの）ではありません．したがって，その意向を汲むかどうかは，法的な義務ではなく，あくまでの病院側の倫理的な配慮になります．

ただ，主治医を変えてくれという申し出は多くでたとしても，安易にこれに応じることもできませんが，逆に，この声を無視していると，その後，当該主治医のもとで起こった説明不足や，事故などから，大きな紛争に発展することもあります．そこで，ここでは，患者さんにそのような権利はないといって割り切るのではなく，慎重に対処することにしましょう．

そのうえで，「紛争防止」の観点から次のような点をお勧めします．

1）患者などの「主治医を変えてくれという申し出」の背景・理由について，十分に聞き取る．
2）患者などの了解を得たうえで，医師に背景・理由や申し出を告げるかどうかを判断する（「先生に理由まで伝えて欲しくない」という患者もいる）．
3）主治医を変えるべき，変えることが適当かどうかの判断基準を示すことは難しいが，主治医と信頼関係を回復することが難しく，そのことが患者の治療に悪い影響がある場合には，主治医の理解を得たうえで変更となると考えるが，この最終的な判断は，病院によって異なる．
4）主治医に患者側の意向を告げたうえで，主治医の変更がかなわなかった場合は，患者からの「主治医を変えてくれという申し出」などを伝達したことで，主治医から患者への二次的被害がないかを注視し，かなわなかったことの理由について可能な限り患者の理解を求める．
5）主治医を変えるかどうかにかかわらず，主治医の対応に問題があった場合は，医療安全管理者や，医療対話推進者などを入れて，主治医からの直接の謝罪を含めて，今後の治療のあり方について患者に丁寧に説明を行うべきである．

【稲葉一人】

A1　倫理的視点を意識したコンサルテーションの立場からお答えします

　お答えするにあたり，少し整理をさせていただきますね．
　まずは，告知についてですが，段階的告知の観点からみた場合，1）病名告知，2）病態・病状告知については，基本的にはAさん本人にも伝えていると考えてよいということと思います．しかし，3）余命・予後告知については，奥さんの希望により，伝えられないということですね．
　一方で，2）病態・病状については，3年前の手術のとき，そして，再発後の放射線化学療法，さらに外来での化学療法を継続している時点では，Aさんの「自分のためにも，家族のためにも，少しでも長く生きられるようにつらい治療でもがんばる」という言葉もありましたし，病態・病状についてはできる限り正確な説明をしてきたことと思います．
　ところが今回，胸水貯留，肝機能悪化，そして倦怠感増強により入院となった現時点では，いよいよ予後予測もよいものとはいえず，その意味では2）の病態・病状告知についても，必ずしも正確な説明がAさんに対してできているともいえない状況でもあるわけですね．
　しかも，今回の入院時には，Aさんの意識レベルや判断能力にも低下がみられ，言動にも論理的な首尾一貫性があるとはいえず，若干，意味不明とも感じられる言動があり，今後はさらに，肝不全の進行に伴っての意識障害，肺転移による呼吸困難感増強が予測され，その場合にはセデーションの実施も検討しなくてはならず，Aさんにどのように伝えるべきか，非常に悩ましくなってきていると思います．
　相談者の方がおっしゃっておられるとおり，終末期になってくるならばこそ，「患者が大切にしていることは何か（価値観），生き方において価値を置いていることは何か，事前指示（やって欲しいこと，して欲しくないこと，意思決定を誰に委ねるのか：代理人）を確認していく必要」が高まってきますね．
　そういう大事な段階にあるのに，奥さんがAさん本人にはそうしたことを話さないで欲しいというニーズを表出しているところから，まずは考えていくことにしましょう．

1）家族の反対のために説明できない

　まず，奥さんが「予後については話さないで欲しい」とおっしゃっている点についてです．これについては，第2部-3「情報を誰に知らせるのか　〜家族が患者さんへの説明を拒否した場合〜」（60頁参照）でお答えしたことがありますので，詳細はそちらを参考にしていただくとよいかもしれません．ここでは，「余命・予後告知」を拒む場合の家族の心理と，それに対する倫理的対応のポイントについて要点をしぼって解説したいと思います．
　今回のケースでは，入院にいたる以前は，「病名・病状に関する説明を受けて治療の選択も本人がしてきたが，妻の希望により予後見通しは説明されていない」とのことでした．これは，医療者側も，まだ根治の可能性の高いがんや，根治までは難しくても，まだ少しでも治癒の可能性があったり，あるいは少なくともこれ以上悪くならないように病態が維持できる見通しがあるのであれば，比較的「話しやすい」でしょうから「伝えやすい」という側面もあると思い

ます．

　ところが今回のように，病態・病状が増悪傾向となり，余命・予後予測も「シビア」になってくればくるほど，「本人に言う前に，家族に話してしまう」傾向が強くなることはありませんか？　われわれ医療者側としても，患者さん本人の病前性格・基本性格に関する情報を取得するために（たとえば，ストレス耐性が低く，一度にすべて説明してしまうと精神的ショックのあまり，自殺企図に結びつくリスクを考慮する必要がありますから），ご家族からまずお話しをすることは，個人情報保護法第23条第1項第2号の例外規定に当てはまりますので，その点をアセスメントするのであれば，本人にお話しする前に，まずご家族（奥さん）にだけに余命・予後告知をすることは倫理的にも許容される場合はあります（47頁参照）．

　しかし，「ストレス耐性が低い＝絶対に告知しない」ではありません（77頁参照．大切なことは，本人が「知りたいかどうか」です．ご存じのように，患者さんには「知る権利」だけでなく，「知らされないでいる権利（知らないでいる権利）」もあるのですから．

　そこでまず，奥さんが「余命・予後については夫に話して欲しくない」とおっしゃっている理由・背景を尋ねてみる必要があるでしょう．決して，「何を言ってるんですか？　奥さんの人生じゃありません，ご主人の人生なんです．それに，ご主人には『知る権利』があるんですよ！」と，頭ごなしに奥さんの心情を「否定」するようなコミュニケーションの取り方はしないようにしましょう．

　たとえば，次のような声がけで奥さんの発言の背景がみえてくるかもしれません．

> **医療者**：奥さんとしては，ご主人には今後の見通しは伝えて欲しくないということですが，よろしかったら，どうしてお伝えしたくないお気持ちなのかお聞きできたらと思いまして……
>
> **患者の妻**：看護師さん……，主人はもう最近，言ってることがチグハグというか，意味不明なことが多くなってきました．この間だって，『明日は遊園地に行くって約束してたよな』なんて……．これまでは主人はしっかりしてました．だから，自分のことは自分で決めるんだっていう主人の気持ちを大切にしてあげたいとも思っていたんですけど……でも，いまとなっては，冷静でいられないんじゃないかって．あと6ヵ月だって言われたら，とっても動揺して，自分で考えられなくなるんじゃないかって，それが心配で……

　このように，「自分が夫だったら」という「想像」ではなく，あくまでも「ご主人の現在の心情に近づこう」とする視点に立って，「本人意思の推定」を行おうとする観点からであるなら，それは十分に参考とする必要があるでしょう．とはいえ，「自分だったら知りたくないので」と奥さんがおっしゃったとしても，「それは奥さん，あなたの価値観じゃないですか！」と「否定」するのではなく，「奥さんご自身だったらお知りになりたくない，というお気持ちなんですね」と共感的なコミュニケーションを心がけたうえで，「奥さんだったらという想いはよくわかりました……でも，ご主人さんご自身だったら，どんなふうにお考えになられると思われますか？」と，医療者であるわれわれが，しっかりと「水先案内」をするように，あくまでも「ご主人の

いまの気持ちに近づけるように」いざなうように意識することが大切でしょう．
　もしも完全に意識レベルが低下しきってしまったら伝えようがないので，そのときはある意味で（少し乱暴な言い方ですが）「悩まずにすむ」のですが，今回のように，まったく判断能力がないとはいえない場合は難しいですね．
　では，さらにどう行動すべきかですが，上記のように奥さんにはアプローチしたうえで，最後にやはり次のように提案する必要があるでしょう．

> 医療者：奥さん，いまご主人は確かに少しチグハグなことをおっしゃったりしているところもあります．でも，まったくご自身のお気持ちを話すことができない状態ではないので，一度，きちんとご主人に，これからのことについて尋ねてみたいと思います

　「提案」というのは，決して「ご主人に，あとどれくらい生きられるかを言わなきゃいけないんですよ！」という「結論」を押しつけることではなく，「こうしてみたいと思いますが……？」と開かれた質問を伝えるということです．特にその際，大事なことは「あと6ヵ月である」という「解答」を押しつける，ということではなく，「ご主人がいま，何を，どこまで，どのように知りたいと思っているか」を「尋ねる」ということです．
　そこで次の課題に移ることになります．

2）患者が話を避ける

　相談者からのお話しでは「患者が話を避ける」とのことですが，この点については，もう少し情報が欲しいところです．特に「どんな話をしたときに，どんなふうに避けるのか」が大事になってきますね．
　たとえば，先述のような「提案」をすでにされたかもしれません．そのときに，「Aさん，今後のことについてなんですが，あとどれくらい生きられるか，知りたいですか？」といった直接的な閉鎖型質問法（closed question）は避けたほうがよいですね．これではあまりにも唐突過ぎて，しかも少し勘のいい患者さんだった場合には，「なんでそんな，あとどれくらいなんてこと，聞いてくるんじゃ……あ，そうか，わしの先が短いからだろう！」って，勘づいてしまうこともあるでしょう．もし，ほかにも，「患者さん，今後のことなんですが……」と抽象的ではあるけれど，暗ぁ～い表情と，重苦し～い声のトーンで尋ねたとすれば……それでは予後を伝えているのと同じですよね．そうした「話しかけ方」をした場合に，「……いや，いまはいい．そんな話，したくもないし，聞きたくもない」と「避ける」のだとしたら，この場合の「避ける」という拒否反応は，当然のことでしょう．

＊　　＊　　＊

　では，どんな「話しかけ方」が望ましいかですが，もちろん「唯一の正解」などはありません．でも，たとえば，次のような言葉のかけ方をしてみてはいかがでしょう．

> **医療者**：Aさん，今後のことなんですけど，いま気になっていること，気がかりなことはありますか？

　この問いかけ方は，聖路加国際病院緩和ケア病棟の林　章敏先生がよくお使いになる表現ですが，「気がかりなこと」という問いかけは，尋ねられる患者さんにとっても，「病気のこと」や「痛みのこと」など，「マイナスのこと」ばかりでなく，「子どものこと」「妻のこと」など，狭い意味での「医学的なこと」ではなく，また時には「孫の入学式のこと」といった「楽しみにしていること」など「プラスのこと」を語ることができる「開放型質問法（open-ended question）」として有効性が高いといえます．

　そうした尋ね方をしても「……いや，いい．話したくない」と「避ける」のであれば，それは問いかけ方の問題というよりも，「避ける」だけの理由がほかにもある，という可能性が高くなります．そのときには，「なんで話してくれないんですか！」と「否定」するのではなく，

① 「そうですか……いまは，お話ししたくないお気持ちなんですね」と，その場は「話したくない」という気持ちを尊重して，その場は立ち去る

もしくは，

② ①の対応を取ったうえで，「……もし差支えなかったらでいいのですが……，お話ししたくないのはなぜなのかな……と思いまして……」

と，さらにその背景を尋ねてみるアプローチができると望ましいですね．それも言い出せないような「空気」が感じられるのであれば，無理に聞かないで，その場は退室し，また翌日に再チャレンジ！　ですね．

＊　　　＊　　　＊

　さて，すべての，ではありませんが多くの患者さんの場合は，上記のように「何か気がかりなことがおありですか？」と尋ねてみても，「あとどれくらい生きられるか，気になる，知りたい」と最初から明確にお応えになる方はいません．むしろ大抵の場合は，「……そうだなぁ……家のこととか，子どものこととか……いろんなことが気がかりかな……」と答えられたり，時には「……このまま病気が悪くなっていったら，もっと家内に迷惑かけるんじゃないかって，それが心配なんですよ」とか，あるいは「孫の入学式には，車いすでもいい，行けたらいいなぁと思うんですけど……それは無理でも，その日までは生きてたいですね……」とお話しされる場合もあります．

　これが「コミュニケーション」ですよね．決して，「あなたの余命はあと半年です」ということを伝えれば，それで"医療者の仕事が終わり＝説明義務を果たした"ということではないのです．

　大切なことは，患者さんが「何を知りたいか」をいかにうまく引き出し，「こちらが伝えたいことを言う（＝言いましたからね！　説明の義務は果たしましたからね！）」ではなく，「患者さんが知りたいことに，ひとつひとつ丹念に応えていく（≒「答える」ではない）」ことです．

　患者さんが「知りたい」ことは，数字としての「6ヵ月」ではなく，自分がしたいと思って

いることが，時間が限られているとしても，いや時間が限られているからこそ，それができるのかどうか，それができないとしても，ほかのことはできるのかどうかなど，「いかに生ききるか」を考えたいのであって，「あとどれくらい生きられるか＝いつ死ぬか」という「結果」ではないということです．

次のように患者さんが気がかりを口にした場合には，患者さんの想いを肯定しながら，患者さんの「頭の一部」となって，今後のことを整理するお手伝いをすることになるわけです．

> 患　者：……そうだなぁ……家のこととか，子どものこととか……いろんなことが気がかりかな……
> 医療者：……いろんなことが気がかりなんですね……．たくさんの，考えなくてはいけないことがあると，なかなか，これをしなきゃ，とか決めきれないですよね
> 患　者：……そうなんだよね……整理しなきゃ，と思うんだけど，なかなか……ね
> 医療者：おひとりで頭のなかを整理するのは大変ですよね．よろしかったら，私たちがお話を聴きながら，いっしょにお手伝いしますよ．ゆっくりでいいと思いますよ

そして，これこそが「事前の人生設計（advance life planning：ALP）」であり，その一部として，どのように生きたいかを実現するために，どのような治療を選択するのか，どのような療養環境で，どのようなケアを受けるのかを考える「事前ケア計画（advance care planning：ACP）」が意味をもってくるのです（149頁参照）．

ほかにも，「このまま病気が悪くなっていったら，もっと家内に迷惑かけるんじゃないかって，それが心配なんですよ」とおっしゃるなら，「奥さまのこと，ご心配なんですね……特に，どんなことがご心配ですか？」と，「心配」という言葉にフォーカスする「焦点を絞った重点的質問法（focused question）」を試みてみると，たとえば「いまでさえ，毎日のように病院に来て，世話をしてもらってるのに……最近，自分でも自分がおかしいっていうか，自分じゃないっていうか……記憶が曖昧なところがあって……．もし自分でも自分のことがわからなくなったら，家内にどれだけ迷惑をかけるんだろうって，それが心配で……」と話してくださるかもしれません．そういうときにこそ，「（心の声：あ，やっぱり判断能力が低下してきてる！　ダメだね，こりゃ）」ではなく，次のように声がけしてみましょう．

> 医療者：ご自分でも少しご自身のことがおかしいんじゃないかって，すごくご心配だったんですね……それはおつらかったですね．……大丈夫ですよ，私たちがそばにいますから．いまから，いっしょに考えていきましょう．奥さまにお伝えしておきたいこと，これから何をどうしておきたいかを，ゆっくりでいいですから，ごいっしょに．治療のことも，入院のことも，いまのお気持ちを正直にお話していただいていいですから

これが「事前指示（advance directives：AD）」につながっていくのであって，決して，「尊

厳死の宣言書」や「リビング・ウィル(living will)」を「書いてください」と半ば無理やり本人に「書かせる」ものではありません．PEACE注1)のNew Moduleのなかで「Advance Care Planning」は次のように定義されています．

> 根治が望めない状態になったとき，それ以降の治療をどうしていくのか，また最期のときまでの人生・生活をいかに過ごしていくのかについて，患者と話し合うことは大変重要であり，適切な段階から，根治治療から非根治治療への移行，抗がん剤治療の中止や事前指示の作成にいたるまで，<u>患者の意思決定をサポート</u>し，療養の計画を立てていく<u>プロセス</u>について学ぶ．

注1) ☞PEACE：Palliative care Emphasis program on Symptom management and Assessment for Continuous medical Education（緩和ケアのための継続医学教育プログラム）

　患者さんが自分で意思決定できるように「支えるプロセス」を重視すること，決して「余命6ヵ月」という「結論」さえ伝わればよいのではないこと，これが患者さんと医療者がともに意思決定していく「協働意思決定(collaborative decision making：CDM)」，「共有された意思決定(shared decision making：SDM)」の「プロセスとしての事前指示」のポイントなのです．

【板井孝壱郎】

Q2 事前指示の確認事項

　事前指示を確認する際に，特によく話し合っておくべき点がありましたら医療者として知っておきたいと思います．下記に項目をあげてみました．
- 治療・処置・ケアに関して，して欲しいこと，して欲しくないこと，延命治療・心肺蘇生（DNAR），看取りに関すること
- 症状緩和の方法
- 病状や予後に関する説明の範囲
- 療養場所の選択肢
- どこで死を迎えるか（死亡場所）
- 代理人（意思決定を誰に委ねるのか）など

【濱口恵子】

A2 法的視点を意識したコンサルテーションの立場からお答えします

　代理人についての問題は，終末期の最も難しい問題です．自己決定ルールを強く押し及ぼせば，家族が決めることができるという点には疑問が出るからです．家族の権限についての法的な考察が必要ですが，次項「代理人」（173頁）で，この根拠を示します．

【稲葉一人】

Q3 身辺整理ができないことでの不利益：法的根拠

患者さんが身辺整理をしないことで，どんな不利益が起こりうるのかを医療者として知っておきたいと思います．たとえば，以下のような点はいかがでしょうか？

- 患者死亡後は，銀行から本人名義の預金が引き落とせない
- 事業，家屋などの名義変更（死亡前と死亡後の手続きで異なることはありますか？）
- 遺産相続
- 患者本人の借金
- 内縁関係者の立場，内縁関係者との間の子どもの養育，遺産相続など

【濱口恵子】

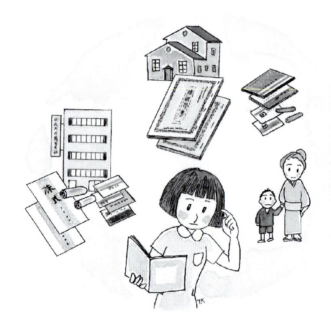

A3 法的視点を意識したコンサルテーションの立場からお答えします

患者さんが亡くなった瞬間，相続が発生します．それに伴い，相続分に応じた，患者さんの積極（債権や土地建物）・消極（債務，借金）財産が，相続人に承継されます．そのために，表題に掲げられた本人名義の預金の引き落とし，名義の変更を当然には（1人の）相続人ができなくなります．かかった医療費の支払いや当面の葬祭費の工面も，患者さん名義の銀行から引き落とせなくなります．すべては，事前にどのようにするかを考え，かつ，専門家（弁護士・司法書士）に相談をすることです．

【稲葉一人】

Q4 事前指示の法的根拠

　事前指示の法的効力を教えてください．どのような条件を整え，手続きをすることが必要でしょうか．患者さんが口頭で言っていたことを診療録に記録することでよいのでしょうか．日記や書類など患者さんの記載がある場合は，その内容の概要と所在を記録することでよいのでしょうか．

　また，事前指示の有効期限はありますか．たとえば，かなり昔に記載されたものでも有効ですか？　患者さんの思いが当時とは変わっていると思われる場合はどうすればよいのでしょうか？

【濱口恵子】

A4 法的視点を意識したコンサルテーションの立場からお答えします

法的視点から

> 　事前指示に関して，法的に効力を定めた規定はありません．そのために，「事前指示を絶対に尊重しなければならない」（患者の意思の尊重）というルール（医療者は患者の意思に反することはできない）はなく，また，事前指示に則って処置をする（しない）と，医療者が免責される（責任を免れる）こともありません．当然有効期限や，方式も定まっていません．その意味で，この部分は，大きな法的なリスクといえるでしょう．しかし，終末期のガイドラインなどに沿って患者さんの意思を尊重しながら手順を踏んでいくことが求められます．

　本人の現在の意思が確認できない場合は，本人の事前の意思の尊重をしていくことが大切であるのですが，日本では，意思（決定）能力がない場合に事前の意思を尊重するしくみが十分ではありません．

　まず，事前の意思は，真の意味の自己決定でない可能性はありますが（決定と決定に基づく行為が同時に存在せず，決定時の意思が行為時の意思と一致しない可能性があるからです），決定と決定に基づく行為が同時に存在することはまれで，仮に厳密な意味で，自己決定でないとしても，事前意思を尊重するしくみは，自己決定を（間接的であれ）尊重するものといえます．

　まず，日本では，1994年に日本学術会議が尊厳死（「助かる見込みがない患者に延命治療を実施することを止め，人間としての尊厳を保ちつつ死を迎えさせること」）を容認し，事前の意思を尊重する提言を出しました．しかし，現在も，リビング・ウィル（living will）を尊重することを定めた法制度はありません．

　他方，米国では，事前指示（advance directives）として，事前指示書（living will：リビン

グ・ウィル）（前者）と持続的代理人制度（durable power of attorney：DPA）（後者）があります．リビング・ウィルとは，「書面による生前の意思表示」（「治る見込みがなく，死期が近いときには単なる延命医療を拒否することをあらかじめ書面に記しておき，がんの末期などで実際にそのような状態になり，本人の意思を直接確かめられないときはその書面に従って治療方針を決定する」〈第4回終末期医療に関する調査等検討会報告書・平成16年〉）であり，持続的代理人とは，意思決定を第三者に依頼する（患者本人が家族などを事前に選定・指名し，意思能力がなくなった場合は，その指名された代理人が患者意思に沿って判断する）があります．

　日本では，前者に相当する制度としては遺言があるのですが，遺言の要式性が厳格で，多くの医療上の意思決定は遺言事項にはなく，遺言は，死亡後に効力を発するもので，終末期における拘束力ある指示としての裏づけは法的にはないのです（遺言は，厳密に言えば，死亡後に死亡前の本人意思を尊重するという考えであり，ここでの，死亡前の事前の本人意思の尊重とは次元ないし対象が異なるといえます）．

　また，後者に関連する仕組みとしては，2000年から導入された介護保険制度に伴って創設された成年後見制度があり，近時よく利用されています．しかし，成年後見人には，高齢者の財産管理の代理などについて権限を与えたに過ぎず，医療上の代理権について，後見人に権限はないと解されています（法務省民事局参事官室「成年後見制度の改正に関する要綱案補足説明」1998年）ので，結局，事前の意思を（法的に確保）尊重する制度はないこととなります．

　つまり，日本では，事前の意思の尊重という，自己決定を（間接的であれ）尊重する法的制度はないのです．

【稲葉一人】

Q5 意思決定能力・対応能力の判定基準

患者の状況

> Aさんの肝機能が悪化し，肝性脳症により意識が清明でなくなり，自分の意思を伝えることが難しくなってきました．

　患者さんの意識障害が強くなってきましたが，正常に話せるときもあります．そのような患者さんの言動がどこまで患者さんの意思を表しているのかをどのように判断すればよいのでしょうか．

①そもそも，意思決定能力とは何でしょうか．
②意思決定能力の有無・程度をどのように判断するのでしょうか．
③一見しっかりしているようなときに言っている患者さんの言葉を，患者さんの本心と捉えてもよいのでしょうか．以前話していた内容（事前指示）と異なる場合，どちらが患者さんの意思なのか，判断に迷います．

【濱口恵子】

A5 法的視点を意識したコンサルテーションの立場からお答えします

法的視点から

> 意思能力を判断するには,「生物学的要素(主として病状)からストレートに判断を下せるものではなく,心理学的要素を加えるべき」であり,また,何を判断するかについて注意しながら,個々的に考えていきます.事前指示と現在の考え方が変化することはよくあることです.したがって,事前指示を定期的に見直すことが求められます.

1）意思（決定）能力

　患者さん本人に十分な意思能力がある限り,その行為能力の有無にかかわらず,患者さん本人が同意を与えることができると考えられています.つまり,意思能力のある人には,情報を提供して,その自己決定権を尊重しなければなりません.

　ところで,民法は,有効な法律行為（典型的には契約）をするには,その行為につき,通常人並みの理解および選択能力を必要とすることを前提としているのですが,意思能力について,民法などには厳密には明文の規定はありませんが,意思能力を欠く人の意思表示は無効であるということになります（大判明治38年5月11日）.

　しかし,医療における判断の場面は多岐にわたり,結果が軽微なものから,患者さんの死を帰結する可能性のある重大なものにまでわたり,自ずと,後者にはより高度な意思能力が必要とされるであろうと思われます（ただ,民法のルールは,意思能力がなければ,すでになされた法律行為は無効となり,本人はその限りでは保護されますが,医療では,意思能力がなければ他人（家族を含む）が判断し,本人の意思が尊重されないままとなるので,「意思能力」を求める趣旨などは異なるとも考えられます）.また,意思能力は,あるかないかという二者択一的ではなく,段階的・漸次的に低減・喪失されていくものともいえます.そのため,意思能力の判断は,生物学的要素（主として病状）からストレートに判断を下せるものではなく,心理学的要素を加えるべきものと考えられているのです.つまり,意思能力は,行為能力とは異なり法律上に具体化されているものではありません.そこで,最近は,「all or nothing」を意味する法的な意思能力という言葉を使わず,意思決定能力という言葉が使うことが勧められています.

　では,がんの終末期の患者さんは,どうでしょうか.

2）情報を提供すべき義務

a. 説明は不要とする患者への説明（68頁参照）

　自己決定と情報提供は不可分であることは,総論で述べたエホバの証人の輸血拒否事件でも明らかとなったのですが,前述のタスキギー事件（研究倫理・人道的許容されない研究）を踏まえてつくられた,米国のベルモント・レポート（1979年）も次のように指摘しています.

> 　人格の尊重の原則においては，被験者は自らの身に起こるべきことと起こるべきでないこととを選択する機会を彼らが能力のある範囲までは与えられなければならない．その機会は，インフォームド・コンセントについての適切な基準が満たされているときに得られるものである．インフォームド・コンセントの重要性は疑問の余地がないが，インフォームド・コンセントの特質と可能性についての議論は絶えることがない．そうはいっても広く合意されているのは，同意のプロセスは次の3つの要素を含むものとして分析できるということである．すなわち，情報，理解，そして自発性である．

　では，意思決定能力がある患者が，自己決定権を放棄して，医師や家族などに判断を委ねることもできるのでしょうか．そこまで極端ではないものの，臨床的には，患者が「説明を不要とする」，あるいは，「先生にお任せします」と申し入れすることがあります．この場合に，医師はどのような対応をすればよいのでしょうか．知らないでいる権利は，様々な文脈で使われるのですが，遺伝子検査の結果を知りたくないというものから，自己の病状や診療経過，予後について知りたくない，知らなくても構わない，家族が知っているなら自分は知らなくてよいというものまで，千差万別でしょう．

　自己決定を，文字どおり，本人が決定したかどうかにあり，知らないというのも「自己決定」であるという考えも可能とも思います．しかし，ある選択が迫られている場合に，情報の提示をしないことはいかなる意味を持つのかを考えてみてください．自己決定をする選択の基本となる情報を与えないで，その権利を行使しろというのは，そもそもできないのではないかと思います．

　法的な観点からは，周りが，患者さんの自己決定を尊重するということは，患者さんの決定する過程と決定したことの実現を支えるという意味ですので，「説明を不要とする人」にもその意思を尊重しながらも行うことが要請されると考えたいと思います．その場合どのように本人が受け入れる体制をつくるのか，その方法や説明の内容，その後の支援の方法は，「医療」「看護」そのものであって，それは，「法律」家がアドバイスする領域ではないと思います．

b．判断をする能力（意思決定能力）がない患者への説明

　臨床では，意思決定能力がない患者さんはいらっしゃいます．しかし，意思能力の判断は容易ではありません．医師は「医師と同じ選択をする患者」を能力があると考え，「医師と異なる選択をする患者」を能力がないと考えるとする傾向があり，意思能力の客観的評価は難しいのです．では，意思能力のない患者さんには説明が不要と割り切ってよいのかという問題があります．もし不要とするならば，小児には説明をする理由がなくなってしまいます．成人の患者については，医師が（上記のような自身の偏りに気づかないまま，安易に）意思能力がないと判断してしまえば，患者さんに説明をしないことに理由を与えてしまいます．臨床上，自己決定権が危うくなる一場面です．

　しかし，前記のベルモント・レポートがいうように（「理解する力がないとみなされる被験者〈小児，青少年，精神障害のある患者，末期的な病，昏睡状態など〉について，それぞれの場合において考慮がなされるべきである．こうした人たちをも尊重し，研究に参加するかどうかを

各人が可能な限り選択できる機会を提供しなければならない」），小児や，意思能力に疑いがある患者に対しても，原則として，説明をするべきと考えてよいと思います．

　しかし，これは，「（理性的判断）能力」のあるものに対する判断のための説明という通常の自律尊重と結びつく説明という考え（功利的な説明）を超えた，（意思能力のない小児などであっても）ひとりの人間であるという，「自己」という存在への配慮としての「語りかけ」と考えられるのです．

【稲葉一人】

5　代理人

　将来，患者さんが自分の意思を伝えられなくなったとき，誰が患者さんの代わりに意思決定をするのか，つまり代理人がいるのか，それは誰なのかについて，あらかじめ患者さん・ご家族と話し合いをすることが求められます．しかし，それを話題にすること自体に難しさを感じます．現実には，患者さんのキーパーソンがそのまま代理人とみなされることがありますが，患者さんが本当にその人に今後の意思決定も託したいのかどうか不明です．

　近年，身寄りがない人，家族と疎遠な人など代理人がいないという患者さんも増えてきました．また，身近に家族がいても"代理人なし"，つまり自分の事前意思のみで判断して欲しいと希望する患者さんもいます．一方，たとえ代理人が決まったとしても，代理人が患者さんの価値観とは異なる決定をして，患者さんの意向を尊重できていないのではないかと医療者やほかの家族がジレンマを持つこともあります．

　しかし，これらを調整することが難しいと思います．

【濱口恵子】

Q1 代理人について患者と話し合う

　患者さんの意思を尊重する医療を行うために，患者さんが意思決定できなくなったときに誰を代理人（代弁者）にするのかを患者さんと話し合いたいと思います．
　①具体的にどのように代理人について患者さんと話し合えばよいのでしょうか．
　②患者さんが家族以外の人（弁護士など第三者）を指名したとき，家族にあらかじめ認めてもらう手続きをとることが必要でしょうか．その手続きをしない場合，将来，家族から第三者の代理決定は認めないという問題が起こりそうです．

【濱口恵子】

A1 法的視点を意識したコンサルテーションの立場からお答えします

　法的な観点からは，②に問題を認めます．
　まず，患者さんが家族以外の人を代理人として立てることが，「患者の意見の伝達者（法律上の使者）」ということであれば，使者の発言は「患者の意思」の伝達ですので，代理人（使者）の発言が家族に優先します（本人の意思が家族の意思に優先するのと同じ理由で）．これが，「事前の代理人（英米法にいう，持続的代理権の授与）」という趣旨であれば，これは，事前指示の一種ですので，前述の「事前意思の確認」の項目を参照ください（持続的代理人に相当する成年後見人には，医療上の代理権はないと考えられています）．

【稲葉一人】

A1 倫理的視点を意識したコンサルテーションの立場からお答えします

　まず，ひとつ目の「①具体的にどのように代理人について患者さんと話し合えばよいのでしょうか」にお答するためには，「代理人（代弁者）とは誰のことなのか？誰がなれるのか？」という点から考える必要がありますね．法律的な知識やきちんとした法律学的な背景については，稲葉先生の解説をしっかり参考になさっていただきたいと思います．その前提に立って，私なりに回答します．

　まず「代理人（代弁者）」というコトバ自体には，倫理学的にも明確な定義はないので，「誰でもなれる」というのが回答になりますね．ですが，「代理人」ではなく，「後見人」については，日本の「成年後見制度」においては，「法定後見人」と「任意後見人」の2種類あり，前者は「法定」ですので家庭裁判所などから「任命」を受けますが，「任意」はまさしく「任意」ですから，患者さん自身が「任意で指名」（ただし，指名する時点での判断能力が正常であることが必要）するものです．

　そうなると，もし医療者側が，患者さん本人と「代理人」について話し合うとなった場合には，まず基本的には患者さんに，「どなたを代理人として指名されますか？」と訊いてみられることから始めるしかないでしょう．

　そう問いかけたときに，ご相談のように「家族以外の第三者」を指名されたりすると，「家族」が「なぜそんな"赤の他人"みたいなひとを指名するの！」といって揉めるのではないか？ということが医療者側としては心配になりますよね？

　そこで「②患者さんが家族以外の人（弁護士など第三者）を指名したとき，家族にあらかじめ認めてもらう手続きをとることが必要でしょうか」というご質問が出てくるのだと思います．

　でも，「家族」を指名したとしても，「家族の内部」でも"優先順位"をめぐってトラブルが起こることもありますよね？　たとえば，患者さん自身と同居されていた「次男さん夫婦」は，「あまり過剰な延命とかはしないでいいです．それが本人の願いだと思いますから……」と言っているのに対し，県外に移住した「長男さん」が突然やってきて，「ワシも"家族"ですから！　次男は，何もしなくていいとか言ったか知りませんけど，そんな，親父を見捨てるようなことはできないです！　できることはなんでもやってください！」という場面は，医療者であれば一度は経験することと思います．こうした場合の対応のしかたについては，「第3部-7. DNAR」で記しましたので，そこを参照いただければと思います．

　では，そもそも「家族」って誰のことを指すのでしょう？　この「家族」の定義についても法律学的な知識については，稲葉先生の丁寧な解説を参照いただきたいのですが（179頁），結論から言えば「法律上，家族の定義はない」そうです．私もはじめて稲葉先生から教えていただいたときは，正直なところ「びっくり」しました．法律上，「親族」の定義はあります（六親等まで）が，「家族」の定義はなくて，「婚姻親族（婚族）」と「血縁親族（血族）」で優先順位が決まっているわけでもないそうです．たとえば「奥さん（婚族）」と，「息子（血族）」の間で意見が分かれたとしても，「財産分与」に関しては法律上のルールが明確ですけど，「医療行為に関する決定権」について，どちらに優先権があるのかについては，法律的にはルールはない，という

ことです．当然，患者さんの医療行為を決めるにあたり，"家族"のあいだで意見が分かれた場合，「次男」よりも「長男」を優先する，といった法的なルールもないそうです．

では，まったく何の「ルールもない，完全な無法地帯か」というと，そうではありません．「法律」ではありませんが，医療行為を管理監督している省庁である，厚生労働省による「人生の最終段階における医療の決定プロセスに関するガイドライン」(平成19月5月初出，平成27年3月改訂)のなかで，「家族」に関する記述がありますから，それに準拠して現場としては対応していくことになりますね．そこには以下のように記されています．

> 「家族とは，患者が信頼を寄せ，人生の最終段階の患者を支える存在であるという趣旨ですから，法的な意味での親族関係のみを意味せず，より広い範囲の人を含みます（このガイドラインの他の箇所で使われている意味も同様です）．」

ご覧のように「法的な意味での親族関係のみを意味しない」とあります．大事なことは，「患者が信頼を寄せ」，「患者を支える存在」であれば「誰でも"家族"になれる，ということですから，たとえば患者さんがLGBT[注1]の方である場合，「法的な婚姻関係」がない，いわゆる「パートナー」の方でも，「代理人」に指名できる，ということになります．

[注1] ☞ LGBT：Lesbian（レズビアン：女性同性愛者），Gay（ゲイ：男性同性愛者），Bisexual（バイセクシュアル：両性愛者），Transgender（トランスジェンダー：心と身体の性が一致しない人）の頭文字を組み合わせた表現．

【板井孝壱郎】

Q2 代理人の役割

　代理人はあくまでも本人の意思を代弁する人であり，代理人の価値観で医療を行うものではありません．しかし，患者さんの事前指示と代理人の意見とが異なる場合，どうすればよいのでしょうか．また，患者さんの意思が尊重されないと考えられる場合，医療者はどのように対応すればよいのでしょうか

　①患者さんが指定した代理人の意見より，他者（患者さんの両親など）の意見が強い場合
　②患者さんが家族ではなく，第三者（血縁関係ではない人，内縁者，弁護士など）を代理人とした場合，「それは無効だ」と家族が認めない場合
　③代理人の発言が，医療者が以前聞いていた患者さんの意思とは異なる場合など，患者さんの意思を尊重していないと感じられる場合

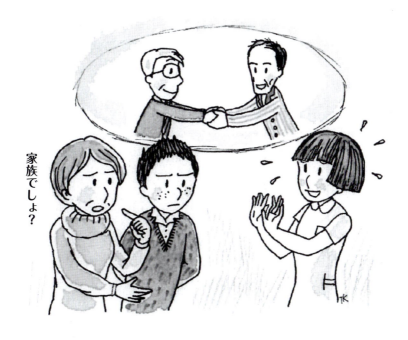

【濱口恵子】

A2 法的視点を意識したコンサルテーションの立場からお答えします

法的視点から

> この問題も事前指示としての代理人の問題ですので,「事前意思の確認」の項目での記載を参考にしていただきたいと思いますが(156頁参照),一点付け加えます.本人の事前指示として意思が明白に示された場合に,事前指示のひとつとして選ばれた代理人が本人の意思に反して判断することは通常考えられず,また,それを許すには,本人の意思が現状に合わないことを代理人側が示す必要があります.代理人の役割は,「本人の(真の)意思」を尊重するための医療を選ぶという目的にあるのです.

1)家族の意思

　患者さんが,事前の意思表示がないまま意思(決定)能力がなくなった場合,家族の意思がどのような効果を有するかについて,法的には明確な規定はありません.

　これまでも,患者さんが承諾できない状態に(常態として)ある場合,つまり,精神疾患,意識障害がある場合などは誰がどのように判断するのかの問題が臨床上生じてきました.

　患者さんが未成年者の場合は,親権者や法定代理人の承諾の代行・代諾が可能とされると考えられてきました(しかし,これも厳密に考えると,多くの疑問があります).

　患者さんが成年の場合は,明確な根拠はないのですが,民法では,身分法の分野で,配偶者の間では,同居・協力・扶養義務(民法752条),親子の関係では,親権(監護・教育・財産管理・代理・扶養)(民法820～824条),親族(6親等内の血族,配偶者,3親等内の姻族,民法725条)との間では扶養の権利義務(民法877条)が生じたり,相続法の分野では,子(民法887条),直系尊属,兄弟姉妹(民法889条),配偶者(民法890条)で相続権を有し,また,財産法の分野では,父母・配偶者・子は,慰謝料請求権を有する(民法711条)などを直接・間接の根拠として,家族の決定権を導こうとする考えもあります(したがって,法律家のなかには,最後は「家族が決めていい」という意見をお持ちの方もいます).

　しかし,これらの諸規定では,医療,特に終末期に,どのような範囲で誰に本人に代わる意思表示を有効にする権限を与えるのかは,明確にされていません.

　私は,やはり,川崎協同病院事件の控訴審判決の説示が気になります(詳細は133頁参照).

　そうすると,厚生労働省の「人生の最終段階における医療の決定プロセスに関するガイドライン」(平成19年5月・改訂平成27年3月)の示す次の手順を履践するのが適当ではないでしょうか.

> (2) 患者の意思の確認ができない場合
> 　患者の意思確認ができない場合には,次のような手順により,医療・ケアチームのなかで慎重な判断を行う必要がある.
> 　①家族が患者の意思を推定できる場合には,その推定意思を尊重し,患者にとっての最善の治療方針をとることを基本とする.

> ②家族が患者の意思を推定できない場合には，患者にとって何が最善であるかについて家族と十分に話し合い，患者にとっての最善の治療方針をとることを基本とする．
> ③家族がいない場合および家族が判断を医療・ケアチームに委ねる場合には，患者にとっての最善の治療方針をとることを基本とする．

2）家族の意思はまったく尊重されないのか

では，まったく家族の「意思，思い，考え」は尊重されないのでしょうか．

患者さん本人が判断できない（意思を確認できない）場合は，医療行為は，本人以外の第三者が最終決定を下すしかありません．また，現実の医療現場では，仮に患者さんが意思能力を有していても，家族が治療方針について判断を下しているという実態があります．

家族が意思決定をする理由（医療者が家族に頼る理由でもあります）はいくつかあげることができると思います．まず，家族は，本人の意思を最もよく知っている立場にあるからだとするものです．あるいは，医療者側からは，家族の了解・同意は，その後のトラブルを避けるための実践的な方法でもあります．また，家族が医療費の実質的な負担者であるという点があげられるでしょう．しかし，これらは，いずれも実質的な理由であり，法的な説明，つまり，なぜ，家族は本人の意思の代諾・代行権を有しているかという問題に答えていないと思います．

推定相続人であるような家族は，本人の生命に関するような判断では，本人と利益が相反することもあるのです．つまり，常に本人の意思についての最善の理解者とはいえないのです．家族というくくりだけで権限を導き出すことは，やはり法的には難しいと思います．

では，ここまでを振り返って，本人に対する医療行為について，家族は，どのように位置づけられるのでしょうか．少し前の医療の現場では，医師が自ら判断して医療行為を行ってきました．しかし，現在では，説明しないまま医療を進めるわけにはいかないし，事後に問題視されることを避けるためにも，説明をすることになろうと思います．もっとも，臨床現場では，患者さんに意思能力がある場合ですら，医師は患者さん本人よりも（より伝えやすい）家族のほうに，先に診断名・予後などの情報を提供し，治療方針も家族の意思によって決定されることが多々あるために，本特集で出される「質問」が出てくるのだと思います．

そして，患者さん本人がすでに意思能力を失っている場合には，家族に説明をすることになります．そこで，現場では，患者さんに代わって家族が，医療を受けることを代諾し，具体的な医療行為の意思決定の代行を行っているのです．これが，多くの，偽らない実態でしょう．

ところで，家族の定義（広がり）を考えておきましょう．通常は，「血縁関係を中心としながら，居住をともにすることによってひとつのまとまりを形成した親族の集団」をいうのですが，「血縁のない者」（配偶者），「居住をしていない者」（別居している長男）も，「家族」といえます，場合によっては，同居していれば，内縁もその範囲に入るのであり，法的には「家族」の定義はないのです（「終末期医療の決定プロセスに関するガイドライン」では，「家族とは，患者が信頼を寄せ，終末期の患者を支える存在であるという趣旨ですから，法的な意味での親族関係のみを意味せず，より広い範囲の人を含みます」とされています）．

通常は，「配偶者」と「その間に生まれた子ども」が，医療上の決定では最低限考慮すべきな

「主体」ですが，地域によっては，患者の兄弟姉妹や，孫，子どもの配偶者などが，事実上「医療上の決定」に大きな影響を与えていることもあり，この問題は事例によって，「誰に決定権があるのか」という視点と，「誰に説明をするのが適当か」「誰の意見を斟酌（しんしゃく）するのが適当か」という問いをもって実践的に行わなければなりません．

3）具体的な方法

そこで，これまで見たように，明確な家族の権限が法的には根拠づけられないなかで，患者さんと並んで，また，意思（同意）能力のない患者さんに代わって意思決定をしている現状（実態）をどのように評価するのかという深刻な問題が生起するのです．

それについては 3 つの方向性が考えられます．

第 1 は，全面的に家族の決定を排除して，患者さんの（事前）意思と，最善の利益判断に委ねる方向が考えられます．しかし，これは，家族の意思に配慮しなかったとして，事後の法的リスク（紛争，訴訟）を内包することとなり，医療の現場で採用するのは難しいと思います．

第 2 は，家族の決定を正面から肯定する立場です（いわば前述の家族の権限がないという法律ないし法解釈に反対しますが）．しかし，これは，法・解釈を否定するもので，「開き直った」現状追認の考えとみられるので，お勧めとはいえません．

そこで，第 3 の方向性を考えましょう．そこでは，法的な検討を踏まえた，倫理的な配慮をする次のようなプロセスです．

まず，患者意思の推定です（これは川崎協同病院事件控訴審判決で批判されていますが）．家族で，「これまでの患者の言葉，性格やエピソード」などを考えてもらい，「患者さんは，現在，何を望んでいるかについて考えてもらう」ことです．これを医療実践の言葉で示せば，家族に対して，「ご家族で決めてください」ではなく，「ご家族で，ご本人が何をいま望んでいらっしゃるかをお考えいただき，最もよい選択肢をお選びいただき，私たちにお教えいただきますか」という問いとなると思います．

もっとも，両者の問いは紙一重かもしれません．後者の問いは，「患者の意思推定」と「患者にとっての最善の利益の追求」とも紙一重であり，この過程は，患者さんの（現実）意思から離れていくプロセスとも考えられます．

ここでは，次の家族への告知（説明）義務について肯定する最高裁判決をあげます．この判例（56 頁参照）では，家族の意思を尊重しているように読めますが，家族への告知（最高裁判決平成 14 年 9 月 24 日）は，「本人の利益」として位置づけています．

> 患者が末期的疾患に罹患し余命が限られている旨の判断をした医師が患者本人にはその旨を告知すべきでないと判断した場合には，患者本人やその家族にとってのその診断結果の重大性に照らすと，当該医師は，診療契約に付随する義務として，少なくとも，患者の家族などのうち連絡が容易な者に対しては接触し，同人又は同人を介してさらに接触できた家族などに対する告知の適否を検討し，告知が適切であると判断できたときには，その診断結果などを説明すべき義務を負う．なぜなら，このようにして告知を受けた家族などの側では，医師側の治療方針を理解したうえで，物心両面において患者の

> 治療を支え，また，患者の余命がより安らかで充実したものとなるように家族としてのできる限りの手厚い配慮をすることができることになり，適時の告知によって行われるであろうこのような家族などの協力と配慮は，患者本人にとっては法的保護に値する利益であるというべきである．

このような，終末期の規範的事情を踏まえて，医療実践を行うことになると思います．

4）最後は「患者にとって最善の利益（Best Interests）」を考える

178頁に紹介していますが「人生の最終段階における医療の決定プロセスに関するガイドライン」（ないしその解説）をもう一度みてみましょう．

> 　患者の意思確認ができない場合には，次のような手順により，医療・ケアチームのなかで慎重な判断を行う必要がある．
> 　①家族が患者の意思を推定できる場合には，その推定意思を尊重し，患者にとっての最善の治療方針をとることを基本とする．
> 　②家族が患者の意思を推定できない場合には，患者にとって何が最善であるかについて家族と十分に話し合い，患者にとっての最善の治療方針をとることを基本とする．
> 　③家族がいない場合および家族が判断を医療・ケアチームに委ねる場合には，患者にとっての最善の治療方針をとることを基本とする．

では，何が「最善の利益」ないし「最善の治療」であるのでしょうか．
この言葉は，患者の権利に関するリスボン宣言にも記載されています．

> 　1．良質の医療を受ける権利
> 　a．すべての人は，差別なしに適切な医療を受ける権利を有する．
> 　b．すべての患者は，いかなる外部干渉も受けずに自由に臨床上および倫理上の判断を行うことを認識している医師から治療を受ける権利を有する．
> 　c．患者は，常にその最善の利益に即して治療を受けるものとする．患者が受ける治療は，一般的に受け入れられた医学的原則に沿って行われるものとする．

　最善の利益は，患者さんと患者さんが置かれた状況のなかで，千差万別です．しかし，これまで，医療者が最も困ってきたのは，この最善の利益とは何かという判断だったのです．したがって，「最善の利益」に沿ってしましょうということは，「甘い言葉」に逃げ込んでいたという批判があるのです．

a．この問題をどのように考えるのか
　まず，「最善の利益」に何を盛りこむのかという（これを「何が正しいか」の議論と呼べる）

というアプローチを考えますと，患者さんの最善の利益を一義的に考慮することは難しいことから，考慮すべき要素を示すことしかできないとして，提案されたものとして，以下があります[1]．

> 患者が意思能力を欠いている場合は，多くの事項を勘案して何が患者の最善の利益になるかを考えなければならない．勘案事項には以下が含まれる．
> ・患者の事前に表明された希望を含む，希望と価値観
> ・患者の希望に影響を与える，宗教的・文化的哲学
> ・患者が何を最善の利益とみなすかに関する，患者に近い人（親族，配偶者，治療にあたっている人，代理意思決定者）の見解
> ・提案されている治療のほかの選択肢を考慮したうえでの医学的判断
> ・治療が行われた場合の改善の可能性とその程度の大きさ
> ・将来患者にとって大きな選択の余地を残すことができる治療の選択肢の有無
> ・治療の侵襲性
> ・改善不可能な高度な苦痛の経験

もうひとつのアプローチが，「最善の利益」と誰がどのようにして決めていくのか（これを「何が正しいかをどのようにして決めるか」の議論と呼ぶことができます）の着目するアプローチがあってもよいと思います．これは，通常次のようなプロセスになると思います．
①チーム医療者間での，医学的適応を踏まえた，「チームとしての考え方」をまとめるための，チーム全員での討議
②チームから患者家族（できれば，全員）への，説明（可能なら，疑問に答えながら）を行うこと
③患者家族での「本人の意思の推定」や「本人のQOL」を考えるための話し合いの場の設定
④そのうえでの，チーム医療者と患者家族との検討の機会

文献
1) British Medical Association Ethics Department: Medical Ethics Today: The BMA's Handbook of Ethics and Law, 2nd Ed, BMJ Books, London, p108-109, p351-365, 2004

【稲葉一人】

A2　倫理的視点を意識したコンサルテーションの立場からお答えします

　このご質問に答えるにあたっては，かつて数年前に，私自身が対応した事例をもとにお話ししたいと思います．私のPHSに，ある病棟の看護師から，以下のような相談がありました．

> 「80歳代の患者さんなんですが，独居で，お近くには身寄りがおられないんです．県外には弟さんがおられるようなんですが，でも，その方もご高齢で判断能力がやや低下されているそうです．その奥さんとMSWが連絡をとってくださったんですが，『面倒なことにかかわりたくない』とおっしゃってるそうです．患者さんご本人は認知症なんですけど，まったく判断能力がないわけではないんですが……．主治医としては，誤嚥性肺炎のリスクが高まってきているので，できれば胃ろうをつくったほうがいいかなと考えているので，本人さんと話をしたら，「胃ろうをあけてもいい」って言ってくださってはいるんですが，ただ少し判断能力が心配で……．それでご家族などのキーパーソンにもご同意いただいたほうがいいだろうと思って，さっきの弟さんと連絡をとろうとしたら，弟さんの奥さんがかかわりたくないと拒否されているようで．患者さんには，財産管理のことを頼んでいる行政書士さんが法定後見人となられてるんですが，でも，確か日本の成年法定後見制度では，医療行為の同意権はないって聞いたことがあるんですけど，どうしたらいいんでしょう？」

　この場合の「代理人」は，行政書士さんで，しかも「法定後見人」という「法律の手続きに則って」指名された「代理人」です．ところが，現時点で，日本の成年後見制度においては，後見人の医療行為に関する同意権について，「ある・ない」について法律専門家のあいだでも論争があるそうで，稲葉先生もお書きくださっていたように，どちらかと言えば「あるとはいえない」というのが現時点での結論のようです．
　ですので，私自身も上記のような倫理コンサルテーションを受けた場合には，「……そうですねぇ……残念ですけど，たとえ行政書士さんのような司法に関連する資格がある方が成年後見に指名されていても，医療行為に関する同意権はないとしかいいようがないですね」とお答えせざるを得ない状況です．

　でも，医療の現場としては，「ない」とだけ言われても困りますよね．そこで私は，次のように病棟スタッフに助言するよう心がけています．

　「確かに法的な意味での"同意権"はないのでしょうけど，でも，その後見人の方は，5年程前から患者さんご自身と1週間に一度はお会いになられてきているそうですね？　そういう意味では，いまは同居されていない県外の弟さんよりも，ご本人のお気持ちを推定するうえで，非常に大切な関係性を築いて来られた方といえると思います．
　法律ではありませんけど，厚生労働省の「人生の最終段階における医療の決定プロセスに関

するガイドライン」のなかで,「家族とは,患者が信頼を寄せ,終末期の患者を支える存在であるという趣旨ですから,法的な意味での親族関係のみを意味せず,より広い範囲の人を含みます」と明記されています.

　ですから,後見人さんがもっておられる患者さんに関するいろんな情報をいただいたり,後見人さんから見て,いま患者さんが「胃ろうをつくってもいい」っておっしゃっておられることが,本当にご本人の本心だと推定できるかどうかを,私たち病院スタッフといっしょに考えていただくことはできるし,その「プロセス」を共有していただくことがとても大切だと思いますよ.

　その話合いの内容を,プロセス・レコードとしてカルテ2号紙などに記録しておくことのほうが,「同意書にサインがあるかどうか」よりも重要になります.たとえ「同意書にサイン」があったとしても,それが「強制的にサインさせられた」ものだった場合には,当然,法的にも無効になります.特に今回は,患者さんご自身にもまったく判断能力がないとはいえないわけですから,何よりも医療行為は,患者さんご本人の決定が大事ですし,同意書にはまずご本人さんにサインをしていただきましょう.それに,同意書にサインしたからといって,医療行為によっておこる結果の責任を患者さんが負うことになるわけではないのと同じように,たとえ血縁親族や婚姻親族などの家族の方にサインしていただいても,そのことでご家族に責任を負わせることも,もちろんできません.その意味でも,いちばん大切なのは,同意書にサインしてもらった,という「結果」ではなくて,同意書にサインすることにいたった「プロセス」だといえます.

　誤嚥性肺炎のリスクを「理解させる」という視点も大事ですけど,患者さんが「口から食べることを楽しみにしている」という背景があるのなら,栄養士さんにもチームに入っていただいて誤嚥しにくい食事内容・食事形態を検討し,口からは栄養管理目的ではなく,「何かを口に含んでいただく(＝口で楽しむ)」ことを主眼として,嚥下リハビリもOT,PT,STさんとも相談しながら,患者さんの「生き方」を尊重する方向で提案してみて,「それならいいよ」と言ってくださるかどうか,その点が大事になるでしょう.

　こういう話し合いを,後見人さんを交えてされてみてはどうでしょう？　そのうえで,もしも後見人さんが同意書にもサインしてくださる,と自発的におっしゃってくださるなら,サインしていただいてもよいと思います.それは「参考人」としてサインしてくださったという意味で.

　もちろん,サインしてくださったからといって,そのことで後見人さんに迷惑がかかることのないようにするのは,私たち医療者側の役割です.だから,もし弟さんご夫婦があとから「なんで胃ろうをつくったんだ！」とおっしゃって来られても,「後見人さんがサインしてくださったので」とだけ言って,まるで医療者側としては「責任逃れ」のような発言はしないように気をつけましょう.

　まずは,弟さんのところにもう一度お電話してみて,それでも「かかわりたくない」とおっしゃるのであれば,そのことをカルテに記録しておきましょう.「胃ろうはつくらないでください」とおっしゃった場合でも,患者さんご本人にまったく判断能力がないのではないことを,できれば精神科の医師にもアセスメントしてもらったうえで確認し,先にお話ししたように後

見人さんのお考えや情報を参考にしながら，最終的には医療ケアチームとして，胃ろうが患者さんにとって「最善である」と判断したことを，自信をもって弟さんご夫婦にお話ししましょう（実際，例にあげた事例では，後見人さんからは「この方は，私と面会するたびに，きちっと自分のしたいこと，して欲しくないことをお伝えくださる方でしたから，多少，ちぐはぐなことをおっしゃることもありましたけど，でも，胃ろうつくっていいです，と言ってることは，ご本人さんの本心からの言葉だと思います」と語ってくださいました）．

　それでも弟さんご夫婦が「納得できない」とおっしゃられた場合でも，まずは「医療費」のことに関しては，後見人の方が「財産管理」されているので，そこから支出されること，今後，ご本人さんの生活上の世話（身上監護）も後見人さんと話し合うなかで，退院後もどこで，どのように生活されるかは決めていくことになるので，弟さんご夫婦に負担がのしかかることはない旨，伝えるようにしましょう．」

　でも，ご本人にまったく判断能力がない場合（意識レベルが低下，もしくは重度の認知症など）はどうでしょうか？という疑問もあると思います．この点については，先述したように本来，「医療同意」は患者さん本人にだけあるもの（一身専属権）と法的には解釈されるそうです．ですから，厳密に言えば後見人だけでなく，「家族（血縁親族・婚姻親族）」でさえも医療同意権を持っているわけではありません．

　けれども，先述した厚生労働省「終末期医療の決定プロセスに関するガイドライン」において，患者の意思が確認できない場合，「家族が患者の意思を推定できる場合には，その推定意思を尊重し，患者にとっての最善の治療方針をとることを基本とする」として，患者家族による実質的な代行同意を認めていることが読み取れます．判断能力が低下した患者さんの医療同意を「家族」が行うとき，その基本的な「根拠」は，「いちばん身近な家族からの同意であれば，"本人ならこう判断したであろう" という推定として妥当である」という考え方にあるといえます．

　先にも触れたように，成年後見人には医療同意権は認められていないとするのが通説なのでしょうけど，私自身は「本人ならこう判断したであろう」という推定が「家族」による「医療同意」の根拠であるならば，それは「成年後見人」においても同様にみなし得るものではないかと考えています．

　医療同意に関して「とにかく法的に認められていないから後見人には，そういう類のことは一切できない」とする立場と，「"家族" や親族がいなければ医療行為を受けられないといったことが起こるとするなら，医療を受ける権利を侵害することにもなるし，"家族" がいても，本当にその患者さんの意思を "推定" するのに適切な方とは限らないこともあるのだから，後見人に同意権がまったくないのはおかしい」とする立場に，法律家のあいだでも意見が分かれるそうです．

　けれど，医療同意権が「ある・ない」という極端な二者択一の観点に立つのではなく，たとえ「ある」とした場合でも「後見人だけ」がすべての判断を「背負う」のではなく，ましてや「本人に成り代わる」ことなどできない（それは「家族」であっても同様のはず）のですから，「本人の意思に可能な限り近づこうとすること」が倫理的には最も大切なのだといえます．

　また，もしも少しでも意思表示能力があるのならば，医療同意に関する判断能力がまったく

失われていると見なさないことが大事だと思います．「わけのわからないのことを言うひと」だとか，「ちぐはぐなことを言うひと」といった"レッテル"を貼ることなく，本人さんの語る言葉に耳を傾け，そこに「何かの意味がある」のかもしれないという意識をもって「患者さんの物語」を大切にしようとする姿勢でもって，後見人さんが伝えてくださる情報を共有すること，その共有を可能にする「体制づくり・チームづくり」が重要ではないでしょうか．

　後見人さんには，現時点では「医療同意の法的義務も権利もない」のだとしても，「本人の意思」を確認・推定するための"手がかり"となる情報の提供をしていただき，家族・親族への連絡・連携・確認を行うこと，"家族"が複数いる場合は，それらの意見を可能な限り集約すること，こういった作業を分担し，共有しあえる医療ケアチームをつくり上げていくこと，こうした「プロセス」のほうが「同意書にサインがある」という「結果」よりもはるかに重要なことなのだと，日々，自分自身に言い聞かせています．

【板井孝壱郎】

Q3　代理人が決められておらず，家族間の意見が異なるときの対応

　患者さんの意思表示ができない状況で，「代理人」が誰かを確認できていない場合，医療者は家族間の意見の食い違いをどのように調整すればよいのでしょうか．

【濱口恵子】

A3　法的視点を意識したコンサルテーションの立場からお答えします

　家族間などの食い違いの調整を医療者ができるかどうかは，医療チームの力量との相関ですので，法的な論点ではありません．

　法的な観点からは，この場合は，「終末期医療の決定プロセスに関するガイドライン」に言う「家族がいない場合および家族が判断を医療・ケアチームに委ねる場合には，患者にとっての最善の治療方針をとることを基本とする」をして，それでも疑義が残る場合は，外部委員を含めた院内の倫理委員会を経ることをお勧めします．

【稲葉一人】

第3部 終末期に焦点を当てて

A3 倫理的視点を意識したコンサルテーションの立場からお答えします

　このご質問には，いままでお答えしてきたことを要約するようなカタチでお示ししたいと思います．以下は，私が勤務する病院でも，よくある質問なので，FAQとしてまとめて，各病棟に配布しているものです．

Q1. 「代理人」が誰だかわからず，「家族」間でも意見が分かれてしまっているのですが，「家族」の同意は必要ですか？
　A. 「医療を受ける権利」（医療アクセス権 ≒ 医療同意権）は，法的には「一身専属権（患者本人にしかないもの）」なので，たとえ「家族」であっても，その権利を「委譲」することはできないため，「家族の同意」は必須ではありません．
　※だからといって，「家族」の意見を「無視」してよいということではありません．「無視」せずに，どのように「対応」すべきかについては，「急性期」で一刻一秒を争うような場面と，「亜急性期」や「慢性期」など，比較的時間を確保ができる場面とに分けて，以下で説明します．
　※ただし，「医療行為」ではなく，「身上監護」として「入院・退院・転院」などの「契約」などの事務上の手続きに関しては，「後見人」が「代行」することなので，「家族」が「後見人」と見なされるならば，その契約の「代行」として「家族の同意」が必要です．

Q2. そもそも「家族」の定義は何ですか？
　A. 法律上，「親族」の定義はあります（六親等まで）が，「家族」の定義はありません．「婚姻親族（婚族）」と「血縁親族（血族）」で優先順位が決まっているわけでもありません．ただし，厚生労働省による「人生の最終段階における医療の決定プロセスに関するガイドライン」のなかで，「家族」に関する記述があるので，それを参照してください．

Q3. 「代理人」は誰がなれるのですか？
　A. 誰でもなれます．ただし，「代理人」ではなく，「後見人」については，「法定後見人」と「任意後見人」の2種類あり，前者は「法定」ですので家庭裁判所などから「任命」を受けますが，「任意」はまさしく「任意」ですから，患者さん自身が「任意で指名」（ただし，指名する時点での判断能力が正常であることが必要）するものです．

Q4. 患者が「生命の危険にある」場合は，どう対応すればよいですか？
　A. 「家族」の同意を待っていては，患者が死にいたるので，「緊急避難行為」として医療行為を実施してください．
　※ただし，実施する医療行為は「標準治療」の範囲内．いわゆる適応外や未承認の場合は，できるだけ臨床倫理部へ「臨床倫理コンサルテーション」を申請したうえで実施．
　※「適応外」であっても公知申請[注1)]されていたり，学会レベルのガイドラインがあるなど，

事実上，保険査定されないほど一般化している行為であれば，「臨床倫理コンサルテーション」の申請は不要．

> 注1) ☞ 公知申請：日本国内ではまだ使用が認められていない用法などで医薬品を使用する場合，本来なら薬機法（旧薬事法）の承認を受けるべきだが，海外においてすでに相当の使用実績があり，十分な科学的根拠となる資料や国際的に信頼のできる学術雑誌に掲載された論文，公的な研究事業による試験成績がある場合，臨床試験（治験）の一部または全部を省略して効能または効果の承認が可能になる制度．

Q5. 「待機的」注2) な場合は，どう対応すればよいですか？

A. 可能な限り「家族」へ連絡を取る努力をし，連絡をしたことをカルテ2号紙などに記録してください．

> 注2) ☞ 待機的：命の危険が差し迫っているような状態ではなく，時間をかけて治療方針などを話合うことができる状況のこと．「待機的手術」という場合は，病態・病状の経過を観察しながら最も適切なタイミングを待って行う手術という意味になる．

Q5-1. 何度連絡しても連絡が取れない場合

A. その旨を記録し，患者本人の「最善の利益」を考慮し，このままでは患者の病態・病状が増悪することを医療ケアチームで確認したうえで，医学的適応として医療行為を実施してください．

Q5-2. 連絡が取れたが，「家族」が同意してくださらない場合

A. 医療行為の必要性を粘り強く説明してください．それでも同意してくださらない場合は，このまま病状が悪化すれば命の危険があることを伝え，「家族」とのやり取りをカルテ2号紙などにしっかりと記録したうえで，医療行為を実施してください．

※「医学的適応」の判断は，医師ひとりではなく，複数の医師を伴う多職種からなる医療ケアチームで検討したことをカルテ2号紙などに記録すること．
※多職種カンファだけでは不安な場合は，「臨床倫理コンサルテーション」を申請すること．

Q5-3. 連絡が取れたが，「家族」が遠方などの理由で「同意書」にサインいただけない場合

A. まずは電話で連絡が取れたこと，口頭ではあるが「同意」をいただけたことをカルテ2号紙などに必ず記録し，速やかに返信用封筒を同封して，郵送してください．

Q5-4. 連絡が取れたが，「家族」が「自分たちが責任を取る（医療費を支払う）のはイヤ」とサインいただけない場合

A. 法的には「医療費の支払い義務」は患者本人にあるため，あくまでも患者の所得から支出することなので，「家族」の所得から支出することはありません．患者本人の通帳・印鑑があるならば，「支払の代行」を家族にしていただくことをお願いし，経済的負担を「家族」に強いることはないことを伝えてください．また，もし患者本人に収入も財産もない場合は，MSWに「生活保護」申請をお願いし，必要であれば同時に「後見人」申請も行い，「家族」に負担がないように対応する旨，お伝えしてください．

【板井孝壱郎】

苦痛緩和のためのセデーション（鎮静）

　患者さんに耐えがたい緩和困難な苦痛があり，患者さん・家族の希望により，患者さんの苦痛緩和を目的として患者さんの意識を低下させる薬剤を投与すること，つまり苦痛緩和のためのセデーション（鎮静）を行うことがあります．患者・家族の意向が異なるとき，たとえば，どんなに苦しくても意識がある状態を望む患者さんと患者の苦痛を見るのが耐えがたい家族，または，苦痛から解放されたい患者さんと患者との意思疎通を求める家族など，調整が困難な場合があります．そもそも，セデーション以外の方法で苦痛を緩和できないのか，苦痛のある時期をいたずらに延長してしまっているのではないかというセデーション開始のタイミングの問題，セデーションによって患者の生命を短くしてしまったのではないかという家族の思いなど，セデーションにまつわる倫理的な問題が多くあります．そもそも，患者さんと直接セデーションについて話し合うこと自体，どのように会話すればよいのか戸惑う医療者が多くいます．

【濱口恵子】

A　セデーションをめぐる法的観点

法的視点から

> 　後述のように，鎮静に関しては法的な問いがありますので，ここでは，法的観点から見たセデーション（鎮静）に関するレクチャーをします．なお，稲葉は，日本緩和医療学会の『苦痛緩和のための鎮静に関するガイドライン』(2010年版）と，『終末期がん患者の輸液療法に関するガイドライン』(2013年版）の，両ガイドライン委員会の委員を務めています．なお，両ガイドラインは現在改訂作業中です．

　日本緩和医療学会の『苦痛緩和のための鎮静に関するガイドライン』(2010年版)（以下，鎮静ガイドライン）注1) を作成するにあたり，法的な問いは，以下の4つにまとめられました．

　　注1) https://www.jspm.ne.jp/guidelines/sedation/2010/index.php

> 　1．意思決定能力のある患者の真摯で，任意，かつ自発的な意思に従って，深い持続的鎮静を行うことは，法的に許されるか
> 　2．現在，患者に意思決定能力がないが，以前，意思決定能力があったときに任意かつ真意に基づく患者の意思がある場合，以前の意思表示にしたがって，深い持続的鎮静を行うことは，法的に許されるか
> 　3．現在，患者に意思決定能力がないが，事前の本人の明確な意思がある場合，それに一致しない治療を家族が希望する場合，家族の意思にしたがった深い持続的鎮静を行うことは，法的に許されるか
> 　4．現在，患者に意思決定能力がないが，本人の意思が明確でない場合に，家族の意思に従って深い持続的鎮静を行うことは，法的に許されるか

しかし，鎮静ガイドラインには，法的な記載はなく，倫理的基盤だけに言及されています．
すなわち，「医療における一般的な倫理原則として，自律性原則，与益原則，無加害原則，正義・公平の原則があげられる．自律性 (autonomy) 原則とは，『患者の自律的な意思を尊重するべきである』という原則を指す．与益 (beneficence) 原則とは『患者の利益になるようにするべきである』，無加害原則 (non maleficence) とは『患者に害を加えないようにするべきである』，正義・公平 (justice/equality) の原則とは『社会的公平を保つべきである』という原則を指す．さらに，医療行為には患者に益をもたらす (好ましい) 効果と害をもたらす (好ましくない) 効果があるために，与益原則と無加害原則の双方を同時に満たすことができない場合，倫理的妥当性を検討する手段として，二重効果の原則 (principle of double effects) を立てる立場，あるいは，相応性原則 (principle of proportionality) を立てる立場がある．セデーションについて倫理的妥当性を考慮する際には，自律性原則に加えて，与益原則と無加害原則を基盤とした二重効果の原則，および，相応性原則が参照される」とするのです．

この事情は，次の，同じ日本緩和医療学会の『終末期がん患者の輸液療法に関するガイドライン』(2013年版) (以下，輸液療法ガイドライン)[注2] を見てみるとわかると思います．

輸液療法ガイドラインでは，以下のように法的検討を位置づけています．

[注2] ☞ https://www.jspm.ne.jp/guidelines/glhyd/2013/pdf/glhyd2013.pdf

---

　本ガイドラインは，治療中止に関する論点も含んでいるため，法的な責任に発展する可能性のあるケースにも言及している．しかし，法的な検討は，個別具体的な事実関係に基づき，専門家の指導のもとで行うべきものであるから，本ガイドラインも一定の考え方を示すにとどまり，法的責任が免除される行為規範を具体的に示すものではない点に留意されたい．また，上記の理由により，本ガイドラインは裁判などに引用されることを想定していないことを付言する．なお，具体的な行為規範を示すことができない理由は以下のとおりである．
1) 終末期医療の法的側面についてはいまだ十分に検討されておらず，今後異なる方向性の議論が展開される可能性がある．
2) 現段階では，法学者の間でのコンセンサスを提示することが難しい (輸液療法は生命維持の最低限で中止は許されないという意見がある)．
3) 法的な限界を示すことにより，医療者が過度に法的見解に寄りかかったり，逆に萎縮効果を生じる可能性がある．したがって，法的ガイドラインの示し方そのものについて検討の余地がある．
4) 本ガイドラインは，医師個人の裁量権を規制するものではなく，かつ医事紛争や医療訴訟の資料として用いることはガイドラインの目的から逸脱するものである．そのため本ガイドラインは，裁判などに引用されるべきものではないことに留意されたい．

日本緩和医療学会 緩和医療ガイドライン委員会 (編)：終末期がん患者の輸液療法に関するガイドライン (2013年版)．金原出版，p.148，2013 より許諾を得て転載)

そのうえで，輸液治療に関する法的な問い（これは，ガイドライン上は，リサーチクエスチョン〈臨床疑問〉とされています）に対する考察を示しましょう．

> **臨床疑問 27**
> 　意思決定能力のある患者の真摯で，任意，かつ自発的な意思に従って輸液を行わない（減量・中止する）ことは，法的に許されるか？
> 　考察：①医学的治療や検査を尽くし，当該疾病を専門とする他の医師の意見も聞いたうえで，回復の見込みがなく死期が迫っていると合理的に判断され，②患者に対して十分な情報が提供されるとともに十分な説明が行われ，かつ，③それを正しく理解し，適切に判断できると考えられる患者が任意かつ真意に基づく意思を表明していると判断できる場合，法的責任を問われない可能性もある．
>
> **臨床疑問 28**
> 　現在，患者に意思決定能力がないが，以前意思決定能力があったときに任意かつ真意に基づく患者の意思がある場合，以前の意思表示に従って輸液を行わない（減量・中止する）ことは，法的に許されるか？
> 　考察：①医学的治療や検査を尽くし，当該疾病を専門とする他の医師の意見も聞いたうえで，回復の見込みがなく死期が迫っていると合理的に判断され，②患者に対して十分な情報が提供されるとともに十分な説明が行われていることが前提となる．そのうえで，患者の事前意思が記録化されているもの（リビング・ウィルなど）や，同居家族など患者の生き方・考え方をよく知る者による患者意思の合理的推測から，③患者の真意と一致すると考えられる場合，法的責任を問われない可能性もある．
>
> **臨床疑問 29**
> 　現在，患者に意思決定能力がないが，輸液を行わないことに関する事前の本人の明確な意思があるなかで，それに一致しない治療を家族が希望する場合，家族の意思に従った輸液療法を選択することは，法的に許されるか？
> 　考察：家族の意思よりも本人の意思が尊重されるべきであるから，家族の意思のみを理由に輸液を行うことは好ましくない．しかし，本人の意思に反してでも輸液を行うべき場合があることについては，臨床疑問 27 および 28 のとおりである．よって，家族の意思に配慮しつつも本人の意思を中心として慎重な検討を行うことが望ましい．
>
> **臨床疑問 30**
> 　現在，患者に意思決定能力がなく本人の従前の意思も明確でない場合に，家族の意思に従った輸液療法を選択することは，法的に許されるか？
> 　考察：家族の意思だけで治療方法を決定すべきでないことについては臨床疑問 29 のとおりである．臨床疑問 27 において記載したとおり，輸液を中止できる場合は例外的ケースであるから，患者の意思が不明確である場合は原則として輸液を行うべきと考えられる．

そこで，輸液療法ガイドラインの趣旨をもう少し説明するために，まず，上述の「治療中止

に関する論点も含んでいるため，法的な責任に発展する可能性のあるケースにも言及している」という記載についてですが，このような記述の背景には輸液をがんの終末期治療のなかで絞っていく過程がありますが，それは最終的には輸液を入れないことに行き着くとすると，法学者のなかには，「輸液治療は生命維持の最低限で中止は許されないという意見」[秋葉悦子：生命に対する罪と被害者の承諾—生命の尊重か自己決定権の尊重か．現代刑事法 6（3）：42-46, 2004] があるという点があげられます．

また，法的検討については，「一定の考え方を示すにとどまり，法的責任が免除される行為規範を具体的に示すものではない」という点です．終末期問題については，法的倫理問題の見直しが進んでおり，この数年，領域別にも多くのガイドラインが出されています．しかし，終末期の問題について，「このような要件を充足すれば違法とならない」という立法も，有権的な判断（判例）もないなかで，法的な推奨を掲載することが避けられたのです．

したがって，セデーションについても，同じような事情があてはまると考えられます．すなわち，苦痛緩和のためのセデーションが行われるとして，そのために死期が早められる場合はどうでしょうか．深い持続的鎮静は，患者さんの家族とのコミュニケーションの回復を遮り，経験的には，死期を早めると考えられます（しかし，「セデーションをしないときの死期」と「したときの死期」とを比べる臨床研究は倫理的に許されないので，これは経験的にとしか言いようがありません）．しかも，セデーションを，患者さんのその段階での，あるいは事前の真摯な意思によって行う場合もあれば，臨床上（見かねた）家族の依頼によって行うことも起こりうるのです．そこには，終末期における倫理問題が浮かび上がるということです．とすれば，臨床問題も共通し，輸液においてとられた態度（法的検討は「推奨」ではなく，「解説」にとどまる）という判断は，セデーションについても，あてはまると考えてよいと思います．

【稲葉一人】

Q1 セデーションに関して話し合う

　近い将来，呼吸困難感などの苦痛がコントロールできなくなることが予測されますので，セデーションが必要になるかもしれません．
　①患者さんがセデーションを希望するかどうかをどのように確認すればいいか悩みます．患者さんが苦痛の増大や死の恐怖を増すことになってはいけないし，家族からは患者さんがつらくなるようなことは言わないでとセデーションについて話し合うことを拒否される場合があります．
　②セデーションについて「眠る」という言葉を用いると，"起きることが可能"という前提があると思います．しかし，Aさんの場合は，セデーションを開始すれば，その後に薬剤を中止しても意識が回復しない可能性が考えられます．それをどのように説明すればよいのでしょうか．

【濱口恵子】

A1　倫理的視点を意識したコンサルテーションの立場からお答えします

1）セデーションを希望するか確認する

　患者さん本人に，シビアなことを尋ねるのは，やはり医療者側としても抵抗感がありますよね．特に，今回のAさんの場合，病名・病状についての告知は行われているけれども，予後予測については奥さんの希望もあって，Aさん本人には伝えられない状況であるなら，なおのこと難しいと感じてしまうのも無理はないと思います．家族，特に奥さんから「本人がつらく感じるようなことは言わないで欲しい」というニーズが伝えられているとするなら，セデーションの話も，どのように切り出せばいいか，悩みますよね．

　でも，今回もやはり，医療者側が「苦痛を増大させてはいけない！」であるとか，「死の恐怖を増大させてはいけない！」と思えば思うほど，そうしたノンバーバルな空気感が，奥さんにも，患者さんにも伝わってしまうものです．「死そのものは避けられないものであること」を，まずは医療者側がしっかり受け止めておくことが大切ですね．医療者が「痛みのコントロールとしては，もうセデーションしかないと伝えた瞬間，患者さんは『……あぁ，もう眠るしか方法がないってことは，死が近いんだ……』ときっと感じ取ってしまうから，死をイメージさせてしまうから，いけないことなんだ」と思っている限り，患者さんや家族にもそういう考え方が "伝染する" ものなのです．私たちとしても，もちろん「死なせたくない」という感情が湧いてきますし，それは当然のことです．でも，「死なせない」ことはできませんし，死生観として「死は避けられないもの」であり，「死は悲しいもの」だけど，「恐ろしいもの」ではない，ということを，医療者がしっかりイメージし，それを患者さんや家族に対し，言葉だけでなく，態度（≒ノンバーバル・メッセージ）で伝えることが重要ですね．

　そしてまた，患者さんを「信じること」．それは，「患者さんは，がんという大変な病気になって，奥さんもご主人のことが心配で心配で，どうしたらよいのかわからなくなっている，無力な人だから，私たちが支えて "あげなくてはいけない"」という姿勢で接する限り，それは患者さんや奥さんを「信じていない」ということ．そうではなく，確かに私たちのサポートは必要だけれど，決して，自分で「乗り越えていくことができない無力な人」ではなく，確かにいまは，悲しみと混乱のなかにあって，自分ひとりでは，状況を整理できなくなっているけれど，私たちが「交通整理」することでお手伝いしさえすれば，きっとご自身の "足" で歩いていくことができる力を失ってはいないのだ，と「信じて」差し上げること．これが私たちの根底にしっかり根づいていてはじめて，「死は避けられないものであり，悲しいものではあるけれど，でも最後の瞬間まで，私たちはそばにいますから，大丈夫ですよ」という姿勢・態度として，ノンバーバル・メッセージが伝えられる可能性が開かれてくるでしょう．

2）「眠る」という表現

　そのうえで，「眠る」という表現についても，確かに「起きる」ということをイメージさせる表現ですから，お伝えするときは注意が必要ですね．でも，だからといって「患者さんの場合，セデーションする際に深く眠っていただかないと，いまの痛みはなかなか感じなくなるのは難

しいかもしれません．ですので，いったん眠っていただいたあとには，もう二度と目覚めることなく，お亡くなりになりますよ」といった表現でお伝えするのは，あまり適切とは言えませんね．

　では，どうすればいいかということですが，コミュニケーションというものには「唯一の正解」はないので，これで完璧とはいえないのですが，たとえば，ということで一例を記してみますね．

> **医療者**：この先，患者さんの痛みを取る方法としては，ぐっすり眠っていただく，という方法しかなくなってくるかもしれません．『眠る』ということは，また起きていただくことが可能だろうと思われると思いますし，私たちとしてもできるだけ，一度眠っていただいたあとに，もう一度起きていただけるようにしたいと考えています．ただ，患者さんおひとりおひとりで，使わせていただいたセデーションのためのお薬の効果に個人差が生じますので，予想以上に深くお眠りになってしまう場合もあります．そのときは，なかなか目覚めていただくことが難しくなることもあります．もし，ご自身のお考えとして，あまり深く眠ることにご不安があるようでしたら，お眠りいただく程度を，やや浅くするようにすることも可能です．ただ，患者さんの不快感や痛みの状況によっては，浅い眠りでは，十分にそうした痛みや不快感を軽減しきれないこともあります．どちらを望まれるかは，患者さんご自身にお決めいただいて結構です．あるいは，まずは浅い眠りから始めさせていただいて，それではやはり痛みが軽減しないようでしたら，そこで深い眠りに変更する，ということも選択肢のひとつとしてお考えいただいても結構ですよ

【板井孝壱郎】

セデーション開始の判断（セデーションの適応・開始時期）

　医療者である自分たちにもっと症状緩和の知識・技術があれば患者さんを苦しめなくてもいいのに……，セデーションをしなくてもすむのに……と無力感を持ちます．緩和ケア病棟など，ほかの部署・病院だったらセデーションをしなくてもすむかもしれないと思うと，せつない気持ちになります．

　①『苦痛緩和のための鎮静に関するガイドライン（日本緩和医療学会）』においても，ほかの苦痛緩和の方法がないことがセデーション開始の条件になっています．本当にセデーション以外に苦痛緩和の方法がないのか迷います．

　②患者さんは意識障害が強く，暴れたり，転倒したりを繰り返しています．緩和ケアチームに依頼して様々な症状緩和を試みていますが対応困難です．家族の疲れも限界にきており，セデーションを選択肢のひとつにしています．しかし，これは身体抑制と変わりがないのではないかと罪悪感を持ってしまいます．

　③深夜帯に患者さんの苦痛が増強し，セデーションを希望してきました．セデーションを開始すると状態が悪化する可能性，または薬剤を中止しても意識を回復しない可能性があるため，家族に連絡をとりたいと思いますが，深夜でも電話をかけるべきか，患者さんの苦痛を長引かせてしまいますが朝まで待つか迷いました．子どもたちにも会ってもらいたいと思います．

　④セデーションを開始したら呼吸状態の悪化が避けられないと予測される場合，また，患者さんの生命が短くなることが予測される場合，看護師である自分が直接薬剤を投与することで患者さんの生命に大きく影響することに対して怖いと感じる人がいます．

【濱口恵子】

A2 倫理的視点を意識したコンサルテーションの立場からお答えします

1) セデーション以外の苦痛緩和の有無の判断に悩む場合

「セデーション以外に、もはや苦痛緩和の方法がない」という確認は難しいですね……．ガイドラインにおいても、「眠る」ということは「害である」と明記されており、あくまでも眠るという方法しかないとなってはじめて「相対的に善い」とされるのであって、「絶対的に善いことではない」とされていますから、眠る以外に方法があるなら、やはりそれに越したことはないですから……．

本当に「代替手段がない」かどうかについては、医師を含めた医療ケアチームで、限られた時間のなかで、医学中央雑誌はもちろん、PubMed, MEDLINE, UpToDateなど、あらゆる検索技術を駆使して、できうる限り調べきるしかないですね．しかし「時間は限られている」ので、その範囲でやり切れるまで探し切る、それしかないでしょう．もし、後日、「ああ！こんな方法があったのに……！」ということが起こったとしても、それは「次の症例にいかす！」という想いで、決意を新たにすべきです．決して「後ろ向き」になってしまって、「あのとき、これが見つかっていれば……」と後悔して、「前に進めなくなる」のはよいこととはいえませんから．

2) セデーションは身体抑制と変わりがないと罪悪感を持つ場合

確かに「セデーション」は「薬理的抑制」といえます．でも、物理的抑制の場合もそうですが、「抑制は原則廃止」といわれてはいますが、それは決して「抑制は絶対悪だから全部廃止」といっているのではないことを、しっかり理解することが重要でしょう．「廃止」されるべき「人権侵害」としての「抑制」とは、「抑制の必要性をアセスメントすることなく、必要性のない抑制を行っている場合」を指します．ですから、今回のケースのように、意識障害が強く、不穏状態が激しく、暴れたり、転倒を繰り返している状態であることを、チームでアセスメントし、緩和ケアチームにも依頼して様々な症状緩和を試みても困難である場合なら、そのセデーションはむしろ患者さんの安全を保持するために「必要な薬理的抑制」ですから、罪悪感を覚える必要はない、ということになりますね．

とはいえ、「罪悪感を感じなくてもいい」と言われても、「感じてしまう」のは無理もないことですし、「罪悪感を感じていること」自体は、実はとても重要なことでもあります．なんだか、混乱させてしまっているかもしれませんが、「罪悪感を感じなくなる」と、「これは当然なのよ」とある意味では「感覚のマヒ」が起こり始めてしまい、それは危険なことなのです．でも、だからといって、「どんどん罪悪感を感じましょう！」と言っているのではありません．「罪悪感を感じること」がひとつの指標として働いているという意味で「大事」ということですから、「セデーションを薬理的抑制の方法として、安易に用いたり、正当化してはいけない」という「センサー」として「罪悪感」を捉える、という意味です．したがって、「セデーションは薬理的抑制である」という自覚を持って、決して「安易に用いてはいけない」、けれど、その「必要性をチームでアセスメントしたうえでならば」、むしろその行為は「必要な医療行為なのだ」という

理解が大切，ということですね．

3）深夜帯に患者がセデーションを希望してきた場合

そのセデーションが，本当に「最期のコミュニケーションの機会を奪ってしまう」ほどリスクの高いものであるならば，家族への連絡を優先すべきだといえます．しかし，どうしても家族へ連絡してもつかまらず，あまりにも患者さんの苦痛が激しい状態のまま放置することになる，というリスクを医療ケアチームで話し合ったうえでならば，朝を待たずにその場でセデーションを開始する，ということはありうると思います．ただ，その場合でも可能な限り，鎮静ガイドラインに則って，light or mild（浅く，マイルドな）セデーションから導入し，どうしてもそれでは痛みが紛れないという状態であることを踏まえて，deep（深い）セデーションへと展開することを推奨します．

4）薬剤を使うことで患者の生命に大きく影響を与える恐怖を感じる場合

指示を出すのは医師ですが，実際に鎮静薬を投与する現場の最前線に立たされるのは，看護師ですから，自分の行為が「怖い」と感じるのは無理もないことと思います．「怖い」「恐ろしい」「不安」という気持ちは，自身で抱え込まずに，ほかのケアチームのメンバーや，同僚の看護師たちと，たくさん語り合ってもらう必要がありますね．もし可能であれば，その病院のなかに「倫理コンサルテーション（倫理相談）」の体制があれば，どんどん相談されることをお薦めします．決して，「独りで抱えない」でよいのです．

【板井孝壱郎】

セデーションに関する意向が患者と家族と異なるとき

　鎮静ガイドラインで，患者さんと家族の意向が一致することがセデーション開始の前提条件になっています．下記の場合，カンファレンスで話し合い，両者の思いを調整しようということになり，試みましたがうまくいきません．どのように対応すればよいのでしょうか．

　①耐えがたい苦痛のため，患者さんがセデーションを希望していても，家族が患者さんと話ができなくなるのは困ると納得しない場合（患者さんは家族のために苦痛をがまんしている）

　②患者さんは大きな苦痛があっても子どもたちとの時間を大切にしたいために意識を保ちたいとセデーションに同意せず，妻（家族）が見ていられない場合．この場合に家族は「医療者は何もしてくれない（苦痛を放置している）」という思いを持ち，医療者への批判につながります

【濱口恵子】

A3 倫理的視点を意識したコンサルテーションの立場からお答えします

1) 患者がセデーションを希望しても家族が納得しない場合

　家族が患者さんと話ができなくなるのは嫌です，とおっしゃる気持ちには，まず共感して差し上げることが大切ですね．そのうえで，どうしても話がしたいというお気持ちの背景因子を探り出すようにアプローチしてみることになるでしょう．もし可能であれば，患者さん本人といっしょにお話しできる場を設定して，患者さんがつらくて少しでも眠りたいという気持ちを，直接家族と話し合える環境づくりをすることから，まずは試みてみるといいかもしれません．

2) 患者自身がセデーションを希望せず，「何もしてくれない」と家族から批判される場合

　多忙な病棟業務があるなかでは，なかなか家族といっしょに病室などで過ごす時間をつくることができないので，大変だと思います．家族は，医療者がどんなに家族のことを「思って差し上げている」としても，実際に家族のそばにいてくれない限り，「何もしてくれない，話も聞いてくれない」という怒りの感情を膨らませてしまうことがあるので，本当に難しいですよね……．

　患者さんと家族との"想い"を「橋渡しする役割」を，プロとして忍耐強く担い続けることが求められる場面だと思います．たとえば，次のように声をかけてみてはどうでしょう．

> 医療者：ご家族としては，あんなに痛がっている，苦しがっているのに，やせがまんしないで，ちゃんと眠れる方法があるんだから，そうすればいいのに，って，患者さんのことを想えばこそ，眠るように説得して欲しいんですよね……でも，ご本人は，皆さんと会えるときには，きちんと目覚めてお会いし，お話しをしたいという想いでいっぱいのようですね

　とはいえ，「何もしてくれない，本人を苦しいままに放置してる」とまで言われると，いくら医療者とはいえ，人間としてつらくて，切なくて，苦しくなるのは当然こと．その「つらさ」を心のなかにためず（勤務中は「耐える」ことが必要ですけど……），勤務が終わったら，同僚どうしで，「あそこまで言われると，正直つらいわよねぇ」って，伝え合ってよいのです．

【板井孝壱郎】

第3部 終末期に焦点を当てて

Q4 セデーション中止の判断：苦痛が再燃するのではないかというおそれ

　セデーションを開始した翌日，妻が「夫と話がしたい」「こんなはずではなかった」とセデーションの中止を求めています．どのように対応すればよいのでしょうか．
　①セデーションを中止しても意識が戻らないことが予測される場合
　②セデーションを中止すると患者さんの苦痛が大きくなることが予測される場合

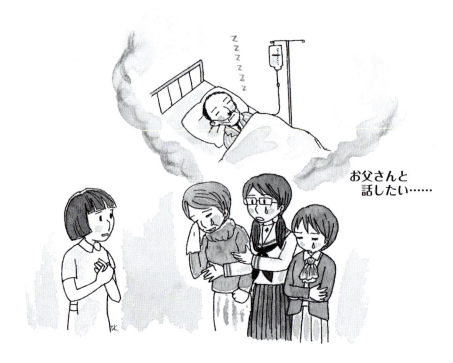

【濱口恵子】

A4　倫理的視点を意識したコンサルテーションの立場からお答えします

　原則的には，日本緩和医療学会のガイドラインにもありますが，倫理的には，できるだけdeepかつcontinuousなセデーションは，患者さん自身の強い希望がない限り，避けるべきだと思います．患者さん自身が，そのときそのときの状態を，どのように受け止め，どのようにしたいと思っているか（どんなに痛くて苦しくても，いまは起きていたい，と心変わりされる可能性があるので）を確認する機会を奪わないように，light（mild）かつintermittent（間欠的）なセデーションを実施することが推奨されるべきと考えます．

　ですから，予後がまだまだ日単位ではなく，週単位で，1～2週間以上はありうるのであれば，時間を区切って検討することを推奨します．たとえば，2～3日は持続的な深いセデーションのまま経過を見て，4日目に一度，セデーションを中止し，覚醒下にて，患者さん本人に「不快感は強いですか？　もし，やはりつらいからもう一度，眠らせて欲しいということでしたら，そうさせていただきますが，いかがですか？」と，いまの状態をどう判断するかを尋ねてみられることが大切だと考えます．

　ですが今回のケースでは，①セデーションを中止しても意識が戻らないことが予測されるときと，②セデーションを中止すると患者さんの苦痛が大きくなることが予測されるときの2つに区別してお答えする必要がありますね．

1）セデーションを中止しても意識が戻らないことが予測されるとき

　セデーションを中止しても意識が十分には戻らないだろうという予測については，医療ケアチームでしっかりとアセスメントする必要があると思います．そのうえで，高い確率で覚醒されないだろうと思われた場合には，そのことを家族に説明することになりますね．でも，その説明の「しかた」，つまりコミュニケーションの取り方が重要ですね．この「コミュニケーション」の取り方については，次節と重なる部分が多いですので，次節でいっしょに解説しましょう．

2）セデーションを中止すると患者の苦痛が大きくなることが予測されるとき

　現在のセデーションを中止し，覚醒した際に，患者さんが受けるであろう苦痛がどの程度になりうるかについて，この場合もまずはチームでアセスメントすることが重要だと考えます．そのうえで，胸水貯留，肝機能悪化，倦怠感などの改善が得られていない状況下では，セデーションを中止し覚醒した際に，患者さん自身が感じるであろう苦痛が，当初，患者さん自身が持続的鎮静を求めるようになった苦痛と同じ程度の苦痛を感じるかもしれないことが予測されるのであれば，セデーション下のまま経過観察という選択肢もありうると思います．

　しかし家族は，「本人と話がしたい」という一心で「起こして欲しい」とおっしゃっているわけですが，これについてもまずは否定せずに，「ご家族としては，最初は眠ってもらったほうが……と思い，鎮静にご同意いただいていましたが，やはり眠ったままだと話ができず，寂しい想いもおありなんでしょうね」と共感的なアプローチを心がけてみてください．そのうえで，

「ご家族のお気持ちは当然のことと思います．ですが，いまの状態のまま起きていただくと，ご本人に，『眠らせて欲しい』と言っていただいたときと同じ程度の苦痛を感じさせることになりますが……？」と，まずは苦痛の可能性について伝えることになるでしょう．「お父さん（夫）が苦痛を感じる可能性」を伝えたうえで，家族がどのような反応を示されるか，実はこの点が最も大切になってくるといえます．

＊　　＊　　＊

　たとえば，今回のケースとは異なりますが，まったく反対に「少しでも苦痛を感じさせる可能性があるのなら，このまま（眠らせたまま）にして欲しい」という理由で，深い持続的鎮静を継続することを希望されるケースもあるでしょう．でも，そのときに，これまた今回とは正反対かもしれませんが，医療者のほうから，「本人の尊厳が大事です！」といった，やや"形式的に誤解してしまった尊厳論"の観点や，「本人の自己決定権を蔑ろにするつもりですか！」といった上から目線など，家族の想いを一方的に否定するようなコミュニケーションは避けるべきでしょう．

　こうした場合には，このまま一度も目覚めずに亡くなられた場合に，「お父さん，本当は最後に私たちと何か話したかったんじゃないかしら……．私たちは，苦しそうにしてるお父さんを見るのがつらいって思ったから，ずっと眠ってもらったほうがいいと思ったけど，でも，お父さんは，どうだったんだろう……」と，後悔されるようなことを予防するために，「このままお亡くなりになることも予想されますが，そのときは，ご本人と言葉をお交わしになることはできませんが……？」との確認も重要かと思います．

　コミュニケーションの一例としては

> **医療者**：ご家族の皆さんが，お父さまが少しでも苦痛を感じないようにと願われて，いまのままお眠りになっているほうがよいのでは，とお考えになられたのだと思いますが，ひとつお伝えしたいことがあります．それは，お父さまご自身は，どんなにつらくても苦しくても，もう一度，皆さんとお話がしたいとお感じになられているかもしれない，ということです

　倫理的に大切なポイントは，「患者本人の自己決定権を保障するようにアプローチ」することです．とはいえ，一方的な「押しつけ」や「断言（断定的口調）」にならないように注意しましょう．したがって，あくまでも，以下のようなアプローチをしてみましょう．

> **医療者**：確かに，鎮静を一度やめさせていただいて，お父さまがお目覚めになられた際，つらいと感じられる可能性はあります．でも，そのときに，「つらいようでしたら，もう一度お眠りになられますか？　それとも，もう少し起きていて，ご家族の皆さんとお話をされたいですか……？」と，お父さまに尋ねてみる，という選択肢があります

けれども残念ながら現実には，実際にセデーションを中止してみたところ，十分に覚醒せず，あるいは覚醒したものの，せん妄的な状態で，しっかりとコミュニケーションがとれず，結果として「うーん，うーん」とおっしゃるばかりとなることもありますよね．これが冒頭の①の場合にもあてはまります．こうした場合には，家族としても「結局，会話もできず，苦しい想いをさせただけじゃないか」と思われるかもしれません．ですので，こうした場合には以下のように伝えてみましょう．

> **医療者**：でももし，お目覚めになられても，ハッキリとお父さまとお話ができなくて，お父さまのご様子も，苦しそうな表情やつらそうな様子がうかがえるようであれば，すぐにまたお眠りになっていただくようにいたします．そのときは，「やっぱりつらい思いをさせたのでは……」と思われることでしょう．でも，最後まで，お父さまご自身がどうなさりたいと思っておられるかを大切にしようとなさったうえでのこと，という意味では，決して無意味に苦しい想いをさせただけ，とはいえないという考え方もあります

　そうお伝えしても，「……いえ，父はやはり，元気だったころから，痛いことや苦しいことは嫌だっていう人でしたから，ちゃんと話ができる確証がないなら，本人も『ただ苦しいだけになるなら起こさないでくれ』って，言うと思いますので……」と，"家族の想い"から（＝苦しそうなお父さんを見ているのは，自分たちがつらいから）ではなく，"父親の立場にたって，いまの父ならどうしたいかを病前性格などを踏まえて推定"したうえで，持続的鎮静を希望されるのなら，セデーションの継続は許容しうるでしょう．

＊　　＊　　＊

　最も倫理的に重要な点は，「お父様ご自身が，いまこの状況で，何をどうしたいと思っておられるか，いっしょに考えましょう（＝collaborative decision making：CDM, shared decision making：SDM）」という点に立脚してアプローチする視点です．この点が，日本緩和医療学会『苦痛緩和のための鎮静に関するガイドライン』第5章2節「鎮静の倫理的妥当性」にあった「(2) 自律性，②患者に意思決定能力がない場合，患者の価値観や以前に患者が表明していた意思に照らし合わせて，当該の状況で苦痛緩和に必要な鎮静を希望するであろうことが合理性をもって推定できる」ということの意味するところです．

　つまりは，患者本人の生きてきた「人生という名の物語（narrative）」に寄り添い，家族と医療者がともに，この先の「物語」をいっしょになって紡ぎ出そうとする姿勢です．これがadvocacy skills（自分自身のことを言葉にして表現することが困難な状況にある人の想いを代弁するアドボカシー・スキル）でもあり，mediation skills（感情的混乱にあるなかでコンフリクト解決を見出すために必要なメディエーション・スキル）でもあるのです．

　事実（≒医学）の「不確実性」と，価値（≒倫理）の「多様性・多元性」のなかで，患者さん自身が「どう感じるか，どう思われるか，どう考えられるか」，本当のところは，誰にもわかりません．まさに「物語」≒フィクションという性質もありますから……．

ですが，臨床倫理（clinical ethics）の方法論は，医科学的な「事実」の世界も不確実であること，さらに「価値」の世界こそまさに「多様性・多元性」に溢れていることを踏まえたうえで，「絶対にこれが正しい！」という独善的な「独断論・独我論」のような態度に陥ることなく，かといって「正しいものなんてない！」という価値相対主義的な「無価値論・不可知論」にもならず，患者さんを中心に据えて，そこへ「限りなく近づいていこう」とする方法論なのです．

【板井孝壱郎】

7 DNAR (Do Not Attempt Resuscitation)

　がんが進行し，臨死期を迎え，自然経過をたどって心肺停止になったときの心肺蘇生は患者さんに苦痛を与えるだけであり無益です．しかし，家族から1分でも長く生かして欲しいと希望された場合，また一方で，DNARの患者さんが予期せぬ急変により心肺停止になった場合の対応に悩むことが多くあります．そもそもDNARを希望するのかどうかの話し合い自体が難しいと思います．実際に，この話題は患者さんにとって自分の死を身近に感じて恐怖を感じてしまったり，家族は医療者に見放されたという思いをもったりすることもあります．

　さらに，DNARの定義が医療者によって異なり，DNARの患者さんには輸血や抗菌薬などは必要ないと考える医療者もいます．DNARにまつわる倫理問題が臨床現場には多くあります．

患者の状況

> 　がんの進行により，近い将来死を避けられない状況になってきました．最期のときの過ごし方，心肺停止になったときに心肺蘇生を希望するかしないか（DNAR）について，患者・家族と話し合う必要性を感じていますが，どのようなタイミングでどのように話を切り出せばよいのか悩みます．

【濱口恵子】

Q1 患者・家族とDNARについて話し合う

　以前，他の患者に対してDNARの説明がなされた際，患者・家族が，医療者から見放された気持ちをもったり，死の恐怖が強くなってしまったりしたことがありました．また，一方で，がん治療医はがん終末期患者にDNARの説明を普通に行っていますが，もっと真摯で慎重な態度が必要なのではないかと思うこともあります．DNARに関して医療者と患者・家族の感覚の温度差が大きいと思います．

①DNARの説明で配慮すべきことを教えてください．
　「心肺停止になった場合に蘇生するかどうか」と，「予後が短い患者に延命治療をするかどうか」とが混乱していると思います．

②がんの臨死期で心肺停止したときの心肺蘇生は，患者さんにとって苦痛であるだけで医学的に無益です．しかし，患者（and/or）家族が最期まで最善を尽くして欲しい，DNARを希望しないと言った場合，どうすればよいのでしょうか．

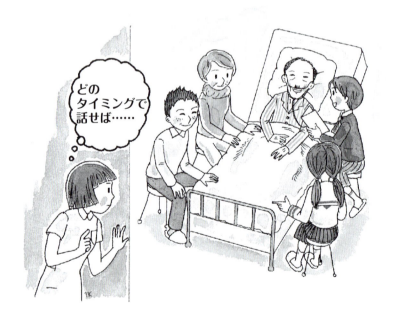

【濱口恵子】

A1 法的視点を意識したコンサルテーションの立場からお答えします

法的視点から

> DNARは，歴史的には，「CPA（cardiopulmonary arrest：心肺停止）の患者にCPR（cardio pulmonary resuscitation：心肺蘇生措置）を行わない」という医師の指示です．したがって，まず，医師がなぜ，このような指示が出せるのか（患者の事前の意思があるのか，家族の意思でよいのか），CPAの患者という判断はどのように行うのか，CPRはどのような種類があるのか，それが，医療者・患者家族で共有されているのかなどの，これまで検討してきた終末期の論点があります．
>
> したがって，DNARは，可能な限り，患者と医療者が，家族を含めて，その状況の説明をし，どのような救命方法があるのかなどについて，理解できるまで繰り返し話し合う必要があります．いま臨床の現場で，医師が家族に「心肺蘇生しますか？」と確認し，家族が「しません」と言うなかで，すべてのCPRをしない取り扱いには問題があると思います．

その根拠を示しましょう．

1）DNAR指示についての問題点

DNAR指示は，その歴史的背景からも，「CPRを実施しないという患者の意思・事前指示に沿って医師が出すオーダーである」といえますが，以下のような問題点があげられます．

1) DNAR指示が出されている医療の現場で，患者の意思が本当に尊重されているのでしょうか．つまり，「患者の意思」が尊重されるためには，CPR（心肺蘇生）をしないというオーダーについて，誰によって，どのような基準で判断されているのかが明確にされる必要がありますが，CPRの具体的な内容などが患者さんに説明されているとはいえません．
2) 実際の蘇生不要との判断は，患者さんではなく，家族の意思によって決められているという現実があります．
3) CPRに含まれる医療処置の内容，およびCPR以外の医療処置について，医師のなかに十分なコンセンサスがあるとはいえず，さらに，看護師などほかの医療職にも共通理解もないといえるでしょう．

つまり，DNAR指示は，「医師の指示」という纏（まとい）を被っていますが，その実質は終末期における「蘇生行為の中止」であり，人工呼吸器の取り外しや非着装と同じ倫理問題をはらんでいるといえるのです．

2）今後のDNAR指示について

そこで，これまで検討してきた，終末期の議論を踏まえて，どのような対応をとればいいか，総論的な方向を示したいと思います．

1) 患者さんの自律（autonomy）を尊重することによって，適切な医療の意思決定プロセスを確保することが必要です．したがって，まず，医師の「CPR をしない」というオーダーについて，誰が，どのような基準で判断しているのかが明確にされる必要があると思います．
2) さらに，CPR に含まれる医療処置の内容，および CPR 以外の医療処置について，明確にする努力が必要です．そのうえで，可能な限り事前に患者さんや家族と対話を深め，適切に説明されることが必要と思います．
3) 看護師をはじめとする，医師と患者さん・家族との橋渡しをする医療関係者が，医師と患者さん・家族の対話を促進し，互いの理解を深めることを支援するリエゾンとしての役割を期待されると思います．
4) 蘇生の判断を考えるときに，その蘇生の対象者である患者さんと改めて対話したり意思確認することは難しいのですから，あらかじめ，自ら蘇生を含めた終末期医療について考え，決定していくことが期待され，できるだけ患者さんによって事前指示が作成されていることが望ましく，これを支える支援が必要です．
5) 現在，DNAR 指示は，急性期病院を中心に実践されていますが，心肺停止（CPA）の状態になっても，そのまま蘇生処置をしない（＝看取る）ということは，在宅や施設においても必要とされる指示であり，今後は，増加が予想される在宅医療や介護施設の看取りにおいても議論がされるべきであると考えます．
6) 主として米国では，CPR だけでなく，ほかの生命維持治療に関する具体的指示も必要ということになり，「POLST＝Physician Order for Life Sustaining Treatment」という新しい概念が出ていますので，DNAR と POLST との関係性についても配慮する必要があり，日本臨床倫理学会から POLST（DNAR 指示を含む）作成指針［「「生命を脅かす疾患」に直面している患者の医療処置（蘇生処置を含む）に関する医師による指示書」］が示されています．

【稲葉一人】

A1　倫理的視点を意識したコンサルテーションの立場からお答えします

　まずひとつ目の,「心肺停止になった場合に蘇生するかどうか」と,「予後が短い患者に延命治療をするかどうか」とが混乱しているという点からですが,この違いを自覚されていること自体が,とても重要ですね.確かにおっしゃるとおりで,「DNAR」というコトバの理解がひとりひとりバラバラで,時に「拡大解釈」されてしまっていたりして,医療者のあいだでさえ「DNAR＝何もしないこと」という誤解が広がってしまっていると言わざるをえないと思います.

　私もある研修医に,「DNARを省略せずに言える？」と質問したら,「Aがよくわかりませんけど,Do Not Rescueだと思います」と答えたので,ビックリしたことがあります.「A」はAttemptで,「あえて試みない」という意図を明確化する表現で,「R」はCPR（Cardio Pulmonary Resuscitation：心肺蘇生）の「R」と同じですから,「予期・予測していた心肺停止時に,蘇生の可能性が極めて低く,効果が望めないCPRは,あえて意図的に行わない」という意味ですから,「心肺停止していない患者」に対して「DNARという指示があるので,何もしない」というのは,まったくの誤解です.特に,「予期・予測していなかった心肺停止時に,蘇生の可能性が高い（もしくは一刻一秒を争うような状況下で,高いか低いか不明な）CPRは行う」ことが大事ですから,急性期において「Rescue（救命）しないという意味のDNAR」なんてことは,あり得ないわけです.

　この点については,日本集中治療医学会が「DNAR指示のあり方についての勧告」（2016年12月20日）のなかで,「DNAR指示は心停止時のみに有効である」ことをまず強調し,「DNAR指示のもとに心肺蘇生以外の酸素投与,気管挿管,人工呼吸器,補助循環装置,血液浄化法,昇圧薬,抗不整脈薬,抗菌薬,輸液,栄養,鎮痛・鎮静,ICU入室など,通常の医療・看護行為の不開始,差し控え,中止を自動的に行ってはいけない」と明記していることや,だからこそ「DNAR指示と終末期医療は同義ではない」こと,それゆえ「DNAR指示が出ている患者に心肺蘇生以外の治療の不開始,差し控え,中止を行う場合は,改めて終末期医療実践のための合意形成が必要」と述べていることは,とても重要なことといえます.

　次にふたつ目の点です.がんの臨死期という背景で,まさに「予期・予測していた心肺停止」の際に,CPRを行うことが患者さんにとって「苦痛を与えるだけ」と考えられる場合には,確かに倫理原則の「無危害（nonmaleficience）」や「与益（beneficience）」に照らしても善いこととはいえないですね.しかし,そういう状況であっても,患者さん本人,もしくはご家族から,「なんとかして欲しい,DNARなんて受け入れられない！」という強い希望があった場合,どうすればよいか？ということですね.

　まず,大前提として,医療者側が,こういう話し合いを患者さんやご家族とする際に,たとえば,以下のような話し方をしていないかどうか,注意する必要があると思います.

> 医療者：「あのですね，患者さん，ご家族さん．この先のことなんですが，ご病気の経過からすると，そろそろ死が近いと思います．そのときにですね，余計なことはしない，というか，過剰な延命はしない，ということについてなんですけど，どうでしょうか？」
>
> 患者・家族：「え！……死が近いって，そんな……いきなり死ぬ，とか言わないでくださいよ．死にたいわけじゃないんですから……でも，そうですか……，そのときに"余計なこと"や"過剰な延命"をどうするかってことですか……そりゃーまぁ，そんな"余計なこと"や"過剰な延命"みたいな，無理やり命を引き延ばすようなことは，当然その，して欲しくはないですから……そういうのは，しなくていいです．」
>
> 医療者：「なるほど，わかりました．では，DNARということにしましょう．」
>
> 患者・家族：「でぃー，えぬ……？　その言葉はよくわかりませんけど，とにかく"余計なこと"とか"過剰なこと"っていう，"やり過ぎ"みたいなことはしなくていいです．」

　皆さんもう，お気づきだと思いますが，もし上記のようなやり取りで「DNARの合意が得られた」と医療者が思っていたとしたら，それは強い「思い込み」があったことになりますよね．

　おそらく，患者さんやご家族は"余計なこと"とか"過剰な"という説明を受けたために，漠然としたイメージだけを浮かべて，自分たちなりに「無理やり命を引き延ばす」ということはイヤという結論を出していました．

　けれど，その一方で医療者側は，"余計なこと"や"過剰な延命"というコトバを使いながら，頭のなかでは「気道確保 (airway)，人工呼吸 (breathing) および心臓マッサージ (circulation)」という BLS (Basic Life Support) を「行わない」ということを具体的にイメージしていたり，あるいは BLS だけでなく，「気管挿管をはじめとする確実な気道確保と高濃度酸素投与，電気的除細動 (defibrillation) および静脈路確保と薬物投与」を含む ACLS (Advanced Cardiac Life Support) も「行わない」ということまでイメージしていたりするものですが，この「具体的な中身」が，患者・家族側に伝わっていない，共有されていないことが往々にして起こっているのではないでしょうか．

　こういう「具体的なイメージの共有」がしっかりとできていないと，いざ，患者さんのバイタルが不安定になったり，心停止した際に，医療者がご家族に対し，「以前，お話し合いをさせていただいたとおり，DNAR なので，何も処置はしませんので」と言ったとしましょう．おそらくご家族の反応は……．

> 家族：「え！　ちょ，ちょっと待ってください．何もしない，ってどういうことですか？　確かに私たちは，この前，"余計なこと"とか"過剰な延命"みたいなことはしないでって言いましたよ．でも，"何もしない"なんて，そんなこと！　ぜんぜん聞いてません！　見捨てないでください！　最後まで，最善を尽くしてください！　なんですかその，でぃー・えぬ・えー・あーるって！　全然意味がわからないです，そんなの同意できないです！」

こういう事態が起こっている……ということは，ないでしょうか？

　私の勤務している大学病院でも，こうしたことが決して少なくない状況でした．そこで，まずは，こういう話し合いをする際には，以下の点に注意するよう，院内講習会などで職員に教育するようにはじめました．

> 1. DNAR は，「予期・予測していた心停止の際に，効果がないと考えられる CPR を行わないこと」であると，まずはしっかり理解すること．
> 2. いわゆる「終末期における延命医療の差し控え・中止」については，DNAR という抽象的で，曖昧な表現を安易に使うのではなく，たとえば「侵襲性の高い気管挿管や，IVH などの高カロリー輸液は行わないが，全身倦怠感や脱水などの不快な症状や，治療可能な合併症に対しては適切に静脈路確保と薬物投与を行う」など，ひとつひとつの医療行為について具体的に確認し，カルテ2号用紙などに記載すること．
> 3. 「2」のような行為を，どのような表現で統一するかについては，各診療科の特性を考慮する必要もあるので，一律には決定しないが，たとえばすでにがん診療領域で使われている BSC (Best Supportive Care) という表記を一例としては推奨する．

　もちろん，BSC というコトバもまた，誤解のないように周知徹底する必要があります．BSC も，よく誤解されるような「積極的な侵襲的治療介入は，一切何もしない」ではなく，患者さんの疾患特性，病態などに応じてきちんとアセスメントを行い，ベスト（＝最善）の治療行為は実施するという意味ですから，確かに抗がん剤や放射線治療は控えていくとしても，「侵襲性を伴うような治療介入は何もしない」ではないです．その意味では，DNAR よりも，「終末期医療における延命治療の差し控え・中止」を表現するコトバとしては，ひとつの有力な候補といえるのではないでしょうか．

　この点については，厚生労働省による「人生の最終段階における医療の決定プロセスに関するガイドライン」（平成27年3月改訂）のなかでも，「③医療・ケアチームにより可能な限り疼痛やその他の不快な症状を十分に緩和し，患者・家族の精神的・社会的な援助も含めた総合的な医療及びケアを行うことが必要である」と明記されています．

　したがって，「DNAR だから」といって，予期した心肺停止も起こっておらず，その時点では改善可能な「疼痛やその他の不快な症状」があるならば，「何もしない」という判断は間違っています．DNAR 指示が出されていようとも，そしてまた，人生の最終段階において，いわゆる「延命治療の差し控え・中止」という方針となっていても，最期の瞬間まで，患者さんをひとりの人間として尊重する姿勢で，「最善を尽くして欲しい」という患者さんや家族の「願い」に応えることは，医学的にも倫理的にもとても大切なことなのです．

　DNAR というコトバを使うときには，不用意な「拡大解釈」に気をつけて，「延命治療の差し控え・中止」との違いを意識しつつ，患者・家族と話し合う際には，「死ぬ」というコトバもできるだけ避けつつ，次のようにするとよいと思います．

医療者：「患者さん，ご家族の皆さん，これから先のことなんですが……．なかなか私たちとしてもお伝えするのが難しいことなんですが，ご病気の経過からすると，必ずしもよい方向に向かっているとは言いがたい状況です．」

患者・家族：「……え？　よい方向に向かってないって，どういう意味ですか？」

医療者：「私たちとしては，患者さんの生きる力をできるだけ引き出そうと試みてきました．もちろんいまも，そしてこれからも変わらず，最善を尽くしていきたいと思っています．ですが，いまの状況では完全に病気を治す，ということが難しい段階になってきています．その意味では，いま行わせていただいている抗がん剤治療や，放射線治療は，がん細胞だけでなく，正常な細胞も壊してしまう副作用があるために，かえってこのまま続けていると，患者さんご自身がもっておられる，生きようとする力を奪ってしまうのではないか……と考えています．その意味では，現在行っている治療のあり方としても，生きようとする力を大切にするのであれば，止める，という選択をしたほうがよいと考えらえるものが出てきた，ということになります．」

患者・家族：「治療を止める……？　治療を止めるってことは，もう治らないから，諦めてくれ，もう死んじゃうから，治療をしても意味がないっていう意味ですか！？」

医療者：「いいえ，決して，諦めてください，という意味ではありません．そうではなく，患者さんご自身が持っている，生きようとする生命力を奪ってしまうような治療は，止めてみてはどうでしょう？というご提案になります．それ以外の，患者さんご自身が，生きる力を十分に発揮できるように支えるための治療は，もちろん継続していきます．患者さんにとって必要な治療はしっかりと維持して，でも，かえって効果がないだけでなく，副作用のほうが強くって，生きる力を発揮するうえでブレーキをかけてしまうものは控えましょう，という選択肢になります．」

患者・家族：「……それは，つまり，延命治療になるから，止めたほうがいい，っていう意味でしょうか？」

医療者：「そうですね．ですが，いったい何が，どこからが無理やり命を引き延ばすためだけの延命なのか，それは患者さんお一人お一人の病気の状態によって変わってくることになります．ですから，決して治療を止めるという選択をすることは，生きることを諦める，ということではありません．私たちは，患者さん，そしてご家族の皆さんといっしょに，最期まで最善を尽くします．」

　上記は一例に過ぎませんが，「延命治療」を説明するときに，「余計なこと」や「過剰なこと」というような，最初から「やらないほうがいいもの」というニュアンスを入れ込んだ，抽象的な表現は使わないように心がけること，また「医学的に無益」というコトバも，まるで「無駄なことだから，やる必要がないこと」というマイナスのイメージを強く印象付けてしまう危険を伴うので，これも避けたほうがよいでしょう．

【板井孝壱郎】

Q2　DNAR 患者の看取りのケア

　　DNAR について，患者さん・家族と話し合ってきました．患者さんがいまにも息を引き取ろうとしたとき，あまり面会に来ていなかった患者さんの父親が「最善を尽くしてくれ！　1 分でも長く生きさせて」「あなたたち（医療者）は何もしてくれないの？　ただ見ているだけなのか？！」と医療者に向かって叫びました．患者さんの希望であることを説明しましたが，聴き入れません．ほかの家族の方は，困ったような表情をしていますが父親に対しては何も言いません．このようなとき，どう対応すればよいのでしょうか．

　　─患者さんの意向と父親と家族の意向の違い
　　─DNAR の終末期がん患者の蘇生の是非
　　─無益性

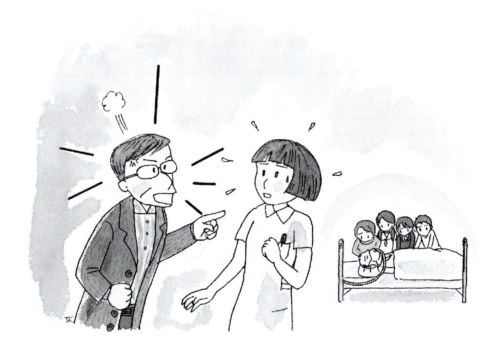

【濱口恵子】

A2　法的視点を意識したコンサルテーションの立場からお答えします

こちらの質問については，次項「死亡時の対応」のなかで，併せて解説していきます．

【稲葉一人】

A2　倫理的視点を意識したコンサルテーションの立場からお答えします

　これはいわゆる「遠くの親戚」ほど，「突然やってきて，掻き回す」という状況ですね．臨床の現場では幾度となく遭遇されてきたことでしょう．患者さんと同居されていたり，比較的患者さんの「近くにいる家族」は，これまでの経過もよく理解し，医療者ともよく話し合ってきたので，戸惑いながらも患者さんご自身の気持ちを尊重して，DNAR（予期した心肺停止時に，効果が見込めない心臓マッサージや昇圧剤の投与などを行わない）を受け入れてくださったにもかかわらず，こうしたことが起こると，正直なところ医療者側としては結構，困惑されることと思います．

　実はこの「遠くの親戚」問題というのは，海を隔てた米国でも1990年代終わり頃から話題になっていたようで，「カリフォルニアの娘症候群（The Daughter from California syndrome）問題」といわれていたそうです．この話題は，米国の東海岸（首都ワシントンDCやニューヨーク市のある側）から見て，ということのようですが，たとえばニューヨーク市で，ある患者さんが亡くなるときに，遠く西海岸のカリフォルニアから，その患者さんの娘さんがはるばるやって来て，お父さんの入院している病院に到着した際，そこでDNARだと聞かされて，「そんなことは同意できない！　父を見捨てるんですか!?」と医療者に食ってかかるということがあったそうです．

　さて，確かにある意味では，病院によく来院してくださってた家族と医療者との間で，患者さん本人のご意向を尊重する，ということになっているときに，「突然やってきた父親」が息子さんを「助けてくれないのか！　1分1秒でも長く生かしてくれ！」とおっしゃると，医療者としても内心，正直なところ，こんな気持ちになるかもしれませんね．

> 「……やれやれ，またかよ．よくあるんだよなー，こういうこと．せっかくよく病院に来てくださってた家族と，何度も話し合って，患者さん自身も望んでいた，最期の旅立ちのときに，おだやかに逝きたいっていう希望を実現してあげられそうなのに……．このお父さん，これまでほとんど病院にも来ないで，話し合いにも参加してなかったのにさ．最期の最期で，ちゃぶ台返し，みたいなこと言い始めちゃって．他の家族も困ってるじゃんか．あーもー，めんどくさい……！」

　お気持ち，よくわかります……よくわかりますが，ここが大事なところなんです．私もはじめてこういう場面に遭遇したときは，よく上記のような心情に襲われました．しかし，かつてあ

る病棟師長さんの「対応」を見て，「なるほど！　そう伝えればいいのか！」とハッとさせられた経験があります．その師長さんの「対応」とは……，以下のようなものでした．

父親：なんで助けてくれないんだ！　どうして最善を尽くしてくれないんだ！　あなたたちは，ただ見てるだけなのか⁉　1分でもいい，長く生かしてやってくれ！

師長：お父様……．お父様は，息子さんを少しでも生かしてやって欲しい，最善を尽くして欲しい，というお気持ちなんですね？

父親：そうだ！　さっきからそう言ってるじゃないか！

師長：お父様が，息子さんに少しでもいいから生きてて欲しい，できることがあるなら，なんでもやって欲しい，という願いをお持ちになるのは当然のことと思います．

父親：じゃあ，そうしてくれ！　すぐにそうしてくれ！

師長：親が子の命が失われそうなときに，なんとかして欲しいという想いを持つことは，私も当然のことと思います．……ですが，お父様，そのお気持ちは，お母様，奥様，他のご家族の皆さんも同じ想いをお持ちでしたし，いまもそうだと思いますよ．

父親：家内や，他の家族も同じっていうのなら，なおのこと，そうすればいいじゃないか！　なぜそうしない⁉

師長：奥様や他のご家族さんとは，これまで病院で幾度となく話し合いをさせていただいておりました．お父様は，お仕事のご都合などで，お越しになりたくても来れない，ご事情がおありだったと思います．その話し合いの場では，奥様や他のご家族様も，当然，息子さんにできることがあれば，なんでもやって欲しい，最期まであきらめないで欲しいっていうお気持ちをお話ししてくださいました．ですが，息子さんご自身としては，旅立ちのときが来たら，穏やかに逝かせて欲しい，というお気持ちがあるということでしたので，奥様や他のご家族の皆さんも，迷いながらも，でもご本人の人生だから……ということで，ゆっくりとご本人さんのお考えを尊重される方向で，皆さんのお気持ちを整理されていかれたんです．お父様にとっては，こういうお話しをごいっしょにさせていただいておりませんでしたから，いま突然，まるで何もしないかのようなことを聴いたら，驚かれるのは無理もないことと思います．

父親：……息子の気持ち，か……．おまえたち（奥様や他のご家族に目をやりながら），そうなのか？

　　　　―奥様，他のご家族，頷く―

師長：奥様も，他のご家族の皆さまも，迷いながら，戸惑いながら，でも，何よりもご本人さんの願いを大切にしようと，時間をかけて決断なさいました．お父様には，その「時間」が十分ないままに，お伝えすることになってしまって，お気持ちをかき乱してしまうことになり，申し訳なく思います．でも，お父様にも，いまここで，奥様や他のご家族の皆さんもそうであったように，戸惑われたり，迷われることは当然のことと思いますが，是非，息子さんご自身にとっては，何が最善かを，ごいっしょに考えてはいただけないでしょうか？

まるで「ドラマのワン・シーン」のように，これですべてがうまくいくわけでは，もちろんありません．

　でも，お気づきの方も多いと思いますが（私もあとで，よくよく考えてから気づいたことなのですが），この師長さんのお使いになったコミュニケーション・スキル，コーチング・スキルは，「You メッセージ」に始まり（お父様＝あなたは，……というお気持ちなんですね），「オウム返し」のスキルも用いながら，対象者の想いを「否定」せずに「肯定」し，父親としての心情に「共感」しながら，「I　メッセージ（私は，こう思います）」と相手を「非難」するのではなく，視野を広げるように「提案」する，というメディエーションにもなっているし，これこそが「アクティブ・リスニング（＝「ただ聴くに徹する」という受動的な聴き方ではない「能動的傾聴」）」だ，ということです．

　そして，最も大切なのは，言語的レベルではなく，非言語的レベルで，上記のことを伝えられているかどうか，ですよね？　ですからもし，冒頭で描いたような，ある意味では「正直な」内心のまま，父親に対して言語的にも，以下のように対応をすると……．

　父親：なんで助けてくれないんだ！　どうして最善を尽くしてくれないんだ！　あなたたちは，ただ見てるだけなのか⁉　1分でもいい，長く生かせてやってくれ！

　医師：（あー，めんどくさい，という心情を抱きながら……）あのですね，お父さん，あなたはこれまで病院にも来ないで，話し合いにも参加されてないんですから，いままでの経過もよく理解されてないですよね？　そんな事情もよくわかってない方が，突然やって来て，せっかく息子さんご自身の希望をですね，奥さんや他の家族さんも実現しよう！っていうときにですよ，まるで掻き回すようなことをおっしゃらないでください．

　父親：な⁉　なんだと⁉　ワシのことを侮辱するのか⁉

　医師：べ，別に侮辱なんてしてないですよ！　そうじゃなくて，あなたが勝手なことを言って，患者さんご自身の考えを無視したり，他のご家族の気持ちも考えてないって，事実を言ってるだけでしょ，事実を．

　父親：息子のことを想って何が悪い！　おまえのほうこそ，医者のクセに患者の命を見捨てるようなことをして！　恥ずかしくないのか⁉

　医師：な⁉　なんてこと言うんですか⁉

　……もうこの辺でやめておきましょう（苦笑）．

　皆さんの現場を見渡したとき，医療者側としては「まったく悪気はない」のだとしても，「事実を言ってるだけ」と言いながら，非言語的レベルでは「めんどくさい父親」という「価値観」を伴うオーラのようなものを身にまとった雰囲気のなかで，まるで「あなたはエゴイスト（≒息子さん自身の価値観を無視し，奥さんや他の家族の気持ちにも配慮できてないヒドイ人間だ）」と「非難」してしまってる，というミス・コミュニケーションが起こってはいませんか？

　むしろ医療者が「父親」を「敵」に仕立ててしまっているかもしれません．倫理的には，父親は「敵」ではなく，大切な息子を失いたくない，息子の死を受け入れたくないという心情の

なかで戸惑い，揺れている，ケアを必要としている対象なのですから，「家族看護」という観点からも，サポーティブ・アティチュード (supportive attitude：支援的態度) で接することが，まず求められる場面だと思います．

とはいえ，懸命に先述の師長さんのような対応をしても，「取りつく島もない」状況となった場合には，医療メディエーターや，倫理コンサルタント，臨床倫理アドバイザーなどの支援を要請するとよいでしょう．そういう「臨床倫理」の支援体制がない場合は，「医療安全管理部」へ応援要請するしかない医療機関も多いとは思いますが，今度はその連絡を受けた「医療安全管理部」としても，メディエーションしようと努力はしてみても，実際にはどう対応していいかわからない，という事態も多いと思います．

以下は「唯一の絶対的な正解」でもなく，「絶対的な善」でもありませんが，私なりの「見解」として記しておきます．

どうアプローチしても父親が「何もしないのは納得できない」と言われる場面では，いわゆる「部分的・限定的CPR (Partial or Limited CPR)」を行うかどうか，ということがクローズアップしてくると思います．

「部分的CPR」とは，裏を返して表現すれば「部分的DNAR (Partial DNAR)」でもあります．この「部分的DNAR」については，先にも紹介した日本集中治療医学会「DNAR指示のあり方についての勧告」(2016年12月20日) のなかで，「Partial DNAR指示は行うべきではない」と明確に述べられています．それを解説した「注5」では，「Partial DNAR指示は心肺蘇生内容をリストとして提示し，胸骨圧迫は行うが気管挿管は施行しない，のように心肺蘇生の一部のみを実施する指示である．心肺蘇生の目的は救命であり，不完全な心肺蘇生で救命は望むべくもなく，一部のみ実施する心肺蘇生はDNAR指示の考え方とは乖離している．」と記されています．

確かに「救命」という場面で，「中途半端なCPR」をすることは，倫理的にも「最善ではない」と断言できると思います．その意味では「急性期」では，常に「あらゆる蘇生術を行うこと (full code＝full CPR)」が原則だといえるでしょう．ですからまた，「蘇生の可能性が見込めない場面」では，反対に「あえて蘇生を行わないこと (DNAR)」が指示されているとするならば，「すべてのCPRをしないこと」が原則です．したがって父親が「何かしろ！」とおっしゃられても，「部分的CPR」を行うことはあり得ない，というのが原則的な対応ということになるでしょう．

この問題は，米国でも「ゆっくりとしたCPR (＝slow code)」や，「見せかけのCPR (＝show code)」問題と呼ばれ，倫理的にも論争の的となってきました．「本気で」心臓マッサージをすれば胸骨が折れてしまって，それが肺に刺さるであるとか，昇圧剤を投与することも「針を刺す」という侵襲性を伴うことになります．それは「ヒポクラテスの誓い」以来の倫理原則である「害をなすな (Do No Harm)」という「無危害 (non maleficience)」原則に反することにもなりますから，胸骨圧迫も「効果がない」とわかっていながら，「胸骨が折れない程度に，

ゆっくりと」行うなどの「蘇生」ということです．

　これに対しては，たとえば Bernard Lo も著書 Resolving Ethical Dilemmas: A Guide for Clinicians（バーナード・ロウ著，北野喜良他監訳『医療の倫理ジレンマ：解決への手引き』2003年，西村書店，p169-177）のなかで，「体裁だけの蘇生（slow code, show code）は，患者や家族をだまし，医療提供者としての倫理的な誠実さを汚し，医療従事者間での混乱と冷笑さを引き起こすので，受け入れられない」（p176）と述べ，かなり厳しい反対意見を述べています．

　私自身も「原則としては」そのとおりだと思います．しかし，大切な息子を失いたくない，息子の死を受け入れたくないという心情のなかで戸惑い，揺れ続け，どうしても「何かして欲しい」という心からの叫び声を，臨床の場で直接，全身で感じ取った医師や看護スタッフが，「やむを得ず」，そしてまた「無危害（non maleficience）」の原則にできるだけ基づこうとして「胸骨が折れない程度に」，また「極めて低侵襲な手技で，少量の昇圧剤を投与」した行為をもって，「絶対悪（absolute bad）だ」と断罪できるかと問われるならば，私自身は，そうとばかりもいえないだろうと考えています．

　その行為は，確かに「絶対的な善（absolute good）」とは決していえないですし，その意味では「推奨される善（recommendable good）」，すなわち「善いことなのだから，そうすべきです，今後も是非そうしましょう」といった推奨性を伴う「善」だとはもちろん言えません．ですから，可能な限り，まずもって父親に対しては説得的にアプローチを継続すべきです．ですが，「何かして欲しい」という「父親の想い」に応えようとする「善意から」，無危害の原則をできるだけ追求しつつ，結果として実施してしまった「体裁だけの CPR」は，「父親のグリーフ・ケアにつながりうる」という点も勘案すると，その場に限ってだけ「善しとする」，すなわち「許容される善（permissible good）」として，決して「推奨されるべきことではないが，許されるべき行為」として「相対的な善（relative good）」と考える余地はあるのではないか，と思っています．

　こうした「体裁だけの蘇生（slow code, show code）」や，「部分的 CPR」「部分的 DNAR」の問題は，非常にセンシティブなテーマですので，意見がかなり分かれるところです．もちろん「急性期」では，まずは「あらゆる蘇生術を行うこと（full code＝full CPR）」が原則であるという日本集中治療医学会の勧告には，私自身も異論はありません．しかし，「待機的」な場面で，どの程度なら「許容できるのか」については，それぞれの医療機関として「臨床倫理委員会」などにおいて「組織として検討」し，病院としての「指針（ポリシー）」を明確化しておく必要はあるでしょう．

【板井孝壱郎】

8 死亡時の対応

　看取りのプロセスにおいて，特に最期の瞬間は家族にとっては強烈に記憶に残ります．多くの家族は最期のときは患者さんのそばにいたいという思いがありますが，結果的に立ち合えない場合もあります．死亡時刻は重要なものですが，家族の到着を待ってから死亡確認をしてその時間を死亡時刻としてもよいのか，どこまで猶予してよいのか，法的問題はないのか疑問に思っています．

【濱口恵子】

Q1 DNAR患者の家族がいないときの対応

　DNARの患者さんが急変し，面会者が誰もいないときに心肺停止になりました．
①家族に連絡をとったときに，「1時間ほどかかるので，それまでなんとか生かして欲しい」と懇願されましたが，どうすればよいのでしょうか．
②家族に連絡をとったときに，「わかりました．病院まで1時間ほどかかります」と言われました．エンゼルケアをしてもよいのか，そのままの状態で家族の到着を待ったほうがよいのか迷います．

【濱口恵子】

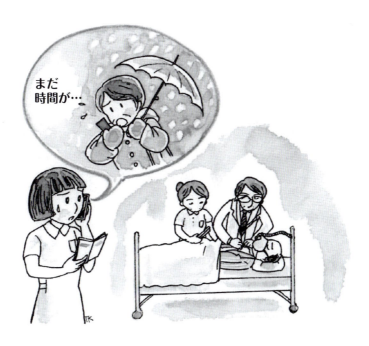

A1 法的視点を意識したコンサルテーションの立場からお答えします

　上記のいずれの問題も，法的というより，紛争学的（トラブルをどうやって避けるかという視点）には興味がありますが，臨床上は難しい問題です．法的には，すでにDNARが前項のようにしっかりと手順を踏まえてとられている場合は，心肺蘇生法（CPR）をしないことは，正当化されると思いますが，蘇生をしなかったことが法的には正しくとも，患者家族の（その際の）意向に反し，（家族の一部が）DNAR指示に反する意向を表明したり，「なぜ到着まで生かしてくれなかったのだ」というクレームに発展する余地は常にあります．したがって，このような場合も含めて，患者・家族と事前の説明と意向の確認を綿密にすることが大事です．

　また，このような事態が生じたときに，病院側の正論だけを言って説得しようとするのではなく，家族の気持ちを聞き，時間をかけて接していくことで対応することが必要です．

　そして，ここでは大切なのは，臨床において死亡時間の判定（診定）について，法的なルールをあらかじめしっかりと知っておくことです．以下，そのルールをここでは，明らかにしておきます．

　まず，死亡に関連する法律（医師法）を掲げます．

> 　第19条　診療に従事する医師は，診察治療の求があつた場合には，正当な事由がなければ，これを拒んではならない（応召義務）．2 診察若しくは検案をし，又は出産に立ち会った医師は，診断書若しくは検案書又は出生証明書若しくは死産証書の交付の求があつた場合には，正当な事由がなければ，これを拒んではならない（診断書作成義務）．
> 　第20条　医師は，自ら診察しないで治療をし，若しくは診断書若しくは処方せんを交付し，自ら出産に立ち会わないで出生証明書若しくは死産証書を交付し，又は自ら検案をしないで検案書を交付してはならない．ただし，診療中の患者が受診後24時間以内に死亡した場合に交付する死亡診断書については，この限りでない（無診療診断書等交付禁止）．
> 　第21条　医師は，死体又は妊娠四月以上の死産児を検案して異状があると認めたときは，24時間以内に所轄警察署に届け出なければならない（異状死届出義務）．

ここから出てくる問いは，次のようなものです（特に在宅でも問題となります）．

> 問1　死亡診断書と死亡検案書の使い分けはどうするのか．
> 問2　診療継続中の患者の死亡診断書を出せる条件はどのようなものか．

　問1は，①診療継続中の患者以外が死んだ場合と，②診療継続中の患者が，診療に係る傷病と関連しない原因によって死亡した場合は，死亡診断書ではなく，死亡検案書を交付することになります．

　問2は，診療継続中の患者が，受診後24時間以内に診療中の傷病で亡くなった場合は，「異

状がない限り」，「改めて死後診察しなくても」，死亡診断書を交付することができます（21条，20条2項）．また，診療継続中の患者が，受診後24時間を超えている場合であっても，診療に係る傷病で死亡したことが予期できる場合であれば，まず，診察を行い，そのうえで生前に診察していた傷病が死因と判定できれば，求めに応じて死亡診断書を発行することができます（なお，死因の判定は十分注意して行う必要がある）．

　この点は，厚生労働省から出されている「死亡診断書（死体検案書）記入マニュアル」[注1]を参考にしてください．また，医師法第20条ただし書の適切な運用について（通知）医政医発0831第1号・平成24年8月31日も上記を裏付けています．

　　[注1] ☞ http://www.mhlw.go.jp/toukei/manual/dl/manual_h26.pdf

　では，本論に参りましょう．
　先の①の家族の要望によって，家族が到着するときまで，なんとか生かして欲しい，②家族が到着するまでに，先にエンゼルケアをしてよいのかという問いです．
　ここでは，法律上の死が（何時かが）問題となります．
　なぜ，法律上の死が問題になるのか．それは，死の判断によって，法律が適用されたり，適用されなかったりするからです．死の判断というと，臓器移植法での「脳死は人の死か」という問いを思い出す（脳死判定されると臓器移植の対象となる）が，このような特殊な場面ばかりで問題となるわけではありません．たとえば，埋葬許可は，医師の死亡判断が前提となります（墓地埋葬法14，8条）．また，医師の死亡診断書と死亡届を前提に，人の死亡に相続という法律効果が付加されるのです（民法882条）．また，保険会社には死亡保険金支払義務が発生します．死は，私たちの法的な関係を決める重要なイベントなのです．
　では，法的にはどう決められているのでしょうか．
　そのためには，次のような事例を考えましょう．
　上記の場合，そこで，資産家であるAさんが，死んだとしましょう．しかし，Cさん（姉）もそのころに死んだとする．
　Aさんが死んでからCさんが死んだ場合は，Aさんの財産は，法定相続人は配偶者であるBさん（民法887条）と兄弟姉妹であるCさん（民法889条）となり，資産は，B：C（D）＝3：1の相続分で分配されます．しかし，CさんがAさんより先に死んだ場合は，Aさんの財産をCさんが相続することはなく，資産は全部Bさんが取得します（C-Dには代襲相続は起こりません．民法887条2項）．
　とすると，Dさん（Cさん）と，Bさんとは，資産の相続を巡って，Aさんがいつ死ぬかについて利害が相反・対立する余地があるのです．
　だからこそ，本問題についても，しっかりと法のルールを知って対応する必要があるのです．
　まず，死亡判断は，このような場合は，医師が死亡を確認することが必要です．死亡の診定は現行法のもとでは，医師の専権です（医師法20条）．
　そして，死亡の判断は，通常三徴候（①呼吸，②脈拍の停止，③瞳孔拡大）もとに，医師の行う専門判断です．死亡判断，死亡時間判断は，あくまでもこれらに基づく判断で，恣意的になされてはならないのです．一般的には呼吸停止，脈がとれない心拍停止の時間を，死亡時刻と

します」(心停止状態).死亡診断書には,死亡者の氏名・性別・生年月日や,死亡時刻(年月日時分)・死亡場所・死因・手術の有無等(その項目が医療法施行規則20条で決められている)などが書かれ,通常,生命保険の請求などにも添付書類として必要となるのです.

　死亡の診定は以上のルールを踏まえて行います.したがって,①については,可能な限りの努力をしても上記のような死亡の客観的な状態が生じた場合は,死亡の診定をしなければなりません.しかし,このことと,家族への対応は別です.できる限りの礼節を尽くす必要がありますが,これは,死亡診定時間をずらすことではありません.

　②については,死亡すれば,エンゼルケアをただちにするかについてはルールがあるわけではありませんが,亡くなられたご本人とご家族へ最大限の礼節を尽くすという観点から考えてみてください.

【稲葉一人】

Q2 DNARではない患者の看取りのケア

　DNARについて同意が得られていない患者さんが急変しました．がんの終末期であり，蘇生しても延命が期待できない場合や，患者さんに苦痛を与えるだけだと思える場合でも（それをどのように判断するかも問題ですが），家族が到着するまで，（家族がDNARを納得するまで）は蘇生をしなければならないのでしょうか．
　—DNARを話題にしている段階
　—DNARを家族と話し合っていない場合

【濱口恵子】

A2 法的視点を意識したコンサルテーションの立場からお答えします

　この問題は，法的には，DNARに同意がないので，これまでの終末期の意思決定プロセスを踏むことが必要となります．

【稲葉一人】

資料：終末期における倫理的問題の概要

表1　終末期における倫理的問題①（事前指示，代理人，DNAR，死亡時の対応）

項目＼時期	診断時〜終末期までのすべての時期	I．患者の意思決定能力が低下することが予測される時期	II．患者の意思決定能力が低下してきた時期
事前指示（156頁） （Advance Directive：AD）	・在院日数短縮・外来治療への移行による患者-医療者との接点が少ないなかで，患者の背景・価値観・生き方など患者の全体像を理解することの難しさ ・治療・ケアの開始・不開始・変更・中止に関する患者・家族への説明のあり方，および患者・家族の理解・思い・希望を理解すること ・意思決定のプロセスにおいて患者-家族-医療者と双方向で話し合うこと ・上記を記録に残し医療者間で共有すること ・終末期医療の決定プロセスに関するガイドラインが医療者に浸透していないこと ・終末期の輸液・胃ろう・人工透析などのガイドラインが医療者に浸透していないこと ・事前意思を確認するしくみが整備されていないこと ・医療者が患者の意思・事前指示の法的根拠や判例を理解していないこと 〈アドバンス・ケアプランニング〉	・今後の見通しを患者・家族へ説明すること ・患者が自分で意思決定することができなくなる時期がくることを患者・家族に説明すること ・上記2つを患者・家族が理解できるように説明すること ・上記2つを家族の反対により患者に説明できない場合の対応（☞159頁） ・上記2つを患者が話を避けるなどにより話し合えない場合の対応（☞161頁） ・医師が上記について患者・家族に説明していない／できない場合の対応（☞158頁） ・自己決定ができなくなることを想定して，何をしてほしいか，してほしくないか，患者の事前意思について患者・家族と話し合うこと（☞167頁） ・事前意思を確認するタイミング（医療者側の都合になってしまう危険性）	・意思決定能力・対応能力の判定 ・近い将来，患者が自己決定できなくなること，その場合の対応について患者・家族と話し合うこと（☞157頁） ・医療者側の思いが先行して，事前意思の確認や身辺整理などを強要してしまう危険性（患者・家族にとって準備状態が整っていない場合の対応） ・患者の思いは変化することを考え，事前意思をそのつど確認して記録しておくこと ・患者の事前指示を代理人・家族と共有すること ・事前意思を確認するタイミング（タイミングを逃すと患者に確認できなくなる可能性） ・事前意思を確認すること自体が患者に害を与える可能性を感じるほどに病状が悪化している場合（患者と会話ができる最後のタイミングかもしれない状況）の対応
		・事前意思内容が患者の意思とはいえ，患者にとって不利益と思われる	・患者の事前意思と代理人・家族理人・家族の権限の調整
		・上記の事前意思が患者の本心なのか，家族や経済的負担などを考慮した"他者のための決定"なのかの判断に迷う場合の対応 ・寡黙な患者，お任せするという患者，うつ状態の患者などの事前意思に関する対応（☞171頁） ・上記の事前意思を記録して医療者間で共有すること ・患者はどこまで理解して事前意思を表示しているか疑問がある場合の対応（今後起こりうることを患者が理解するのには限界がある）	
セデーション（190頁）	枠組みが異なるため表2参照		

本書の各論では，「事前指示」，「代理人」，「セデーション」，「DNAR」，「死亡時の対応」について記載しています．各項目において，患者さんががんと診断されたときから死亡時までの各時期において，どんな問題を含んでいるのか，どんな要因があるのかなどの全体を概観したものが表1，表2です．

（☞○頁）と記載されているところは本文を参照してください．なお，これらは患者さんが成人の場合に限って記載しています．

Ⅲ．患者の意思決定能力がない時期	Ⅳ．臨死期／死が近い時期	Ⅴ．死亡時の対応
（☞ 167 頁） • いままでの患者の言動をつなぎ合わせて，それを「患者の事前意思」と判断してよいのかを迷う場合の対応 • 患者が意思決定できない状態であっても，患者がいままで大切にしてきたことを大切にできているか，代理人・家族・医療者で考えること • 患者の事前指示をもとに，代理人（下記参照）や家族と医療者との話し合いにより，様々な意思決定をするそのプロセス • 患者の思いは変化することを考え，事前指示どおりに行動してもよいのかを迷う場合の判断 • 患者が急に意識を失い，事前意思が確認できていない場合の対応 • 事前意思が確認できていない事項が発生した場合の対応 場合の対応 の意向が異なる場合の対応（事前意思と代（☞ 177 頁） • 代理人（家族）が患者の事前意思を尊重していないと思われることを希望した場合の対応 • 家族は患者の死後も生きることを考え，クレームがないようにと考えてしまう場合の対応 • 遠い親戚などが，いままでのプロセスを知らずに事前意思とは異なる強い主張をした場合の対応	• 患者が臨死期・終末期であるという判断（☞ 134 頁） • いたずらな延命を希望しないという事前指示があったとしても，人工呼吸器の取り外しなどの治療の中止に関する許容性を判断すること（法律上許容できる範囲の判断）(☞ 133 頁） • 救命・延命の方法があっても患者の事前指示によりそれをしないという判断をすること（治療義務と事前指示：患者の意思尊重とのバランスの判断）（尊厳死と安楽死との混同・誤解，作為と不作為に関すること） • 医療の無益性に関する医療者間の考え方の違い	• 患者の事前指示をもとに最期の医療・ケアを代理人・家族とともに考え，実施すること • 患者の事前指示（推定意思）を尊重できたことを家族とともに確認すること（家族の悲嘆により家族は後悔しているかもしれない）

資料：終末期における倫理的問題の概要

表1　終末期における倫理的問題①（事前指示，代理人，DNAR，死亡時の対応）（つづき）

項目 \ 時期	診断時〜終末期までのすべての時期	Ⅰ．患者の意思決定能力が低下することが予測される時期	Ⅱ．患者の意思決定能力が低下してきた時期	
代理人（173頁） （事前指示の項も参照）	・患者の家族／重要他者（キーパーソン）は誰なのか，患者の背景・家族ダイナミクスを理解すること ・病状などの説明を受ける際，患者は誰にそばにいてほしいのか，意思決定する際のキーパーソンは誰かを理解すること ・病状・今後の見通しについての説明を誰に行うのか（その範囲） ・患者が家族に話すことを拒否（自己決定・事前指示のみ希望）する場合の対応（☞43頁） ・代理人とキーパーソンの混同：患者のキーパーソンを自動的に代理人とみなす風潮（キーパーソンには意思決定のキーパーソン，患者の心の支えとなるキーパーソンなど1人ではないことが多い） ・成年後見人には，医療に関して意思決定をすることができないこと（医療上の代理権なし） ・終末期医療の決定プロセスに関するガイドラインが医療者に浸透していないこと ・代理人について正式に考える医療者がまだ多いとはいえない状況	・代理人について患者と話し合うプロセス（☞174頁） ・患者が代理人に自分の思いが伝えられるように調整すること ・家族と疎遠な患者，独居，高齢患者が増えていることにより，代理人の選定が難しいこと ・代理人について，患者−家族間で情報を共有すること ・代理人の範囲：（例）家族がいても患者が非血縁者を代理人に指名した場合の調整（内縁者，弁護士など）（☞177頁） ・家族員が代理人を認めない場合の調整（☞177頁）	・誰を代理人にするのか，患者の意思を確認すること（☞173頁） ・患者の意思・事前意思を代理人が患者に確認すること ・代理人の役割についての誤解：代理人の価値観ではなく，あくまでの患者の意思を代弁すること（推定意思の伝達）の調整（☞177頁） ・代理人とほかの家族と意見の調整ムなど）（☞177頁） ・代理人が決められておらず，家族間で意見が異なるときの対応（☞187頁）	
DNAR（207頁） (Do Not Attempt Resuscitation)	・患者の価値観，生き方，最期のときをどのようにしたいのか，などについて，患者・家族の思いの理解につとめる（☞207頁） ・DNARの定義について医療者間で共通理解する（心肺停止した場合に蘇生しないことであり，延命治療をしないことではない）（☞211頁） ・患者にDNARについてどのように話せばよいのか戸惑う医療者が多いこと（☞207頁） ・DNARの話を聞いて医療者に見捨てられたと思ってしまう患者・家族（☞207頁）	・病状・今後の見通しとそれらに対する方策，およびその選択肢のひとつとしてのDNARを患者・家族と話し合う（☞207頁）		

Ⅲ．患者の意思決定能力がない時期	Ⅳ．臨死期／死が近い時期	Ⅴ．死亡時の対応
・代理人と家族と医療者とで，様々な意思決定をしていくプロセス ・代理人が意思決定するプロセスを支えること ・患者の事前意思がなく，代理人が患者の意思を推定できない場合の対応	・もし患者が意思決定できるとするならばどうするかをもとにして，代理人－家族－医療者で意思決定するプロセス ・代理人がなかなか面会に来ることができず，タイムリーに医療者との話し合いがもてない場合の対応	・代理人をねぎらうこと，保証すること（時に自分の行動が善かったのか不安・後悔などが大きい場合がある） ・代理人とほかの家族との関係を調整すること（☞ 177 頁）
・代理人の権限の範囲：患者の事前意思と異なる，または患者の意思が尊重されていないと思われる，患者に不利益を与えると思われる場合の対応（☞ 177 頁）		
が困難な場合の対応（代理人による決定をほかの家族が納得しない場合の対応．クレー		
・患者の事前指示をもとに，代理人・家族とともに，患者にとって最善と思われる医療・ケアを行うこと		
	・DNAR について家族と話し合うこと（具体的に何をして何をしないのか．例：胸骨圧迫，アンビューバッグによる呼吸補助，または人工呼吸器装着など）（☞ 207 頁） ・DNAR の場合，家族が患者のそばにいない場合の対応を話し合っておく（例：呼吸補助（アンビューバッグ）だけして家族の到着を待つのか，そのまま看取るのかなど） ・急変時の対応（DNAR にのっとってよいのか，急変への対応を積極的に行うのかどうかの判断）（☞ 213 頁） ・DNAR ではない患者の治療・処置・看取りのケアについて家族との話し合い：医学的に無益と思われることを家族が望む場合の対応 ・DNAR であったが，家族の一員が救急蘇生を求めた場合の対応（☞ 215 頁）	・患者・代理人・家族の希望により死亡時の対応をすること

表1　終末期における倫理的問題①（事前指示，代理人，DNAR，死亡時の対応）（つづき）

項目 ＼ 時期	診断時～終末期までのすべての時期	Ⅰ．患者の意思決定能力が低下することが予測される時期	Ⅱ．患者の意思決定能力が低下してきた時期
死亡時の対応(221頁)			

表2　終末期における倫理的問題②（セデーション）

項目 ＼ 時期	診断時～終末期までのすべての時期	Ⅰ．患者の意思決定能力が低下することが予測される時期	Ⅱ．患者の意思決定能力が低下してきた時期
セデーション(190頁)	・医師・看護師などの医療者の症状緩和に関する知識・技術の問題（不足・不十分） ・緩和ケアチームなど他科・他部門と連携すること ・苦痛緩和に関する患者・家族の価値観の確認：たとえばオピオイドの使用拒否など ・鎮静ガイドラインを知らない医療従事者がいること（決定のプロセス，薬剤の使い方など） ・セデーションと安楽死との混同 ・セデーションの二重効果の問題（苦痛緩和という望ましい効果と意識を下げると人間としての営みを奪うという好ましくない効果）	・苦痛緩和のひとつの方法としてのセデーションについて患者・家族と話し合うこと，およびそのタイミング ・セデーションについて，患者にどのように話しかければよいかの戸惑い（☞ 194頁） ・家族の反対によりセデーションについてあらかじめ患者と話せない場合の対応 ・セデーションに対する患者・家族の意向をチームで共有する	・セデーションについて患者・家族と話し合い，おのおのの意向を確認する．必要時，患者と家族が話し合えるように場を設定する

Ⅲ. 患者の意思決定能力がない時期	Ⅳ. 臨死期／死が近い時期	Ⅴ. 死亡時の対応
	・死亡時に立ち会うことについての家族の思いなどを確認しておくこと ・家族が患者の死亡時に立ち合えるように，死亡の時期を予測すること，および家族に説明をすること ・DNAR について再度確認すること ・家族が死亡時に間に合わない場合の対応：家族の到着を待って死亡確認を行ってもよいのか，どれくらいなら猶予してもよいのか（☞ 221 頁）	

Ⅲ. 患者の苦痛緩和が困難になってきた時期	Ⅳ. セデーション開始・セデーション中	Ⅴ. 死亡時の対応
・多職種チームで苦痛緩和方法を工夫すること ・セデーション以外の方法で苦痛緩和できないのかの判断（☞ 197 頁） ・特に，せん妄，スピリチュアルペインなどの要因でセデーションの必要性を考える際の迷い（心理・社会・スピリチュアルな苦痛も対象に含まれるのかの判断）（☞ 198 頁） ・緩和ケアチームなどの専門家への相談ができるかどうか ・セデーションを開始すれば死が避けられないと予測される場合の対応（例：呼吸状態が悪化しており呼吸困難感が強い場合など） ・セデーションの目的がひとつの（身体）抑制の意味もあるのではないかと考える場合の対応（患者が暴れる，転倒・転落などをほかの方法では解決できない場合）（☞ 198 頁） ・セデーションに関して患者・家族と話し合い，患者・家族間の思いを確認すること ・鎮静ガイドラインにのっとってセデーション開始の是非・タイミングの判断 ・夜間，患者がセデーションを希望した場合の対応（夜中に家族の来院を促すか，朝までセデーション開始を遅らせるか，など）（☞ 199 頁） ・セデーションに関して患者と家族，家族間の意向が異なるときの調整（☞ 200 頁） ・セデーション継続・中止の判断（☞ 202 頁） ・苦痛緩和に関する医療従事者の価値観：（例）苦痛緩和法の工夫よりセデーションに頼る ・セデーション中止により苦痛が再燃するのではないかというおそれ（☞ 202 頁）	・誰がセデーション開始・不開始の判断をするのか；カンファレンス開催，医師と担当看護師のみなど ・セデーション開始前に家族（特に子ども）らと面会できるような調整 ・セデーション開始と患者の死亡時間とが重なった場合の対応（薬剤投与が患者を死亡させたという思いをもつ家族・医療従事者への対応） ・セデーション継続・中止の定期的な評価と判断 ・家族がセデーション中止を要望した場合の対応（セデーションに関して患者と家族の意向が異なるときの調整）（☞ 200 頁） ・セデーション中であっても患者の尊厳を尊重するケア，基本的なケアの継続 ・セデーション中の患者に医師の訪室が少なくなりがちであることへの対応 ・セデーション中のほかの医療行為についての判断（何を行い，何はしないのか） ・セデーション中の家族ケア	・セデーションにより患者の生命を短くしたのではないかという思いをもつ家族への対応

索 引

欧文

advance care planning (ACP)　149, 156
advance directives (AD)　149, 163, 167
advance life planning (ALP)　149
any planning by patients　149

best supportive care (BSC)　213

Clinical Ethics Committee (CEC)　10
collaborative decision making (CDM)　80

DNAR (Do Not Attempt Resuscitation)　207
durable power of attorney (DPA)　168

EBN (evidence-based nursing)　96

futility in a broad sense　109
futility in a narrow sense　109

instructional directives　151
integral creative narrative　149

K-J法　21

life planning　149
living will　149, 167

narrative approach　152

Research Ethics Committee (REC)　9

shared decision making (SDM)　80
SPIKES　41
surrogate decision/proxy consent　151

ア行

意思決定支援　40
意思決定能力　122, 170
違法性阻却　81
院内コンサルテーション　31
インフォームド・コンセント　144
インフォームド・コンセントへのかかわり　40

応召義務　121

カ行

外部コンサルタント　2, 34
家族の意思　178
家族の定義　175, 188
カンファレンス開催時のコツ　2, 9

救急・集中治療における終末期ガイドライン　131
共感　62
狭義の無益　109
協働意思決定　80
共有された意思決定　80

苦痛緩和　190

研究倫理委員会　9

広義の無益　109
告知　85
個人情報保護法第23条　47, 48, 54, 77

サ行

自己決定権　123, 141
事前ケア計画　149
事前指示　147, 149, 163, 167
事前の人生設計　149
持続的代理権　147
持続的代理人制度　168
死亡確認　223
死亡時の対応　221
死亡診断書　222
終末期ガイドライン　129, 134
人生設計　149
身辺整理　166
診療拒否・辞退　116
診療契約　101

成年後見人　183
説明義務　97, 101
セデーション　190

索　引

タ行
代理人　173, 188
代理人指名　151
対話促進者　2
段階的告知　64

治療の中止　133, 139
鎮静　190

同意書　103
同情　62

ナ行
内容指示　151
ナラティブ・アプローチ　152

認知症　122

ハ行
部分的CPR　219

ベルモント・レポート　141

法・倫理の専門家　2

マ行
身寄り　53

もやもや感　26

ヤ行
輸液療法ガイドライン　191

4分割表　7, 15

ラ行
ラポールの形成　71

リビング・ウィル　147, 149, 167
臨床倫理委員会　10
臨床倫理コンサルテーション　8, 11, 31
倫理的活動のレベル　iv
倫理的感受性　26

ナースの"困った！"にこたえる こちら臨床倫理相談室
―患者さんが納得できる最善とは―

| 2017年12月25日　第1刷発行 | 編集者　稲葉一人, 板井孝壱郎, 濱口恵子 |
| 2021年 4月20日　第2刷発行 | 発行者　小立健太 |

発行所　株式会社 南 江 堂
〒113-8410 東京都文京区本郷三丁目42番6号
☎(出版)03-3811-7236 (営業)03-3811-7239
ホームページ https://www.nankodo.co.jp/

印刷・製本　小宮山印刷
装丁　渡邊真介
イラスト　久保谷智子

Clinical Ethics Consultation to Respond to "Needed" in Nurse
© Nankodo Co., Ltd., 2017

定価はカバーに表示してあります．
落丁・乱丁の場合はお取り替えいたします．
ご意見・お問い合わせはホームページまでお寄せください．

Printed and Bound in Japan
ISBN978-4-524-25117-9

本書の無断複写を禁じます．

JCOPY〈出版者著作権管理機構 委託出版物〉

本書の無断複写は，著作権法上での例外を除き禁じられています．複写される場合は，そのつど事前に，出版者著作権管理機構（TEL 03-3513-6969，FAX 03-3513-6979，e-mail: info@jcopy.or.jp）の許諾を得てください．

本書をスキャン，デジタルデータ化するなどの複製を無許諾で行う行為は，著作権法上での限られた例外（「私的使用のための複製」など）を除き禁じられています．大学，病院，企業などにおいて，内部的に業務上使用する目的で上記の行為を行うことは私的使用には該当せず違法です．また私的使用のためであっても，代行業者等の第三者に依頼して上記の行為を行うことは違法です．